U0629868

科学出版社“十四五”普通高等教育本科规划教材

中医康复医籍选

主　审　佘　瑾

主　编　朱路文　陈　静

科 学 出 版 社

北　京

内 容 简 介

本教材面向中医康复学等相关专业学生以及中、西医康复从业人员，从我国中医康复学发展沿革入手，以源流为切入点，挖掘历代中医康复学的理论与实践相关文献，旨在扩大读者的知识范围，培养读者阅读古籍能力、提高中医康复基础理论水平。内容包括对历代医家、道家、佛家、儒家、武术家等名家康复相关医经、医论、医案文献典籍的整理与解读。本教材具体强调中医康复的理论以及应用，探究中医康复学术渊源、整理古代中医康复学术成就，挖掘传统康复方法与技术。着重选择与中医康复理论、临床应用有关联的古代文献，以便帮助读者更加全面地了解中医康复学的原貌，从更高的角度理解中医康复学内容。

本教材可供高等中医院校中医康复学等相关专业本科生使用，同时也可作为中、西康复从业人员的参考用书。

图书在版编目（CIP）数据

中医康复医籍选 / 朱路文，陈静主编. —北京：科学出版社，2023.4
科学出版社“十四五”普通高等教育本科规划教材
ISBN 978-7-03-075381-6

Ⅰ. ①中… Ⅱ. ①朱… ②陈… Ⅲ. ①中医学–康复医学–高等学校–教材 Ⅳ. ①R247.9

中国国家版本馆 CIP 数据核字（2023）第 062475 号

责任编辑：鲍 燕 李 媛 / 责任校对：刘 芳
责任印制：徐晓晨 / 封面设计：蓝正设计

科学出版社 出版
北京东黄城根北街 16 号
邮政编码：100717
http://www.sciencep.com

中煤（北京）印务有限公司印刷
科学出版社发行 各地新华书店经销
*
2023 年 4 月第 一 版 开本：787×1092 1/16
2025 年 6 月第二次印刷 印张：17 1/2
字数：478 000

定价：88.00 元

（如有印装质量问题，我社负责调换）

《中医康复医籍选》编委会

主　审　余　瑾

主　编　朱路文　陈　静

副主编　曹明明　沈　峰　龙　专　于少泓　周大果

编　委　（按姓氏笔画排序）

于少泓（山东中医药大学）
王树东（辽宁中医药大学）
方　针（浙江中医药大学）
方　磊（上海中医药大学）
古琨如（广州中医药大学）
龙　专（湖南中医药大学）
叶　涛（贵州中医药大学）
边　静（长春中医药大学）
朱路文（黑龙江中医药大学）
孙　岩（河南中医药大学）
李　涓（成都中医药大学）
李保龙（黑龙江中医药大学）
杨茜芸（湖南中医药大学）
沈　峰（湖北中医药大学）
张海波（北京中医药大学）
陈　静（浙江中医药大学）
金亚菊（云南中医药大学）
周大果（厦门大学附属翔安医院）
侯惠玲（齐齐哈尔医学院）
曹明明（黑龙江中医药大学）
蔡建伟（南京中医药大学）

前言

党的十九大以来，“实施健康中国战略”已纳入国家整体发展战略统筹推进。《“健康中国 2030”规划纲要》提出要“大力发展中医非药物疗法，使其在常见病、多发病和慢性病防治中发挥独特作用”、“发展中医特色康复服务”、“到 2030 年，中医药在治未病中的主导作用、在重大疾病治疗中的协同作用、在疾病康复中的核心作用得到充分发挥”。党的二十大报告指出：“把保障人民健康放在优先发展的战略位置，完善人民健康促进政策。”五千年中华文明积累了诸多的医学宝藏。中医古籍浩如烟海，蕴藏着巨大的中医知识宝藏。中医康复古籍文献进行整理发掘，可为临床疾病的治疗康复及研究提供古文献支持。这是一项意义重大的工程与任务。

依据中医康复学专业人才的培养规律和实际需求，突出中医康复思维方式，体现中医康复学科的自身特色和“读经典、做临床”的实践特点，本教材以我国中医康复学发展沿革入手，以源流为切入点，挖掘历代中医康复学的理论与实践相关文献，旨在扩大读者的知识范围，培养读者阅读古籍能力，提高读者中医康复基础理论水平。本教材主要内容包括对历代医家、道家、佛家、儒家、武术家等名家康复相关医经、医论、医案文献典籍的整理与解读。

本教材面向中医康复学等相关专业学生以及中、西医康复从业人员，其目标在于促进读者更加全面地理解中医康复理论的内涵，挖掘传统康复方法与技术，探究中医康复学渊源，发展中医康复，构建中医康复知识体系，培养适应我国卫生健康事业发展的高素质中医康复专业人才。

本教材着重选择与中医康复理论、临床应用有关联的古代文献，以便帮助读者更加全面地了解中医康复学的原貌，从更高的角度理解中医康复学内容。

本教材内容共分为三大部分：第一部分为源流篇，包括绪论和中医康复学学术思想的形成与发展内容，内容围绕中医康复学概况以及各时期中医康复学学术思想的形成与发展及对后世的影响展开；第二部分为传统康复疗法篇，包括针灸、推拿、传统运动疗法、外治法、情志疗法、其他疗法等内容，内容围绕具体的传统康复技术，挖掘相关医经、医论、医案文献，从原文、注释、译文、按语等方面进行解读；第三部分为歌赋、歌诀、节选篇，主要包括中医康复相关歌赋等文献典籍，列举相关文献，扩大读者阅读量。

本教材编写分工如下：第一章由朱路文、侯惠玲编写；第二章由李保龙、侯惠玲、周大果编写；第三章由陈静、侯惠玲、李保龙、于少泓、沈峰、李涓、方针、古琨如编写；第四章由方磊、孙岩、王树东、侯惠玲、叶涛、杨茜芸编写；第五章由龙专、张海波、李保龙编写；第六章由金亚菊、古琨如、曹明明编写；第七章、第八章由蔡建伟、于少泓编写；第九章、第十章由边静、侯惠玲编写；第十一章由侯惠玲编写。

本教材作为突出中医康复相关专业特色的医籍选读类教材，在全体编写人员的同心协力下，历时两年编写完成。由于水平有限，缺点在所难免，敬请各位同仁和广大读者提出宝贵意见，以便今后进一步完善。

朱路文

2023 年 1 月

目　录

第一篇　源　流　篇

第二篇　传统康复疗法篇

第三篇 歌赋、歌诀、节选篇

第一篇

源 流 篇

第一章　绪　论

第一节　中医康复学概况

一、中医康复学概念

中医康复学是在中医学理论指导下，研究中医康复学基本理论、诊治方法及其应用的一门学科。中医康复学是中医学的重要组成部分，是随着中医学发展而逐渐形成的综合性学科。它是以中医基础理论为指导，运用针灸、推拿、导引功法、中药、饮食、自然疗法、传统物理因子、娱乐、情志等多种方法，针对病、伤、残者及其功能障碍，进行中医康复治疗的综合应用学科。数千年来，在历代医家的努力下，中医康复学不断发展，为中华民族的传承发展做出了应有的贡献，并在世界范围内产生一定影响。

《尔雅·释诂》记载："康，安也。"《尔雅·释言》记载："复，返也。"我国康复一词合用可见于《三国志·裴松之注》："康复社稷，岂曰天助，抑亦人谋也。"康复一词包含了"复原"、"恢复原来的良好状态"、"重新获得能力"、"恢复原来的权利、资格、地位、尊严"等意思。《黄帝内经》提出"其久病者，有气从不康……必养必和，待其来复"，正式从医学角度来讨论养生和康复问题，提出了养生康复的通则，即调摄精神与形体，提高机体防病机能和适应外界环境能力，避免外邪侵袭。在古代中医典籍中，康复一词合意多为恢复平安或健康。康复主要是指疾病的治愈和恢复，精神情志及正气的复原。明代医书《万病回春》记载："复沉潜诊视，植方投剂，获效如响，不旬日而渐离榻，又旬日而能履地，又旬日而康复如初。"清代医书《续名医类案》载："后见少妇大崩不止……如法调理，康复如常。"此外，"康复"还包含有重新恢复参加社会活动能力的意思。如《旧唐书》曾记载武则天病后得到康复："上以所疾康复，大赦天下……"宋代江少虞《宋朝事实类苑》载："仁宗服药，久不视朝。一日，圣体康复，思见执政，坐便殿，促召二府。"

中医康复学植根于具有数千年历史的中医学，运用的是传统技术和方法。随着社会的发展，中医康复学又与现代康复医学相互渗透、相互补充。中医康复学是应用中医学的理论和方法以及有关的科学技术，使功能障碍者的潜在能力和残存功能得到充分发挥的学科体系，其目标在于减轻或消除因病、伤、残者带来的身心障碍，促进其功能恢复，使之重返生活，更好地回归社会。

二、中医康复学发展简史

中医康复理论与技术是伴随中医学的医疗活动产生并发展起来的。在中国古代，很早就已有康复医疗活动。历代有关传统康复方法的大量学术内容，都散见于不同时期的各类中医养生、预防和临床治疗书籍中。

中医康复学的起源，可以追溯到先秦时期。虽然远古社会生产力低下，但是由于人的本能需要，人类已经开始探求祛病延年的方法。旧石器时代后期，火的应用促就了灸、焫、熨等康复治法。到了新石器时代，先人们已能磨制石器、骨器，而且有砭石、石针的应用，人的寿命也随之增长。同时，先人们有感于自然万物，天人相应，随之有了音乐、歌、舞、导引、体育等康复方法的发端。发展到春秋战国时期，“诸子蜂起，百家争鸣”的局面对医学领域也产生了巨大影响。《黄帝内经》汲取了中国古代哲学、医学之长，其中的整体观、辨证观、经络学、藏象学、病因病机学、养生和预防医学以及诊断治疗原则等各方面的论述，构建起中医康复基本理论体系。在这一时期还形成了一些专门的康复设施，如齐国宰相管仲就设立了康复机构，专门收容聋哑、精神病和偏瘫、肢体运动障碍和畸形等残疾患者，予以康复调治。

汉晋南北朝时期，传统康复医学有了较大的发展。马王堆汉墓出土的帛画《导引图》以及华佗五禽戏，动作简朴，实用性强，对肢体功能障碍者、慢性病患者和老年病患者，具有康复与保健作用。医圣张仲景倾毕生之精力，总结了我国东汉以前的医学经验，其中也包含了康复医学方面的成就。他提出的辨证论治原则，既是中医临床医学的理论支柱，也是中医康复学的指导思想。到了魏晋南北朝时期，频繁的战争及较多的疾病、灾难推动了康复医学事业的形成与进步，这一时期出现了较多相关著作，如我国第一部针灸专著晋代皇甫谧的《针灸甲乙经》，晋代葛洪的《肘后备急方》、《抱朴子》，南北朝陶弘景的《养性延命录》等。此外，官方还为残疾人设立了养病坊。

隋唐五代时期，古人对康复手段的认识得以提高，并积累了较为丰富的临床康复经验。隋代巢元方的《诸病源候论》记载了大量的导引术势。唐代孙思邈所著《备急千金要方》专列“食治”一门，对康复营养学有较大贡献。同时，书中还大量收集了针灸、推拿、药熨、熏洗、敷贴等多种外治法，大大丰富了我国传统康复治疗的手段。唐代王焘所著的《外台秘要》可看作我国古代中医康复技术的一部巨著，书中不但记录了各类传统康复技术，还记载了康复方法在临床中的具体应用。此外，官方设立的“坊”也逐渐专科化。

宋元时期，中医康复学学术思想不断地得到充实。宋朝是我国古代科技和手工业发展的繁荣时期，印刷业、造纸业和制墨业的繁荣使校订、梳理、注释和整理古医籍的工作成为可能，古医籍得以大量印刷发行。同时，该时期的铜器加工技术又为针灸的发展提供了针具和针灸铜人。针灸康复学在宋元时期有了很大的发展，有闻名国内外的“针灸铜人”以及相关针灸专著。而金元时期，各医家根据自身的临床经验和心得，形成了各家学术流派及中医学丰富多彩的学术争鸣局面，充实、丰富了祖国医学宝库内容，促进了中医学术向前发展。此外，官方比较重视康复机构的建设，所设的安济坊和养济院可看作古代康复医养机构。

明清以来，药物疗法、食疗、药膳等方面发展较快。如张景岳的《景岳全书》，李时珍的《本草纲目》等记载了不少康复方药。老年康复、养生康复、伤科康复、温病康复得到了发展。针灸、推拿、导引等传统康复技术也广泛应用于临床。如清代吴尚先所著《理瀹骈文》总结了熏、洗、熨、擦、敷、贴、坐、吹等各类康复外治之法，可看作中医康复技术的另一巨著。此时期，社会康复事业普遍开展，除官方开设之外，民间也自发慈善资助康复机构。发展到近代，张锡纯所著《医学衷中参西录》涉及的外治法种类繁多，如中药外治、呼吸吐纳、导引功法、熨法、灌肠、贴敷、刮痧等。同时，张氏坚持汇通中西医的主导思想，主张师古而不泥古，参西而不背中，为中西医结合康复夯实了基础。

新中国成立以来，随着中医康复学理论与技术的不断挖掘整理，以及现代康复医学技术不断引入，中医在康复方面的独特理论和方法得到系统的整理和总结。在学术研究方面，出版了《中国传统康复医学》、《中医康复学》等专著，创办了《中国康复医学杂志》、《中国康复理论与实践》、《中华物理医学与康复杂志》等。中医康复学专业人才（本科、硕士、博士）的培养已纳入国家高等教育体系，学术活动蓬勃开展，学术水平不断提高。现在全国各地建立了不同层次的具有我国特色的康复医疗机构，为病伤残者提供了较好的康复服务。突出和彰显我国特色的中医康复学也迎来了大发展时期。由中共中央、国务院印发并实施的《“健康中国 2030”规划纲要》指出要“推行健康生活方式，减少疾病发生，强化早诊断、早治疗、早康复，实现全民健康”、“推动残疾人康复体育和健身体育广泛开展”、“加强康复、老年病、长期护理、慢性病管理、安宁疗护等接续性医疗机构建设”、“大力发展中医非药物疗法，使其在常见病、多发病和慢性病防治中发挥独特作用”、“发展中医特色康复服务”以及“到 2030 年，中医药在治未病中的主导作用、在重大疾病治疗中的协同作用、在疾病康复中的核心作用得到充分发挥”等。《“健康中国 2030”规划纲要》明确要求，使全体人民享有所需要的、有质量的、可负担的预防、治疗、康复、健康促进等健康服务。党的十九大报告将健康中国作为国家战略实施，进一步确立了人民健康在党和政府工作中的重要地位。党的二十大报告指出“把保障人民健康放在优先发展的战略位置，完善人民健康促进政策”，“实施积极应对人口老龄化国家战略”，“坚持预防为主，加强重大慢性病健康管理，提高基层防病治病和健康管理能力”等。因此，康复的价值不仅在于改善个体功能，更在于保障人口健康权利。康复不仅是卫生健康的基本任务，而且也正逐渐上升为全人口健康均衡、以人为本赋权等维度的命题。

总而言之，中医康复学具有悠久的历史和丰富的内容，是整个中医药文化中不可分割的重要组成部分。在数千年的历史中，中医康复为中华民族的繁荣昌盛做出了应有的贡献，在世界范围内产生了一定的影响。即便在现代康复医学迅速发展的今天，中医康复学中的针灸、推拿、导引等传统康复技术，仍为世界康复医学所瞩目。

第二节 中医康复学思想概要

一、中医康复学主要内容

中医康复学既以中医基本理论为指导，又具备自身独特的理论和技术体系。

（一）基础理论

中医康复学以阴阳五行学说、气血津液学说、藏象学说、经络学说、精气神学说等为基础，在长期临床实践经验总结的基础上，逐步形成了以整体康复、辨证康复、功能康复、预防康复以及综合康复为基本观点和核心观念的理论体系。由于中医康复医疗的对象主要是身心功能障碍者，包括病残者、伤残者和各种急、慢性病患者以及年老体弱者，所以中医康复学理论基础还应包括病、伤、残的机理研究，功能障碍评价和分类研究，功能恢复和代偿研究，以及康复医疗应遵循的基本原则等。

（二）康复对象

中医康复学的适用对象是病伤残诸证患者，主要包括以下四类人群。

1. 残疾者

残疾者是中医康复学治疗的主要群体，包括肢体残疾、听力语言残疾、视力残疾、精神残疾、智力残疾等。

2. 慢性病患者

慢性病主要指以心脑血管疾病（高血压、冠心病、脑卒中等）、糖尿病、慢性阻塞性肺疾病（慢性支气管炎、肺气肿等）等为代表的慢性非传染性疾病，具有起病隐匿、病程长且病情迁延不愈、病因复杂、健康损害和社会危害严重等特点。这类疾病病程进展缓慢，且大多反复发作，造成脑、心、肾等重要脏器的损害，易造成伤残，影响生活质量和劳动能力，且易增加家庭和社会的负担。对于这类疾病患者，既要控制原发病，又要防止和矫正原发病带来的功能障碍，还要预防原发病的再次发作。

3. 年老体弱者

中国人口老龄化发展迅速，老年人的机体器官功能逐渐衰退，严重影响他们的生活质量。中医康复技术具有延缓衰老，改善年老体弱者身体功能状态的作用。

4. 急性伤病患者

急性伤病突然发病，症状各异，其中部分可导致人体功能障碍，如颅脑损伤可导致瘫痪，脊髓损伤可导致截瘫等。对于这类患者如果尽早介入康复治疗，肢体功能恢复较好。人体各部分的功能障碍，可以通过综合协调地应用各种措施得到改善或重建。因此，康复治疗应在生命体征稳定后尽早开始，不应局限在功能障碍出现之后，而应在此之前就采取一定的措施，以防止残疾、残障的发生。在急性伤病患者中，功能障碍已经发生或尚未发生，一旦存在着导致功能障碍的可能性，则要考虑纳入康复对象中。

（三）治疗方法

在历代医家的努力下，中医康复方法不断得到补充，其中包括中国传统运动疗法、针灸疗法、推拿疗法、中药疗法、情志疗法、饮食疗法、沐浴疗法、娱乐疗法、物理因子疗法等。如传统运动疗法促进肢体运动功能的恢复和改善精神状态；针灸推拿能疏通经络，调整脏腑，扶正祛邪，宣行气血从而治疗疾病，促进身心的康复；中药疗法遵循中医辨证论治的指导原则，做到辨证施药；情志疗法内外兼修，形神同治，主要用于情志病变的康复；饮食疗法利用食物自身的四气、五味、归经及升降浮沉等特性进行辨证施食和辨病施食。这些方法都是在中医学理论指导下，在数千年临床实践中总结出来的，是中医康复治疗的基本手段。与现代康复方法相比，中医康复方法独具特色且历经实践检验，为临床病伤残诸证选择和确定最佳康复方案提供了保证。

二、中医康复学核心观念

中医康复学既不完全等同于康复医学，也不完全等同于中医治疗学，其具体核心观念如下：

（一）整体康复

中医理论认为，人体是由脏、腑、经、络、皮、肉、津、血、脉、筋、骨、髓及精、气、神等构成的一个有机的整体。人体的“形”与“神”在生理状态下是相互资生、相互依存的统一整体，以维持正常而协调的生理活动。在病理状态下，人体各部分之间往往也相互影响。可见，形神一体观是中医康复整体观的重要体现。同时，人作为自然万物之一类，与万物同样是天地之气所生，遵循着自然法则与规律。人不仅是自然万物之一种，更重要的还是社会之一员。因而，人的性格、嗜好和某些疾病的发生都必然要受到社会地位、经济状况、职业、思想、文化和人与人之间的关系的影响。由此可见，人与社会也是统一的，不可分割的。总之，中医康复学把自身形与神、人与自然、人与社会皆视为整体。

（二）辨证康复

中医治疗疾病离不开辨证论治。辨证是中医临床治疗的前提和依据，辨证康复亦是中医康复的前提和依据。中医康复从辨证立论，一方面通过观察、分析病人的反应状态，探寻其引起病、伤、残的原因，针对原因采取康复措施。另一方面，中医康复充分考虑个体差异性，需要因人因时因地制宜，采用不同的康复方法，使其更加切中功能需求。在中医康复治疗过程中，辨证不但包含了外在形体功能障碍的诊察，也包含了对内在生理功能障碍的辨识，而外在形体功能障碍的改善与内在生理功能障碍的改善有因果关系。在整体康复观念中已指出，人与自然环境、社会环境是相互联系的，不同地点、时间及患者机体的反应性不同或处于不同的发展阶段采取的康复方法不同，因此在诊断、评定及康复中应辨证地选取适宜的技术和方法等。

（三）功能康复

中医康复学是一门以“功能”为核心的综合性学科。因此，功能康复是其主要的治疗目的。中医康复功能观正是在整体观和恒动观的指导下，发掘、提高、加强功能障碍者的潜在能力和残存功能，减轻或消除病、伤、残等带来的身心障碍，最大限度地恢复受损的各种功能，恢复生活和职业能力的一种观点。而“形神合一”是中医康复功能观的重要体现。功能康复包含了“神”与“形”整合，即形与神俱、形神合一。患者能否重返社会，或其与社会结合程度的高低，基于其机体形神功能恢复的强弱程度。形神功能恢复的程度直接影响能力的高低，进而影响康复水平。

（四）预防康复

“未病先防”、“既病防变”、“瘥后防复”是中医康复学防治疾病的重要原则。中医康复学的预防康复思想主要表现为三个方面：其一为未病先防，通过各种方法颐养生命、增强体质、预防疾病，进而达到延年益寿的目的。其二为既病防变，对疾病早期诊断、早期治疗，根据疾病的传变规律采取措施，以防疾病向纵深发展。其三为瘥后防复，疾病经过治疗，病症基本解除至完全康复的一段时间内要注意密切观察病情，配合必要的治疗与康复治疗措施，以避免疾病的再次加重，甚至诱发新的病变。可以看出，我国传统预防康复观念与现代康复三级预防理念具有相似性。

（五）综合康复

中医学在漫长的发展过程中，经过历代医家的发展和完善，形成了多种多样的养生、治疗和康复的方法，如天然物理因子疗法、饮食疗法、针灸疗法、推拿疗法、气功疗法、情志疗法、音乐疗法、娱乐疗法等。综合康复即“杂合以治”是我国传统康复治疗的原则，以中医辨证论治为基础，针对不同的病情，采取综合性的康复治疗手段，既注重个体差异，又有利于整体康复，可疗养兼顾。总之，中医康复学的理论与实践，贯穿着整体观、辨证观、功能观、预防观，采用各种自然性的、医疗性的、社会性的和自疗性的康复方法，杂合以治，综合康复，促使病、伤、残者全面康复，进而恢复到最佳状态。

三、中医康复学主要特点

在日常生活中，单一的“康复”一词，容易被人简单地理解为伤病的痊愈或健康的恢复。但是，在以功能障碍为对象的传统中医康复学中，“康复”的内涵已远远超过这一范畴。我国传统中医康复所指的“康复”已不是“痊愈”和“恢复”的简单同义词。痊愈和恢复是指伤病者经过治疗后病理逆转、症状消除、健康恢复到伤病之前的正常状态。而“康复”则是指残疾者的残存功能和潜在能力在治疗和训练后获得了最大限度的发挥。中医康复学的特点在于功能的改善、提高和代偿。

因此，在理解中医康复学术思想时，不能简单地将如针灸、功法、推拿、食疗、药物外治法等适宜技术相加就等同于以功能为核心的中医康复学。中医临床学科着重解决疾病治愈问题，传统中医康复的具体方法虽然来自中医临床各科，但是在应用中医临床各科的某一治疗手段时，仍应以“功能”为导向，在积极治疗病因、逆转病理、消除症状的同时致力于保存、改善和恢复受病、伤、残影响的身心功能，最大限度地发挥其潜在的能力。

中医康复学与养生学有着许多共同的理论基础，许多养生的方法也是中医康复的常用方法，因此两者常常相提并论。中医康复学与养生学关系密切，在理论与方法上有许多共同之处，如天人相一、形神合一、动静结合及调养脏腑等理论。但是中医康复与养生毕竟是两个不同的概念，中医康复学与养生学是两个性质不同的学科。中医养生学以医家养生派的内容为主，同时融合了其他各派的思想和养生方法，早已形成了一门独立的学科。而中医康复学在融合中医养生学中某些方法的同时，形成了有别于养生学并具有独立的学术内涵和体系的理论，即以功能障碍者为康复对象，以回归社会为最终目的的理论。

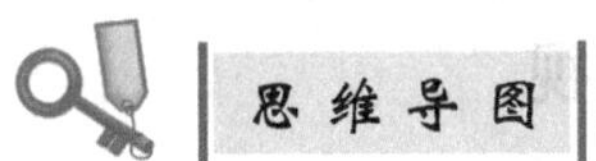

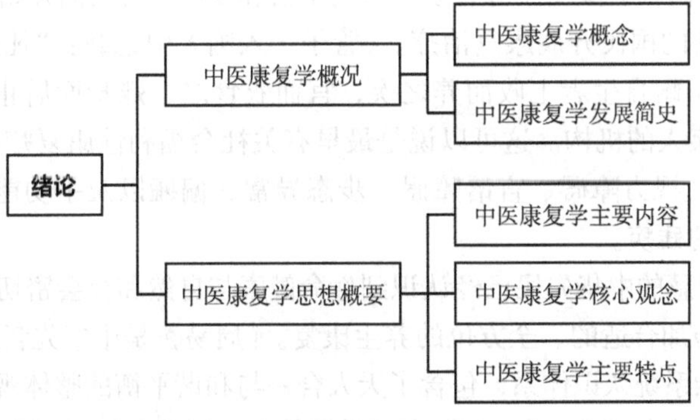

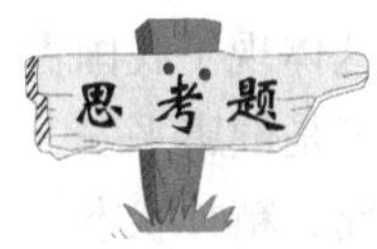

1. 何谓中医康复学？
2. 中医康复学的核心观念有哪些？
3. 对比中医康复学与其他中医临床学科的特点。
4. 对比中医康复学与养生学的特点。

（朱路文 侯惠玲）

第二章　中医康复学学术思想的形成与发展

第一节　中医康复学学术思想萌芽时期——先秦时期

从古至今，人类医疗保健实践活动中都有康复内容的存在，殷商时期的甲骨文中就有“疾言”、“疾耳”等功能障碍疾病相关信息的记载。原始社会时期，火的应用促进了灸焫、热熨等传统康复方法的产生。新石器时代有了新的进步，砭石、石针、骨针的应用，促进了针刺康复方法的产生。中华先人灵慧智开，在观察自然现象及其变化过程中不断受到启发，获得顿悟，产生了仿生思维，结合身心需求，深入模仿，创造产生了音乐舞蹈、导引按跷等活动，并应用在健康保护和养生康复的实践之中。

春秋战国时期距今虽然时代久远，但文化已经开始繁荣起来，可以从经史典籍中发现很多中医康复相关理论和实践的存在，涉及了养性修身、饮食保健、起居养生、情志调摄、运动锻炼等方面，这个时期成为中医康复学学术思想的萌芽时期。

一、生命健康和中医康复的全方位重视

春秋战国时期，中国社会文明条件有了一定的丰富和发展，贵族们开始重视生命健康的保养和康复，并对一些有条件的国民开展康复治疗。《管子·入国》中记载：“凡国都皆有掌养疾，聋盲喑哑跛躄偏枯握递，不耐自生者上收而养之疾，官而衣食之，殊身而后止。此之谓养疾。”描述了专门收养和调治残疾人的机构。这可以说是最早有关社会福利性康复疗养中心的记载。而残疾者，包括了听力障碍、视力障碍、言语障碍、步态异常、偏瘫以及手功能障碍等，“握递”指代两手屈拱而不能伸直的残疾。

上古时期开始，智慧的中华先民已经认识到生命健康与自然和社会密切相关，并把三者视作一个整体，综合考量，施加合适的、全方位的养生康复。《周易》是中华先哲对自然界发生、发展和变化规律的一整套复杂系统认识体系，包含了天人合一与和谐平衡的整体观思想，以及重视生机、未雨绸缪和居安思危等康复理念。《尚书》在“洪范篇”中记载了周武王和箕子的对话，并提及了“五福”，即“一曰寿”、“二曰富”、“三曰康宁”、“四曰攸好德”、“五曰考终命”。这体现了我国古人的寿考观、幸福观以及生命健康观。简单地讲，“五福”一是长寿，二是富贵，三是健康平安，四是修行美德，五是长寿善终。“五福”的内容不仅仅是没有疾病，其包括形体状况、精神状态、经济条件、社会地位、道德情操以及延年益寿等方面内容，已经涉及全面健康与全面康复的思想。与“五福”相对立的则是“六极”，即“一曰凶短折，二曰疾，三曰忧，四曰贫，五曰恶，六曰弱”。对于凶短折，历代的阐释略有不同。一说：“动不遇吉者凶也，传以寿为百二十年；短者半之，为

未六十；折又半，为未三十。”郑玄以为凶短折，皆是夭枉之名，未龀曰凶，未冠曰短，未婚曰折。《汉书·五行志下之上》载：“故其极，凶短折也，伤人曰凶，禽兽曰短，屮木曰折。一曰凶，夭也。兄丧弟曰短，父丧子曰折。”王先谦补注：“未龀曰凶，未冠曰短，未婚曰折。”总之，凶短折代表生命过早的终结。此外，“六极”还包括了疾病情况、情志心理状况、社会生活情况、道德素养以及生活活动和参与社会功能水平情况等。可见，“五福”和“六极”体现了我国古人生命全周期的健康思想，并与现代的生物-心理-社会医学模式有异曲同工之妙。

《吕氏春秋》是先秦杂家的代表作，其思想体系一方面承袭了道、儒两家的内容，另外也旁采了墨、法等家之说，就康复养生保健思想而论，它是先秦诸子著作中，内容最丰富的，“本生”、“本味”、“重己”、“贵生”、“尽数”、“达郁”等篇与康复养生内容相关，认为保持和恢复健康应该做到重生轻物、顺应天地、持欲适度、饮食适宜，并重视自身道德和思想的滋养。另外，还有“食能以时，身必无疾”、“动形达郁”、“趋利避害，顺乎自然”等说法，分别体现了饮食习惯、疾病预防和运动锻炼等方面的康复理念。

二、传统哲学观推动养生康复理念的发展

春秋战国时期，文化领域出现了“诸子蜂起，百家争鸣”的局面，形成了“九流十家”等学术流派。据《汉书·艺文志》的记载，有名字的一共有 189 家，4324 篇著作。中国传统哲学开始形成自己独特的风格，并影响着包括中医康复学在内的各学科的产生与发展。在这种传统哲学与文化背景下，传统中医康复学拥有很深刻的文化烙印，其思想和理论均受到很大程度的影响。

春秋战国时期，传统康复医疗的学术思想水平达到了一定的高度，养生、康复相关的内容散见于各家的著作中，并影响着后世中医康复学的发展。其中，道家和儒家均具有代表性的观点，对中医康复学的学术思想产生了一定影响。

道家学说以老、庄为代表，道家所主张的“道”，是指天地万物的本质及其自然循环的规律。自然界万物处于经常的运动变化之中，道即是其基本法则。《道德经》中说：“人法地，地法天，天法道，道法自然。”就是关于“道”的具体阐述。所以，人的生命活动符合自然规律，即“是谓深根固柢，长生久视之道”，才能够使人长寿。这是道家养生思想的观点。因此，“顺应自然”则提示了康复要顺应人、自然和社会环境的运行规律，才能取得积极的效果。道家思想中，“清静无为”对中医康养有很大影响和促进。清静，在这里主要指的是心神宁静；无为指的是不轻举妄动。具体地说，就是《道德经》所谓的“少私寡欲”，因为“祸莫大于不知足，咎莫大于欲得”，故宜“致虚极，守静笃，万物并作，吾以观其复。夫物芸芸，各复归其根，归根曰静”。人之神静，有如浊水，静之徐清。《庄子·天道》云：“水静犹明，而况精神，……。静则无为，……无为则俞俞，俞俞者忧患不能处，年寿长矣。”《庄子·刻意》提到“平易恬淡，则忧患不能人，邪气不能袭”，这种内向性调节身心状态的养生康复思想，一直为历代医家所重视，浸透到传统康复中养精神、调情志、气功导引、健身功法等各方面。在方法上，老子强调清静无为，顺乎自然，虚其心，实其腹，弱其志，强其骨。虚而不屈，动则愈出，多言数穷，不如守中。庄子继承老子思想，提出了“心斋”、“坐忘”等精神修养方法。此外，道家主张“重人贵生”，强调了保持和恢复生命健康的重要性。《道德经》中有言：“道大，天大，地大，人亦大。”将“人”放在了与“道、天、地”同等重要的地位。《庄子·让王》称：“夫天下至重也，而不以害其生，又况他物乎。”把生命的价值看得高于天下。

儒家学说在注重“精神调摄”的同时，还强调了身体护养、精神娱乐和饮食生活卫生的重要性，以及“修身、克己、复礼、仁爱”的修身养性法。正如《论语·颜渊》中所说：“非礼勿视，非礼

勿听，非礼勿言，非礼勿动。”在《论语·季氏》中，儒家还提出了君子三戒，即“少之时，血气未定，戒之在色；及其壮也，血气方刚，戒之在斗，及其老也，血气既衰，戒之在得”。“寝处不适，饮食不节，逸劳过度者，疾共杀之”，合理地安排生活，注意起居有时、劳逸适度、饮食有节等，是康养身体的基本原则。《论语·乡党》说“食不厌精，脍不厌细”，倡导饮食卫生。

三、文娱与情志康复的应用

先秦诸子认识到人与自身、人与自然、人与社会，都是辩证的统一体。人体的形与神是相互影响的两个方面，形盛则神全，神衰则形弱。在对疾病的治疗康复中，许多医家认识到精神和情志的作用，创造了诸如情志相胜、言语疏导、愉情宣泄等传统心理康复治疗方法，应用于康复医疗实践中。如《吕氏春秋·至忠》中记载齐王因思虑太过而患疾，文挚根据怒可治思的情志相胜原理，巧妙地综合利用行为疗法和语言艺术，通过激怒齐王，而达到疾病康复的目的。此外，《吕氏春秋·侈乐》说：“乐之有情，譬之若肌肤形体之有情性也。”《吕氏春秋·重己》中说：“其为声色音乐也，足以安性自娱而已。”即通过娱乐休闲活动，以调畅情志的康复法。

儒家宣扬仁义礼孝悌，以仁爱为立身的核心，以中庸为行为准则，以“修身”、“齐家”、“治国”、“平天下”为己任。其中，“修身”蕴含着养生保健、延年益寿的基本原则和方法。提倡六艺，礼、乐、射、御、书、数。孔子自言他的一生是“志于道，据于德，依于仁，游于艺”。这的确是对他一生生活的概括总结。孔子博学多才，精通六艺，他对六艺等各种活动都非常有兴趣。正是这种广泛的兴趣爱好，陶冶性情，促进了健康。他还经常跟学生一起郊游、登山，强身健体，增进健康。既陶冶性情，又促进了身心健康。这些可属于具有传统特色的文娱康复范畴。

四、传统运动康复疗法的应用

早在战国时期，气功、导引和舞蹈等传统运动康复疗法已发展出成熟的理论，并广泛应用于医疗活动。《行气玉佩铭》是我国现存最早的气功理论文物，全文 45 字，详细记录了古人进行呼吸训练的具体方法。《庄子·刻意》有：“吹呴呼吸，吐故纳新，熊经鸟申，为寿而已矣。”记载了呼吸配合导引运动的康复方法。《吕氏春秋》认为运动可以疏导精气和保持健康，是生命之本，应该长期坚持，不可中断。例如“尽数”篇有“流水不腐，户枢不蠹，动也。形气亦然，形不动则精不流，精不流则气郁”；“上农”篇有：“非老不休，非疾不息，非死不舍”。这种“动形达郁”的理念和主张是对中医康复理论的重大贡献。

“舞以宣导之。”舞蹈是最早出现的康复方法之一，南宋朱熹的《通鉴纲目》和罗泌的《路史》等书籍中就有关于夏商时代“阴康氏”治于华原“教民制舞”的记载，阴康氏编创了一套叫“大舞”的医疗体操，用于关节炎的防治。舞蹈既可调节情志，又用以宣通血脉，轻快筋骨，不使精气郁滞，如《吕氏春秋·古乐》中记载：“民气郁阏而滞着，筋骨瑟缩不达，故作为舞以宣导之。”这是一种简单、经济、效验的治疗方法，在当时已被应用。

第二节　中医康复学学术思想形成时期——汉晋南北朝时期

春秋战国后至秦汉三国是我国中医康复学发展的重要时期，春秋战国诸子百家对养生康复实践的总结、归纳，经秦汉、三国的融合，奠定了我国古代养生康复的理论基础，然后晋代和南北朝时期进一步总结发挥。因此，这一时期是中医康复学学术思想的形成时期，对于整个学科体系来说十分关键。在这个时期的实践中，医家、道家、儒家、神仙家等康复方法都有较大发展，并逐步形成了不同的流派和体系，发展出丰富的医疗技术，如导引、按摩、针灸、方药、炼丹等。

一、社会发展与中医康复学的相关成果

秦汉时期，统治阶级普遍追求延命养生，助长了社会上炼丹术、服石法、神仙术等的盛行，这些方法虽有弊，但也反映了当时人们对医疗康复保健的重视，大大促进了中医康复学术理论研究，并形成了丰富的成果。《汉书·艺文志》把当时的医药学专业知识分为了医经、经方、房中、神仙四个种类。

马王堆汉墓出土的相关医学资料对中医康复学影响较大。《导引图》是现存最早的保健运动工笔彩色帛画。《十问》记述了气功导引之法，是最早记录呼吸吐纳法的医籍。《五十二病方》是我国现存最早的医方著作，记载了敷贴法、药浴法、熏法、灸法、熨法、砭法、角法等多种中医外治康复技术。《养生方》中提到了"禹步"的康复训练法，可用于治疗足痛。针灸推拿方面，帛书《阴阳十一脉灸经》和《足臂十一脉灸经》中记载了针灸治疗各种内脏或肢体功能障碍的疾病，代表了当时针灸康复的学术水平。此外，还有《黄帝岐伯按摩经》，是我国第一部推拿按摩专著，形成了最早的推拿按摩体系，但该书已佚。总而言之，多样化的康复治疗手段标志着当时医药水平的提高。

两汉时期社会康复事业发展迅速，除了开始出现宫廷康复医疗机构"暴室"、"隐宫"外，随着佛教的传入，在民间也出现了一些以寺院为主的民办康复机构，被称为"疾馆"。后又有《大齐书》载："立六疾馆，以养穷民。"即开始推广这种福利性质的社会康复医疗机构。

二、中医康复学学术理论基础的奠定

成书于战国至秦汉时期的《黄帝内经》确立了中医基础理论的体系，它全面吸收、反映了先秦道家、儒家、医家等各家学说对康复的认识、经验与成就，对中医康复学的有关理论、原则、方法进行了全面而系统的论述，从而奠定了我国康复学的基础，对后世影响深远。第一，《黄帝内经》继承了"天人相应"、"形神合一"的整体观念，在经络学、藏象学、病因病机学、养生和预防医学以及诊断治疗原则等各方面进行了论述，构建起中医康复基本理论体系。第二，确立了"郁"与"虚"是慢性疾病的病因病机，是中医康复治疗慢性病的基本纲领，并提出要根据不同体质、气质和病情采取相应的康复治疗方案。第三，《黄帝内经》强调对精气神的重视。这也影响着后世医家多注重养精、益气、治神。同时，《黄帝内经》强调疾病康复应当考虑人体的身心功能以及自然、社会和环境的综合因素，强调全面康复的原则。此外，《黄帝内经》还记录了从外在官窍、形体、姿态等入手，进行内在功能评估的方法。如《素问·脉要精微论》记载："夫五脏者身之强也。头者精明之府，头倾视深精神将夺矣。背者胸中之府，背曲肩随，府将坏矣。腰者肾之府，转摇不能，肾将惫矣。膝者筋之府，屈伸不能，行则偻附，筋将惫矣。骨者髓之府，不能久立，行则振掉，骨将惫矣。得强则生，失强则死。"因而五脏精气的盛衰，可以反映于外在官窍的功能和体态，临床从外在官窍的功能情况及体态的变异，就可以诊知内在脏腑的病变及其于后的吉凶。从康复角度看，说明了人体姿势体态对脏腑功能的影响。第四，《黄帝内经》主张"杂合以治，各得其所宜"的康复治疗原则，广泛应用针灸、按摩、温熨，以及阳光、空气、饮食、时序、色彩、音乐、体育等方法于瘫痪、麻木、肌肉痉挛、情志等疾患的康复治疗中。

三、医疗建设和医家对中医康复的贡献

两汉、魏晋及南北朝时期诞生了众多著名医家，为中医康复发展做出了重要的贡献。东汉末年医家华佗创制了动静相兼、刚柔并济的五禽戏，其是一套结构严谨、动作简朴、易于推广的体育康复法，至今仍广泛应用于传统体育与医疗保健活动中。“医圣”张仲景总结了汉代以前的医学理论和经验，在《伤寒杂病论》中提出了辨证论治的原则，成为中医康复学的指导思想，并记载了颈椎牵引、四肢按摩和关节被动运动等康复技术。此外，他在《金匮要略》中描述了虚劳、消渴、胸痹、中风后遗症等常见慢性病的中医康复治疗，并强调了“初病即治”的早期康复理念，把导引、吐纳、针刺、灸焫、按摩、膏熨等手段综合运用，成为后世中医康复学“杂合而治”的典范。晋代皇甫谧在《针灸甲乙经》中系统总结了晋代以前的针灸经验，强调了针灸康复虚实补泻的原则，对许多需要康复治疗的病种提供了对应的针刺和配穴法。晋代葛洪在《肘后备急方》、《抱朴子》等著作中总结经验，记述了导引、辟谷、服药、呼吸吐纳、存思观想等康复保健方法。南北朝时期陶弘景的《养性延命录》则对导引呼吸之法有所创新，并介绍了六字诀等简单、易行的传统运动方法。

第三节　中医康复学学术思想成长时期——隋唐五代时期

隋唐五代时期是中医康复学学术思想的成长时期。尤其发展到唐代——我国封建社会鼎盛时期之一，中医康复学得到了进一步发展，传统康复方法得到了较为系统的整理和应用，并积累了较为丰富的临床康复经验。如唐代太医署所设按摩专科，配有专人进行按摩和导引调治，可属中医康复科室。《新唐书·百官志》记载：“按摩博士一人，按摩师四人，并以九品下，掌教导引之法以除疾，损伤折跌者正之。”这是当时专业的中医康复人员。此外，唐代所称“养病房”一类医疗机构，可属当时康复的实体机构。

一、传统运动疗法传承与发展

《诸病源候论》成书于隋代，由太医令巢元方主持编撰。它是我国历史上第一部专述病源和证候的医书，集中论述了各种疾病的病源及证候，共5卷，分67门1720证候。此书不同于前人医学著作，其最大特点是：全书只讲各种病的证候及其发生原因，基本不涉及方药，只在每论的末尾附上一句“其汤熨针石，别有正方”。然而，全书共载“养生方导引法”或“养生方”289条（单养生方120条），除去重复的76条，共有213种导引法，施用范围遍及内、外、妇、产、五官、皮肤诸科，可以说是隋代以前的“导引法大全”。《诸病源候论》的问世标志着以导引术为代表的传统运动康复技术在治疗上的应用已进入全面成熟与完善的阶段。

二、养生保健与康复治疗融合发展

这一时期随着生产力的发展，人们生活水平相对提高，对长寿健康的需求也随之增加。唐代孙思邈的《备急千金要方》中虽未用“康复”之名，但屡屡使用“将息”、“消息”、“节慎”等字眼，即调养、休息、节制、谨慎之意，强调病后调养。这些可属康复范畴。孙氏已深刻地认识到患病后进行康复调养对疾病恢复、强身健体的重要意义。他将康复的理念和方法渗透于临床治疗和养生保健之中，包括了针灸、按摩、导引、情志、膳食、中药、外治等多种康复方法。同时，孙思邈还提

及了“药枕”治病的外治方法。《备急千金要方》中的养生内容很多也与康复有着密切联系，养生与康复虽然适用人群不同而有不同的目标指向，但二者在原则和方法上仍然有相通之处，是可以互相借鉴和补充的。孙思邈康复观念和方法分散于《备急千金要方》中。因此，融养生于康复，以康复促养生，是《备急千金要方》的重要特色。此外，“安者非安，能安在于虑亡，乐者非乐，能乐在于虑殃”、“常须安不忘危，预防诸疾也”，体现了中医康复预防观思想。

三、传统康复疗法整理与应用

《外台秘要》晚于《备急千金要方》数十年，作者为供职于当时国家图书馆弘文馆的王焘。书中总结前朝诸家经验，并记载了大量康复方法，包括冷疗、热疗、磁疗、光疗等在内的多种物理因子疗法。如光照法治疗小儿蚀疮，以“燃烛照疮，使烛热气相及疮，即愈”。热熨法治疗腰痛，“延年疗腰痛熨法”，用菊花、芫花、羊踯躅，以醋拌蒸布包，适寒温熨痛处。此外，该书还有药熏、贴敷、导引、灸焫、泥疗、水浴以及捏脊等诸多传统康复技术。同时，该书还记载了心理认知康复方法，如情志疗法治疟法，云“未发前抱大雄鸡一只著怀中，时时惊动，令鸡怀中作大声，无不瘥”，即是以转移患者注意力达到截疟的目的。《外台秘要》可看作古代载有多种康复治疗方法的巨著。

四、骨伤康复形成与发展

《仙授理伤续断秘方》由唐代医家蔺道人著。该书是我国现存最早的骨伤科专著。该书学术思想源于《黄帝内经》和《难经》，以气血学术为立论依据，继承了葛洪、孙思邈、王焘等骨伤科方面的学术成就。书中记载了骨折后损伤程度以及预后的判断，以及对抗牵引手法复位、清创缝合、止血敷药、夹缚固定及内服外敷药等一系列治疗原则和方法。蔺道人尤其重视对开放性损伤的处理，主张用快刀扩大创口煎水清创，缝合后用洁净的绢片包裹；并强调在有效固定和不发生骨折再移位的前提下，要适当进行关节功能活动，促进愈合和功能恢复。该书描述了髋关节、肩关节脱位的分型和整复方法。这说明在当时手法治疗体系已初步形成，亦标志着中医骨伤康复在隋唐时期已达到相当高的水平。

第四节　中医康复学学术思想充实时期——宋元时期

随着印刷术和造纸术的发展，人们重视对古代文献资料的整理和汇集，康复方法与经验也因之而得到系统的整理提高与推广应用，中医康复理论与方法得到了充实。同时，两宋金元时期在思想上出现了倡导道、儒、佛三教于一炉的所谓“理学”，以及“新学”哲学流派。学术繁荣与学派争鸣的局面大放异彩，各学派间既有相互争论，又有相互渗透、相互吸收，这对康复医学的发展有着重要的影响。此外，官方还设立了安济坊、养济院等康复医疗机构，专门收养和治疗孤寡贫穷废疾及羁旅病困无依之人。

一、科技发展促就中医典籍整理与传承

宋朝是我国古代科技和手工业发展的蓬勃时期，天文学、算学和化学中的成果在一定程度上影响着中医学的发展，铜器制造业和活字印刷业等手工业的繁荣为中医教学教具的制作提供了物质基

础。印刷业、造纸业和制墨业的繁荣使校订、梳理、注释和整理古医籍的工作更为顺利，古医籍得以大量印刷发行，促进了中医药文化的传承。

官方组织医家广泛收集历代方书及民间验方，编成《圣济总录》，收载药方近两万首，记载了汉代以后官府所藏和民间流传的延年益寿、强身驻颜单方验方。其中，除药物治疗外，还包含了按摩、渍浴、祝由、熨引、针灸、砭石等传统康复技术内容。书末所载咽津、导引、服气三部分更是对气功锻炼方法的总结。卷191至194"针灸门"，详论十二经、奇经八脉等经络学说，尤其是有关人体骨度的讨论更为详尽。同时，书中记载多种疾病灸刺之法，内容也较为丰富。

二、传统运动疗法广泛流传

两宋时期有不少涉及养生、气功、导引等内容的专著，如赵自化的《四时养颐录》，无名氏的《八段锦》，托名达摩的《易筋经》，还有《洗髓经》以及《太清导引养生经》、《宁先生导引养生方》、《彭祖导引法》、《王子乔导引法》等著作。这些传统运动疗法广泛流行世间，被人们防病治病，益寿延年所普遍采用。宋代整理的《大宋天宫宝藏》及其辑要本《云笈七签》，虽属道家书籍，但书中有不少导引、按摩、气功等内容的辑录，如书中的玉轴经，可指导病人通过呼吸功法祛五脏六腑之疾从而康复。书中提出："其法，以呼而自泻出脏腑毒气，以吸而自采天地之清气以补之。当日小验，旬日大验。"可见古人对呼吸训练等传统康复方法的重视。

苏东坡在《养生诀·上张安道书》中评价气功术"功用不可量，比之服药，其力百倍"。这是他长期坚持练功的亲身体验。诗人陆游在《病后作》中记述了他的练功方法，在《养生》中记述了长期练功后神采奕奕的效果："两眦神光穿夜户，一头胎发入晨梳。"

三、康复呈现专科化发展

宋代比较重视医学的发展，康复医学的内容逐渐增多，专科化发展显现。明代徐春甫于《古今医统》中曾提出："自宋元以来，只用十三科考医政。其一为风科，次伤寒科、次大方脉科、次小方脉科、次妇人胎产科、次针灸科、次眼科、次咽喉口齿科、次疮疡科、次正骨科、次金镞科、次养生科、次祝由科。"其十三科中，有诸多内容涉及了康复理论与方法。如欧阳修《欧阳修集》所载："昨因患两手中指拘挛，医者言唯数运动以导其气之滞者，谓唯弹琴为可。"可见当时医家已经开始运用运动疗法、作业疗法改善患者的功能障碍。南宋张锐所著《鸡峰普济方》中载述了以导引对脚气等病进行康复医疗，他曾提到："意者气之使。意有所到则气到。每体不安处，则微闭气，以意引气到疾所而攻之，必瘥。"这种"以意领气"的方法，与现代康复传递神经冲动疗法相似。宋代张杲的医史著作《医说》对了解古代医家生平及常见病证的治疗与康复具有一定参考价值。书中记载了古代运用运动方式治疗骨伤术后后遗症的方法。

四、老年康复得到重视

《养老奉亲书》为宋代陈直所撰，《寿亲养老新书》为元代邹铉续增。该类书虽为综合性康养著作，但主要针对老年人群。其论述养生方法较详尽，且书中内容与康复医学相关者颇多。书中强调令老人怡情悦心，应从日常生活保养的细微处入手，应避免老年人"孤坐独寝"，使其远离悲伤忧愁之事，"但以其平生偏嗜之物，时为寻求，择其精绝者，布于左右，使其喜爱玩悦不已"，以令其身心健康。为此，书中专辟“收画”、“置琴”、“记事”、“二老相访”、“储书”等篇，说明观赏精美的书画作品有助于疗疾与身体康复。又“药之毒者，能攻其疾之聚；而不若声之至者，能和其心之所不平”，说明通过学习琴瑟懂得欣赏音乐，能使人忘却烦恼与忧愁，真所谓“夫疾生乎忧者也”。同时老年人可学习种植芸香、茅香、枸杞等物用植物，自制香药，品香休闲，起到提神醒脑的保健作用。再则，老年人还可以通过以诗会友、以书交友来丰富生活，提高精神享受，进而达到身心健康的目的。至于老年人身体和精神疾病的关系，则有“自心有病自心知，身病还将心自医。心境静时身亦静，心生还是病生时”的说法，体现了心病致身病、心病需心医的情志保健法则与治疗原则。

五、针灸康复理论与技术得到充实

宋代针灸疗法在我国针灸史上处在比较兴盛的时期。在此期间，宋代医家继承了隋唐以前宝贵的医学理论和医学教育方法，同时也创造了适合于本朝代乃至后世的针灸教学用具和手段。针灸学在宋元时期有了很大的发展，出现了闻名国内外的“针灸铜人”以及新的针灸专著，如宋代王惟一的《铜人腧穴针灸图经》、宋代王执中的《针灸资生经》、元代滑寿的《十四经发挥》等。同时，又出现了主张依据不同时间，选择不同穴位，达到治疗康养目的的针灸康复理论和方法。金代何若愚写成《流注指微针赋》一篇，阎明广加以注解，并收集有关资料扩展成为《子午流注针经》一书，这是子午流注法的初期著作。元代王国瑞撰《扁鹊神应针灸玉龙经》记载了“飞腾八法”、“灵龟八法”等。金末元初窦汉卿著《针经指南》内载《标幽赋》等。

六、各家学术流派争鸣

宋代及金元时期，医学发展迅速，且流派纷呈，建树较多，尤其金元四大家的学术成就，对中医康复学的发展有较大的贡献。

（一）刘完素主要康复思想

刘完素在王充提出人之寿夭在于“先天禀赋”说的基础上，进一步强调“主性命者在乎人”、“修短寿夭，皆人自为”的思想。此种“人主性命”学说主张发挥摄养的主观能动性，从而达到延年益寿的境界。刘完素重视气、神、精、形的调养，但尤其强调精气神的保养。因此，其主张康复调养之要是“以神为本，以气为用，神气相合，可以长生”，强调精神的重要性与心肾的关系，提出“补泻六腑，陶炼五精，可以固形，可以全生”的康养理论，认为调息、导引、内视、咽津以及起居适时、情志和畅等均是调气、补精养神的方法。同时，刘氏还主张少年宜养、中年宜治、老年宜保、耄年宜延的个体化康养原则。

（二）张子和主要康复思想

张子和治外感病善攻邪，力主汗、吐、下三法，主张“邪去则正气自安”，反对滥用补药。张氏对养生保健与治疗康复有着较为明晰的区分，坚持“养生当用食补，治病当用药攻”的主张。同时，张子和的康养思想核心是通过调饮食、施药物、戒房劳、练气功等传统康复方法达到“君子贵流不贵滞”的目的。在防病保健中，张子和还特别重视“天人合一”整体观和“形神一体”整体观，从而丰富了中医康复学中有关社会康复、身心康复等内容。临床上，张子和长于综合协调应用多种康复方法，采用阳光疗法、空气疗法、文娱疗法、泥疗、浴疗、冷疗、热疗、食疗、针灸、导引、按摩、情志疗法等治疗疾病。

（三）李东垣主要康复思想

李东垣所著《脾胃论》重视后天之本，倡导“安养心神，调治脾胃”。他认为治疗心气阻滞而神气离形的病变，以及安养心神，使七情不伤的方法，必须注重调治脾胃。其方法是激发患者的乐观情绪，或使其保持心情愉快，或使其接触喜闻乐见的事物，于是可取得心情开朗、清爽愉快而不患病的效果。

（四）朱丹溪主要康复思想

朱丹溪在“相火论”的基础上力倡“阳常有余，阴常不足”学说，并强调阴气“难成易亏”。因而在治疗与康养上，朱丹溪主张以滋阴为主，如保阴精，强调顺四时以调养神气；饮食清淡冲和以免升火助湿；节欲保精以息相火妄动等。在老年病方面，朱丹溪认为老年阴气暗耗，相火易亢炎为害，故养老之法，总在于承制相火的亢极。此外，朱氏对防病于未然的养生理论和方法也有所论述。朱丹溪主张“阳有余阴不足”，以滋阴潜阳的治法在临床康复中广泛应用，特别是为阴虚证的康复确立了指导原则。他在临床中注重食药并重，提出“人生诸病，多生于郁”的观点，其宁心保精思想对身心康复有较大意义。

第五节　中医康复学学术思想成熟时期——明清及近代时期

明清时期康复医疗的范围已扩展到临床各科，康复适应证的问题已受到重视。明代医家对于一些需要康复医疗的慢性疾病，如水肿、消渴、痿证、中风、半身不遂等，已总结出比较完整的康复方法，并且认识到在对不同的疾病进行康复医疗时，必须根据该病的特点来选用不同的方法。至清代，康复医疗的方法亦不断增多，可以说从精神调摄到饮食起居，从药物疗法至导引按摩等，凡传统的中医药康复疗法，靡不具备。明清两代是中医学术的成熟时期，中医康复学在理论和方法上也获得了引人注目的提高。

一、临床康复广泛开展

明清时期中医康复已初步形成体系，但这类的专著尚属阙如，其相关内容一般都是散见于各家医籍之中的专章或专论。如清代陈梦雷所编《古今图书集成·医部全录》，对某些疾病列出康复疗法，例如对瘫痪、虚劳、手足麻痹、肿胀、积聚、消渴等一类病证，采用了或针灸或按摩或练习气功等康复方法，对改善和恢复健康有一定效果。清代沈金鳌的《杂病源流犀烛》，在其卷首，列有“运央规法”，记载了每种疾病后的导引运动之法。明代外科医家陈实功所著《外科正宗》，专列“调理须知”一节，论述外科患者的临床康复，要注重饮食调摄、对应四时气候变化适时御寒防暑、戒喜怒、节房事等全面康复措施，这对临床各科患者的康复同样具有参考价值。

康复医疗至明代，除内科、外科、妇科、儿科外，更涉及眼科、口腔科等。如明代薛己的《口齿类要》中口腔护理的内容，明代傅仁宇的《审视瑶函》中的“动功六字诀”等。

二、传统康复学术思想多学科融合发展

明代太医院官吏龚廷贤在康复方法应用方面也很有成就，并对呼吸吐纳、气功锻炼、老年养生

都有精辟的见解，其著作《寿世保元》中记载的康复疗法也较为丰富。他提倡“诗书悦心，山林逸兴”，倡导发挥书画疗法和森林疗法的康复作用，也力劝“每把戏言多取笑，常含乐意莫生嗔”，认识到喜笑疗法是健身和康复的良方。他在该书列有“附睡法”，认为良好的睡眠，能使“气海深满，丹田常暖，肾水易生，益人多宏”，深知睡眠疗法对于人体健康的重要作用。他还用水浴疗法治“胎肥”、“胎怯”，把蒸气疗法作为“出汗良法”，用于需发汗的患者。在《寿世保元·中毒》一节中，用雄磁石为末，丸如樱桃大，吞下，即服通下之药，治“误吞针”；或用磁石一块，当呵之自出。前者适于针居低位，借磁石引力，使针附磁石上，然后通下而出，后者适于针居高位，直接引出，都是巧妙地运用磁疗的范例。此外，他用黄泥做成饼以烘热敷疝痛，能立止痛，起热疗与泥疗的综合作用。由此可见，龚氏阅历甚广，学验皆优，堪称一代康复名家。

明代高濂所撰《遵生八笺》可看作养生专著，该书从八个方面讲述了通过修身养生来预防疾病、达到长寿的方法。这八笺是“清修妙论笺”、“四时调摄笺”、“起居安乐笺”、“延年却病笺”、“饮馔服食笺”、“燕闲清赏笺”、“灵秘丹药笺”和“尘外遐举笺”。该书还记载了大量明代以前的却病导引之法。清代沈子复所撰《养病庸言》专述养病之法，并列出康复措施近 20 条，包括节制房事、勤习导引、慎求医药、精饮馔、慎咳唾、被服适体、寝兴以时、早必理发、夜必濯足、浏览养生典籍之言等。

明代医家龚居中注重自身调摄与康复治疗的相互配合，在《红炉点雪》中，把已病而善用康复调养者，譬为“器物已损，必爱恤护持，乃可恒用而不敝。若不爱恤而颠击之，宁有不坏者……治之愈与不愈，亦在人之调摄何如尔”。他在序中甚至强调“善服药，不如善保养”，把保养康复提到相当重要的地位。书中记载的《却病延年一十六句之术》，将气功、导引、情志、饮食、体育等多种疗法融于一体，系列有序，易学易行，易见功效，针对性强。同时，龚居中也明确指出“歌咏所以养性情，舞蹈所以养血脉”，对轻歌曼舞的娱乐康复作用作了较为正确的评价。

清代养生家曹庭栋虽强调养静为摄生首务，但他也十分看重动以养生的重要作用。他在《老老恒言·导引》中指出，导引之法甚多，其作用在于宣扬气血，舒展筋骸，对人体有益无损，并载卧功、坐功、立功三项，以供老年锻炼之用。《老老恒言》载有散步专论，对散步的作用和要求等作了较为全面的论述。

清代陈士铎所著《石室秘录》是中医古籍中唯一一部以治法为主要内容和标目的著作，其在动治法中强调了运动康复的治疗作用。

三、中医康复外治法整理与实践

清代医学家吴尚先所著《理瀹骈文》是中国医学史上一部重要的外治专著，对中医外治法进行了系统的整理和理论探索，提出了外治法可以“统治百病”的论断，被后世誉为“外治之宗”。吴尚先及其著作中所谓的外治法，包括敷、洗、熨、熏、浸、盦、擦、坐、嗅、嚏、刮痧、火罐、推拿、按摩等各种治疗方法，大都可视作康复方法。在《理瀹骈文》中，他明确指出“外治之理，即内治之理”、“虽治在外，无殊治在内也”。他认为疾病虽千变万化，治法也是多种多样，但要掌握要领，则“一通字赅之”。《理瀹骈文》的外治康复方法与现代理学疗法比较并不逊色，同时还有它的独到之处。吴尚先倡导的内病外治法无疑是中医学的继承和创新。他的创新精神在于从理论上和实践上，对古代外治法进行了系统的总结，使“简、便、廉、验”的治疗方法，得到了广泛的推广和运用。

四、针灸推拿康复技术发展空前

明清是针灸学术发展的高潮，名医辈出，著作颇丰，如明代杨继洲的《针灸大成》、明代汪机的《针灸问对》、明代李时珍的《奇经八脉考》、明代高武的《针灸聚英》、清代李学川的《针灸逢源》等。明清时期，成人推拿形成一些流派，小儿推拿亦形成独立体系，如明代周岳甫的《小儿推拿秘诀》、清代熊应雄的《小儿推拿广意》等。

五、本草学与康复

李时珍的《本草纲目》，虽为本草学巨著，但其中收录康复方法众多。如冷泉水浴对某些顽症有康复作用，温泉外浴可治皮肤及关节疾病等，热砂疗法主治风湿顽痹等诸证，用热汤疗法治疗冷风气痹、四时暴泻痢，用火针治疗痹痛、瘫痪，用灯火治抽搐等。

六、温病学与康复

明清时期，温病学说逐渐趋于成熟，形成了独立的温病学体系。温病医家对病后的康复调理也有许多卓识高论。清代吴瑭的《温病条辨》主张“预防温病，养精第一”、“下后调理，养阴为要”、“下后热退，缓缓饮食”、“后期调理，复阴为常”、“瘥后调理，温阳为变”、“饮食调理，清淡为宜”等。

七、情志疗法与康复

诸多医家对情志在发病与康复中的重要意义有了更深刻的认识。明代著名医家张景岳对情志疗法有着深入的研究，明确提出“身心”概念，把情绪郁滞为病概括为“怒郁”、“思郁”和“忧郁”，强调喜悦开怀则能除病，故提出调节情绪是情志疾病有效的康复措施。

八、衷中参西，结合发展

张锡纯治学严谨，重视实践，主张汇通中西，取长补短，是中西医汇通派的代表之一。张氏结合其多年临证经验与汇通中西的体会，著成《医学衷中参西录》。

在张锡纯的著作中，可以看到他最重视两个问题：一是气化，二是神明。依据气化所提出的“大气下陷”理论，可供现今心肺康复参考。“神明”是中国哲学中阐发人的精神现象和精神作用的重要范畴。张锡纯对此颇有研究，并推崇静坐以养神。张锡纯认为静坐不仅可以养生，还是体悟哲学奥秘的入手途径与方便之门，因其有助于神明的藏养与发露。《医学衷中参西录》中涉及的中医康复方法种类繁多，如中药外治、呼吸吐纳、导引功法、熨法、灌肠、贴敷、刮痧等。张锡纯还应用“点天突穴法”治痰。天突穴在颈部，当前正中线上，胸骨上窝中央，主治咳嗽、哮喘。点时屈手大指，以指甲贴喉，指端着穴，直向下用力，其气即通，指端当一起一点，令痰活动，兼频频挠动其指端，令喉痒作嗽，其痰即出。又有捏喉法，先自捏其喉咙，如何捏法即可作嗽，则得其法。无论以手点天突穴，还是捏结喉法，必痒嗽吐痰后，其气乃通，故二法宜相辅并用。

思维导图

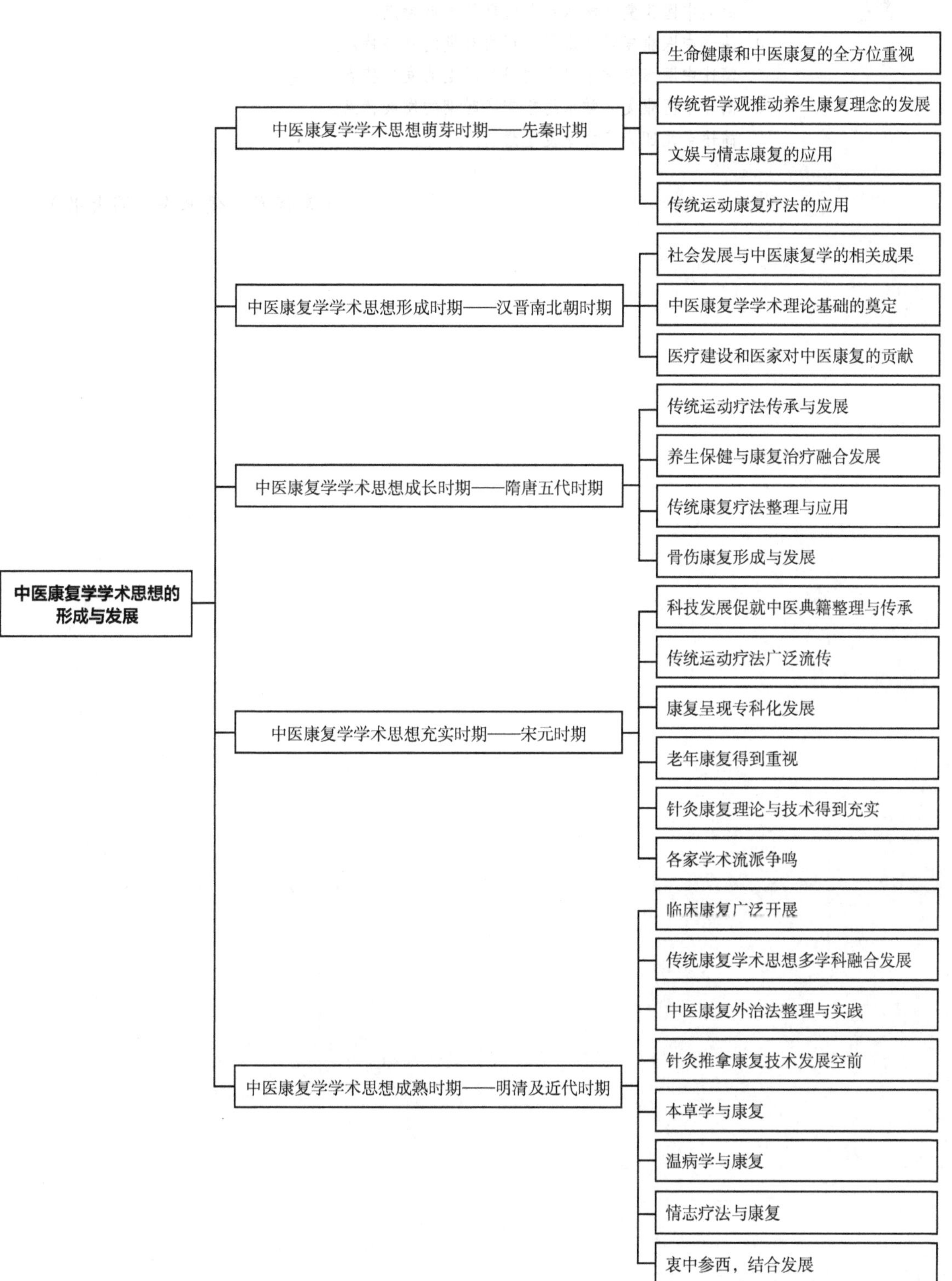
中医康复学学术思想的形成与发展
中医康复学学术思想萌芽时期——先秦时期
生命健康和中医康复的全方位重视
传统哲学观推动养生康复理念的发展
文娱与情志康复的应用
传统运动康复疗法的应用
中医康复学学术思想形成时期——汉晋南北朝时期
社会发展与中医康复学的相关成果
中医康复学学术理论基础的奠定
医疗建设和医家对中医康复的贡献
中医康复学学术思想成长时期——隋唐五代时期
传统运动疗法传承与发展
养生保健与康复治疗融合发展
传统康复疗法整理与应用
骨伤康复形成与发展
中医康复学学术思想充实时期——宋元时期
科技发展促就中医典籍整理与传承
传统运动疗法广泛流传
康复呈现专科化发展
老年康复得到重视
针灸康复理论与技术得到充实
各家学术流派争鸣
中医康复学学术思想成熟时期——明清及近代时期
临床康复广泛开展
传统康复学术思想多学科融合发展
中医康复外治法整理与实践
针灸推拿康复技术发展空前
本草学与康复
温病学与康复
情志疗法与康复
衷中参西，结合发展

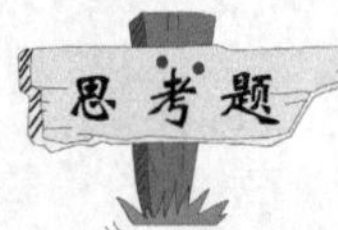

1. 简述中医康复学历史沿革。
2. 简述《黄帝内经》对中医康复学的贡献。
3. 简述中医康复学学术萌芽时期的发展特点。
4. 简述中医康复学学术思想形成时期的发展特点。
5. 简述中医康复学学术思想成长时期的发展特点。
6. 简述中医康复学学术思想充实时期的发展特点。
7. 简述金元四大家的康复思想。

（李保龙　侯惠玲　周大果）

第二篇
传统康复疗法篇

第三章 针灸疗法

针灸疗法是中医非药物治疗的常用治疗手段，是中医传统康复疗法中最常用的一种治疗手段。常用的针灸技术包括针刺和艾灸两种。针刺疗法是利用金属或其他材质制成的不同形状的针具、器皿，在体表一定的部位或穴位上进行针刺、放血等，以达到治疗疾病目的的治疗方法。艾灸疗法则是以艾绒或艾条置于体表一定的部位或穴位上进行灸烫的治疗方法。针灸疗法是一种外治法，既能治疗体表疾患，又能治疗内脏疾患，从古至今一直被广泛用于各种疾病的治疗和康复中。针灸通过配穴处方达到治疗疾病的目的。在中医理论的指导下，针灸具有扶正祛邪、疏经通络、调和脏腑气血阴阳的作用，可促进病、伤、残患者身心、社会功能的恢复，提高患者日常生活能力。

针灸历史悠久。据考证，针刺疗法起源于新石器时期，可以从原始针刺工具的使用加以论证。砭石是古代原始医疗工具之一，又称作针石。如《山海经》记载："高氏之山，其上多玉，其下多箴石。"晋代郭璞注："箴石，可以为砥（砭）针，治痈肿。"此外，灸法的起源可以追溯到原始社会人类学会用火之后。

战国至秦汉时期，我国由奴隶社会迈入封建社会，生产力的提高和社会制度的变革、各种学术思想的进步、古代哲学思想的影响，促进了针灸康复学从实践经验向理论高度的深化。针刺工具由砭石、骨针、竹针发展到了金属针，从而扩大了针灸疗法的适用范围。长沙马王堆三号汉墓出土的医学帛书中，有两种古代关于经脉的著作，即《足臂十一脉灸经》和《阴阳十一脉灸经》。两书记载了十一条经脉的循行、病候和灸法治疗，反映了中医康复针灸疗法核心理论经络学说的早期面貌。成都老官山汉墓发现920支医学竹简（下称《天回医简》），部分医书极有可能是失传了的中医扁鹊学派经典书籍。此外，还出土了完整的人体经穴髹漆人像，应是迄今我国发现的最早并且最完整的经穴人体医学模型。就经络数量而言，《天回医简・脉书》中记载十二脉，是迄今为止发现的最早文字记载"心主之脉"和"十二正经"经脉循行及病症的文献，是《灵枢・经脉》"十二脉"经脉学说的主要文献来源。《天回医简・刺数》是关于针刺治法的专篇，《素问・缪刺论》与之一脉相承。《黄帝内经》主要涉及养生、阴阳五行、藏象学说、经络学说、病因病机及疾病、诊法、论治、运气学说等内容。《黄帝内经》的问世，标志着中医基本理论体系的形成，除论述中医基础理论的内容外，针灸是其主要内容。诚如汪机在《针灸问对》中所言："《黄帝内经》治病，汤液醪醴甚少，所载服饵之法才一二，而灸者四五，其他明针法，无虑十八九。"其中对经络、腧穴、刺灸法、治疗均有论述，针灸理论在其中已经比较完善。《黄帝八十一难经》（简称《难经》）是一部可与《黄帝内经》相媲美的古典医籍，相传系秦越人扁鹊所作。该书内容简要，辨析精微，进一步丰富和充实了针灸学理论体系。

魏晋南北朝，历隋唐至五代，前后700余年，中医康复针灸理论与技术随着这一时期政治、经济、文化的发展而有新的提高，出现了众多名医名著，推动了其理论体系的发展。魏晋时代的皇甫谧，将《素问》、《灵枢》和《明堂孔穴针灸治要》三书中的针灸内容汇而为一，去其重复，择其精要，编撰成《针灸甲乙经》。该书成为一部最早的体系比较完整的针灸专书，在针灸学发展史上起到了承前启后的作用。唐代孙思邈撰有《备急千金要方》和《千金翼方》等书，首载阿是穴法和指寸法，广泛地收入了前代各家的针灸临床经验，并绘制了《明堂三人图》，“其中十二经脉五色作之，奇经八脉以绿色为之，三人孔穴共六百五十穴”，成为历史上最早的彩色经络腧穴书。以前的《新集备急灸经》，是我国最早雕版印刷的医书，专论急症用灸。唐太医署掌管医药教育，分设四个医学专业和一个药学专业，针灸是医学专业之一，设“针博士一人，针助教一人，针师十人，针工二十人，针生二十人”，开创了针灸学之学校教育的先河。

宋元时期，印刷术的广泛应用，促进了医学文献的积累，加快了针灸学的传播与发展进程。著名针灸家王惟一，在北宋政府支持下，重新考订厘正了354个腧穴的位置及所属经脉，增补了腧穴主治，撰成《铜人腧穴针灸图经》。此外，王惟一设计的两具铜人模型，外刻经络腧穴，内置脏腑，作为教学和考试针灸师之用。南宋的针灸家王执中撰《针灸资生经》，重视实践经验，对后世颇有影响。元代著名医家滑寿编撰而成的《十四经发挥》，把任、督脉和十二经脉并称为“十四经”，进一步发展了经络腧穴理论。这个时期长于针灸的名医很多，著作也颇丰富，南宋初期的席弘专针灸，传世的《席弘赋》特别讲究刺法。同时期的窦材著《扁鹊心书》，极力推崇烧灼灸法，每灸数十壮乃至数百壮。金代何若愚与编撰注解《子午流注针经》的阎明广，提倡按时取穴法。金元名医窦汉卿既推崇子午流注，又提倡八法流注，按时取穴，他所编撰的《标幽赋》是针灸歌赋中的名篇。

明清时期，针灸学术在明代发展到高潮，名家更多，研究的问题更加深入和广泛。如朱橚等人编写的《普济方·针灸门》、徐凤的《针灸大全》、高武的《针灸聚英》、杨继洲的《针灸大成》和张介宾的《类经图翼》等，都是汇总历代针灸文献的著作。同时，明代针刺手法的研究更加深入，在单式手法的基础上形成了 20 多种复式手法。灸法也从用艾炷的烧灼灸法向用艾卷的温和灸法发展。而到了清代，医者重药而轻针，针灸逐渐转入低潮。清王朝以“针刺火灸，究非奉君之所宜”为理由，下令太医院停止使用针灸，废止针灸科。

近代时期，中医受到很大冲击，针灸更是受到严重挫折。然而，群众相信并且欢迎针灸治病，所以针灸在民间继续流传。许多针灸医生保存和发展针灸学术，取得一定成效。新中国成立后，政府高度重视中医针灸事业的发展，制定政策法规，采取得力措施，促进针灸学的普及和提高。

第一节 医 经 选

医经是中医学术古典著作，后世将《黄帝内经》、《难经》、《伤寒杂病论》、《神农本草经》共称为中医四大经典。

《黄帝内经》是一本综合性的医书，分为《素问》和《灵枢》两大部分。《黄帝内经》从整体观上来论述医学，呈现了自然、生物、心理、社会整体医学模式，其基本素材来源于中国古人对生命现象的长期观察、大量的临床实践以及简单的解剖学知识。《黄帝内经》奠定了人体生理、病理、诊断以及治疗的认识基础，是中国影响极大的一部医学著作。

《黄帝内经》丰富了经络学说和针灸疗法。针灸在治疗疾病时可有多种取穴原则、配穴方法。针灸时，在取穴配穴上结合对相关病因病机、病位的准确辨析，可取得更为显著的临床疗效，对临床上用针灸治疗及疾病康复具有指导意义。针灸理论不仅是治疗的理论，在诸多疾病的辨证、诊断方面亦占有重要地位。针灸治疗起效的途径在于经络，针灸辨证同样依托经络理论。十二正经、奇经八脉及无数细小脉络将周身各处紧密联系，正所谓“得诸于内，示诸于外”，局部的压痛、颜色变化、形状变化等异常表现，通过经络理论可推导出内在病所。针灸治疗的核心在于“调气”。因“气”的变化迅速，针灸治疗也因此具有“速效”的特点，“一针、二灸、三服药”，同时从经络腧穴的角度把握《黄帝内经》中的望诊理论，并将其应用于针灸临床中，可以使临床工作者更加综合、全面地收集患者病情资料，从而多角度、更准确地诊治疾病，令经络腧穴望诊思想更具方法论上的临床价值。

《黄帝内经》中认为人与自然是一个统一的整体，人生存于自然中，是自然的重要组成部分，受到自然界各种规律的影响与支配，故针刺原则应与天地相参，与日月相应。三因制宜，即因人、因时、因地制宜，是中医学中一个重要的指导疾病治疗的原则，疾病的发生、发展常与气候、地理环境以及个体禀赋差异相关。通过分析三因制宜思想的内涵及在针灸中的用法和意义，以期充分发挥三因制宜思想在针灸临床诊疗中的特色，获得更佳的临床疗效。在针灸的临床治疗与康复中，充分把握三因制宜思想的具体内涵，将针灸辨证、取穴、补泻的原理和方法与三因制宜思想有机结合具有现实意义。天人相应观是中医的核心思想，时间作用于人体的内涵是阴阳消长、气血浮沉。以纪时之干支配属五脏，又由五行生克演化出五脏病变趋势，营气流注的时间规律能提示经脉的开阖状态，由此产生了因时制宜的治疗原则。《黄帝内经》提出的日节律、月节律、年节律、超年节律及其对人体的影响，总结了时间节律指导针刺选穴，确定针灸刺激量，明确针刺深度，选择治疗时机，提示针刺禁忌等方面的临床应用方法。

《黄帝内经》中记载的针灸处方多达 400 余个，设有专篇介绍内科病证的针灸治疗。对针灸的取穴原则、配穴方法作了精辟的论述，将针刺取效归于三大原则，即得气、适度、辨治，至今指导临床治疗。《黄帝内经》对针刺深浅、针刺时间、针刺次数进行了极尽详细之论述，为临床针刺量效关系的研究提供理论依据，使针刺有法可依，有则可循。《黄帝内经》中详细阐述了针法与灸法关于时节、部位、深度等的禁忌，为临床实施针灸疗法提供安全保障。

同时，《黄帝内经》也体现了中医康复的功能观，其以阳气与神志为理论基础，对于诊断不明的疑难病、功能性疾病的综合症状表现进行经验性辨证治疗，不但可以在较大程度上起到缓解与治疗作用，更能够保证整体治疗方向上的正确性。辨证论治主要解决疾病某一阶段的矛盾，辨病论治则在宏观上把握疾病的发展和预后。如采用《黄帝内经》毛刺法治疗项背肌筋膜炎较普通针刺效果更好，《黄帝内经》毛刺法治疗项背肌筋膜炎可及时止痛，明显减轻患者压痛症状，且明显改善患者功能障碍情况。

《难经》原名《黄帝八十一难经》，又称《八十一难》。该书在《素问》、《灵枢》的基础上进行重点归纳讨论，采用问答方式，探讨和论述了中医基础理论问题，包括脉诊、经络、脏腑、阴阳、病因、病机、营卫、腧穴、针刺、病证等方面，其中对脉法的论述尤为深刻。八十一难中，有三十二难涉及了经络、腧穴、刺法、针灸治疗等内容，是后世针灸康复学的重要理论基础。

一是明确提出奇经八脉和“不拘于十二经”的独立理论体系，对奇经八脉的循行、作用、病候等作了相关论述，并简化、改进和还原了任、督、冲三脉的循行分布。

二是注重特定穴的发挥及应用，包括八会穴、五输穴、原穴、俞募穴等。首次提出八会穴的名称、含义及主治作用。在《黄帝内经》的基础上，对五输穴命名含义、脉气出入关系、阴阳属性、所属脏腑予以区别，并对五输穴的主治作了介绍。丰富原穴、俞募穴的相关理论，扩大了其临床应用。

三是强调根据四时、病位、病因、针下气等要素选择相应的针刺操作法。提示要注意治疗中针刺和季节的关系，必须根据人体状态和疾病属性确定针刺方法和先后，以调和阴阳、五脏和营卫气血而达到治疗的目的。

四是论述了针刺以及取穴的补泻方法，包括子母补泻法、迎随补泻法、营卫补泻法、按压及呼吸补泻法等。

五是对脉学体系的发展产生重要贡献，首创寸口六部脉法，拓展了三部九候脉法的内涵，重视脉证、脉时、脉针相参的脉象状态观，对中医诊断学与针灸康复学的结合有一定启示。

一、《黄帝内经·灵枢》节选

（一）《灵枢·九针十二原》节选

1.《灵枢·九针十二原》节选一

【原文】

余欲勿使被毒药[①]，无用砭石，欲以微针[②]通其经脉，调其血气，营其逆顺出入之会[③]。令可传于后世，必明为之法，令终而不灭，久而不绝，易用难忘，为之经纪[④]，异其章[⑤]，别其表里，为之终始[⑥]。令各有形[⑦]，先立针经[⑧]。愿闻其情。

【注释】

①毒药：古代对一般药物的统称。

②微针：毫针。

③营其逆顺出入之会：营，管理、调节。逆顺，经脉的不同走向。出入，经气由外入内或由内出外。

④经纪：秩序，引申为条理。

⑤异其章：分别篇章。

⑥别其表里，为之终始：使它（《针经》）内容层次清晰，有始有终。

⑦令各有形：使（九针）各有不同的形态。形，指针具的形状。

⑧针经：即《灵枢》，亦称《九卷》、《针经》、《九灵》、《九墟》等。

【按语】

本段指出针刺疗法是与药物或砭石不同的方法。它具有疏通经脉、调节气血、协调阴阳、扶正祛邪的作用。本段原文主要阐述编纂《针经》之目的在于为万民百姓解除疾病痛苦。通过使针刺理论系统条理化，简明易懂，而便于医者学习掌握，并能广泛流传于世。

2.《灵枢·九针十二原》节选二

【原文】

小针之要，易陈而难入[①]。粗守形[②]，上守神[③]。神乎，神客在门[④]。未睹[⑤]其疾，恶知其原？刺之微，在速迟[⑥]。粗守关，上守机[⑦]。机之动[⑧]，不离其空[⑨]。空中之机，清静而微[⑩]。其来不可逢，其往不可追[⑪]。知机之道者，不可挂以发[⑫]；不知机道，叩之不发。知其往来，要与之期。粗之暗[⑬]乎，妙哉！工独有之。往者为逆，来者为顺[⑭]，明知逆顺，正行无问[⑮]。逆而夺之，恶得无虚[⑯]。追而济之，恶得无实[⑰]。迎之随之，以意和之，针道毕矣。

【注释】

①易陈而难入：陈，陈述。入，深入。

②粗守形：粗，指技术低劣的医生。形，指所能看到的皮、肉、关节、腧穴及医生施术时的操作形式。

③上守神：上，指技术高明的医生。神，精神气血的内在变化。

④神乎，神客在门：神乎，指医生要聚精会神诊察。神客，正气和外邪。正气循行有路径，出入有门，外邪也由此进出，故曰"神客在门"。

⑤睹：视见。

⑥刺之微，在速迟：速迟，运针快慢，此指手法而言。

⑦粗守关，上守机：关，四肢关节的腧穴。机，经气至的动静时机。

⑧动：流动，循行。

⑨不离其空：经气的循行流注，离不开腧穴。空，通"孔"，腧穴。

⑩空中之机，清静而微：空，指腧穴。清静而微，经气活动变化是微妙而不易觉察的。

⑪其来不可逢，其往不可追：其来，指邪气方盛。逢，补法。其往，指邪气渐衰。追，泻法。

⑫不可挂以发：挂，差也。不可差于毫发之间，指应当及时施行补泻。

⑬暗：愚昧不明。

⑭往者为逆，来者为顺：指经气盛衰的情况。

⑮正行无问：正行，依据法则治疗。问，疑问。

⑯逆而夺之，恶得无虚：反经脉的循行方向进针而泻，怎么能不使实邪得到宣泄。逆，迎也。泻其邪气，使实转虚。夺，泻法。

⑰追而济之，恶得无实：顺经脉循行方向进针而补，怎么能不使正气由虚转实呢。追，顺也，补其正气，使虚转实。济，补法。

【按语】

本段提出了针刺操作的关键是"守神"、"守机"，根据"神"、"机"的变化决定用针的"迟速"，原则是"迎而夺之"、"随而济之"、"迎之随之，以意和之"，也就是迎随。"守神"、"守机"是通过对局部证候、针下感应等征象的观察，了解机体内部气血的变化，把握针刺治疗时气至的时机，根据正邪盛衰的不同，采用恰当的补泻方法。上工与下工的区别在于"粗守形，上守神"、"粗守关，上守机"。全段重点讨论神气与腧穴的关系、神气的变化特征和把握气机的重要性，只有上工才能体会、觉察到经气的变化迅速、微妙。

3.《灵枢·九针十二原》节选三

【原文】

用针者，虚则实之，满则泄之，宛陈则除之①，邪胜则虚之。《大要》②曰：徐而疾则实，疾而徐则虚③。言实与虚，若有若无④。察后与先，若存若亡⑤。为虚与实，若得若失⑥。虚实之要，九针最妙，补泻之时，以针为之。泻曰，必持内之，放而出之，排阳得针，邪气得泄⑦。按而引针，是谓内温⑧，血不得散，气不得出也。补曰随之，随之意，若妄之⑨。若行若按，如蚊虻止⑩，如留如还，去如弦绝，令左属右⑪，其气故止，外门已闭，中气乃实，必无留血，急取诛之⑫。

【注释】

①宛陈则除之：宛，音义通“郁”。陈，陈旧，陈积。宛陈，在此指瘀血。

②《大要》：古医书名。

③徐而疾则实，疾而徐则虚：徐、疾，指针刺的速度慢与快。实，补法。虚，泻法。

④言实与虚，若有若无：针下有气的为实，针下无气的为虚。

⑤察后与先，若存若亡：要诊察疾病的先后，施用补泻方法，使虚者正气若有所存得，实者邪气若有所亡失。

⑥为虚与实，若得若失：《灵枢·小针解》：“言补者必然若有所得也，泻者恍然若有所失也。”

⑦泻曰，必持内之，放而出之，排阳得针，邪气得泄：《针灸甲乙经》“泻曰”下有“迎之，迎之意”五字，“得针”作“出针”，义长。全句意为：泻法要持针快速刺入，得气后慢慢出针，摇大针孔，排开表阳，使邪气有其出路，随针外泄。

⑧按而引针，是谓内温：引针，即出针。温，当读“蕴”。意为泻法出针若按闭针孔，邪气就会蕴积于内而不得外泄。

⑨补曰随之，随之意，若妄之：《针灸甲乙经》“妄”作“忘”。谓补则随，随亦当刺法轻巧，使患者有若无其事的感觉。

⑩若行若按，如蚊虻止：谓进针、捻转，针处犹如蚊虻叮咬皮肤的感觉。

⑪令左属右：指左右手配合协调，右手出针，左手随即快速按闭针孔，使针孔闭合，经气留止。

⑫必无留血，急取诛之：补法不应有留血，若留有瘀血，应迅速去除。

【按语】

本节分别论述了虚者用补法、实者用泻法、有瘀血者用刺血法的三大治则。针刺补法的操作要领是：慢进针，快出针，按闭针孔。泻法的操作要领是：快进针，慢出针，摇大针孔。不仅如此，从原文对补泻的操作要求看，泻法的操作要领以“重”为本，而补法的操作以“轻”为主。

4.《灵枢·九针十二原》节选四

【原文】

持针之道，坚者为宝[①]。正指直刺[②]，无[③]针左右。神在秋毫[④]，属意病者[⑤]。审视[⑥]血脉者，刺之无殆[⑦]。方[⑧]刺之时，必在悬阳，及与两卫[⑨]。神属[⑩]勿去，知病存亡。血脉者，在腧横居[⑪]，视之独澄，切之独坚[⑫]。

【注释】

①坚者为宝：针刺时，持针一定要坚定有力。

②正指直刺：手指持针端正，对准腧穴准确刺入。

③无：不要。

④神在秋毫：注意力集中于针具上。神，医生的注意力。秋毫，鸟兽在秋天新生的细毛，喻微细之针具。

⑤属意病者：意念完全集中于病者。属，（意念）集中在一点。

⑥审视：细心观察。审，详细，周密。

⑦殆：危险。

⑧方：正在。

⑨必在悬阳，及与两卫：悬阳，指目。两卫，指眉上的部位。针刺时，医生要注意观察患者的两目、眉间及面部的神色变化。

⑩神属：思想集中于某处。

⑪在腧横居：腧，腧穴。血络由于经脉痹阻不通而显现在腧穴上的现象。

⑫视之独澄，切之独坚：澄，清晰。血络横居，视之颜色分明，按之坚硬。

【按语】

本段提出了“持针之道”，强调医者在进行针刺治疗时，必须精力集中、持针有力、正指直刺，并密切关注患者气血、脉象的变化和面目间的神色变化。这些原则对于临床上预防针刺意外都有实际意义。同时，本段还提出痹阻血络横结于腧穴的现象，慎视血脉色泽、按切经腧坚实的诊断方法。

5.《灵枢·九针十二原》节选五

【原文】

九针之名，各不同形。一曰镵针，长一寸六分；二曰员针，长一寸六分；三曰鍉针，长三寸半；四曰锋针，长一寸六分；五曰铍针，长四寸，广二分半；六曰员利针，长一寸六分；七曰毫针，长三寸六分；八曰长针，长七寸；九曰大针，长四寸。镵针者，头大末锐，去泻阳气；员针者，针如卵形，揩摩分间，不得伤肌肉者，以泻分气；鍉针者，锋如黍粟之锐，主按脉勿陷，以致其气；锋针者，刃三隅以发痼疾；铍针者，末如剑锋，以取大脓；员利针者，大如氂[①]，且员且锐，中身微大，以取暴气；毫针者，尖如蚊虻喙，静以徐往，微以久留之而养，以取痛痹；长针者，锋利身薄，可以取远痹；大针者，尖如梃，其锋微员，以泻机关之水也。九针毕矣。

【注释】

①氂：氂牛尾，也指马尾。

【按语】

本段所谓九针，在《灵枢·九针十二原》《灵枢·九针》《灵枢·官针》等篇均有记述，这些篇详细记载了九针分类、名称、形状长度、适用范围等。《灵枢·官针》：“九针之宜，各有所为，长短大小，各有所施也。”其中员针、鍉针用于体表按压，铍针用于切开排脓，其余用于不同部位的针刺或刺血。

6.《灵枢·九针十二原》节选六

【原文】

夫气之在脉也，邪气在上[①]，浊气在中[②]，清气[③]在下。故针陷脉则邪气出，针中脉则浊气出，针太深则邪气反沉、病益。故曰：皮肉筋脉，各有所处，病各有所宜，各不同形，各以任其所宜。无实无虚，损不足而益有余，是谓甚病。病益甚，取五脉[④]者死，取三脉[⑤]者惬；夺阴者死，夺阳者狂，针害毕矣。

刺之而气不至，无问其数。刺之而气至，乃去之，勿复针。针各有所宜，各不同形，各任其所为。刺之要，气至而有效，效之信，若风之吹云，明乎若见苍天，刺之道毕矣。

【注释】

①邪气在上：此指风热阳邪侵犯上部。

②浊气在中：指寒温不适，饮食不节，则浊气留于胃肠。浊气，指饮食积滞。

③清气：指清冷寒湿之气。

④五脉：指五脏腧穴。

⑤三脉：指三阳脉。

【按语】

本段再次说明皮肉筋骨病位不同，针刺深浅应有区别。九针的形状不同，选择治疗的病种也不相同，对不同的病情要灵活使用九针，但其原则是要求针刺气至，“刺之要，气至而有效”这是指导针灸临床的核心。气至而有效是指对针刺效果的判断，不等同于得气，它涉及针刺前后脉象变化与针下寒热感觉两个方面，而以脉象的变化为主。

7.《灵枢·九针十二原》节选七

【原文】

五脏五腧，五五二十五腧，六腑六腧，六六三十六腧。经脉十二，络脉十五，凡二十七气，以上下。所出[①]为井，所溜[②]为荥，所注[③]为输，所行[④]为经，所入[⑤]为合，二十七气所行，皆在五腧也。节之交三百六十五会[⑥]，知其要者，一言而终，不知其要，流散无穷。所言节者，神气之所游行出入也，非皮肉筋骨也。

【注释】

①出：《难经经释》：“出，始发源也。”

②溜：《难经·六十八难》为“流”。《难经经释》：“流，渐盛能流动也。”

③注：《难经经释》：“注，流所向注也。”

④行：《难经经释》：“行，通达条贯也。”

⑤入：《难经经释》：“入，藏纳归宿也。”

⑥节之交三百六十五会：节之交，指骨与骨、筋与骨、筋与筋等部位交接之处的间隙。这些间隙是经络气血渗灌的汇合点，约有三百六十五处。

【按语】

本段介绍人体的五输穴反映出十二经脉、十五别络气血的变化状态。腧穴并非具体的形态，更重要的是其功能。

8.《灵枢·九针十二原》节选八

【原文】

凡将用针，必先诊脉，视气之剧易[①]，乃可以治也。五脏之气已绝于内，而用针者反实其外，是谓重竭，重竭必死，其死也静。治之者，辄反其气，取腋与膺[②]。五脏之气已绝于外，而用针者反实其内，是谓逆厥，逆厥则必死，其死也躁。治之者，反取四末[③]。刺之害中而不去，则精泄[④]，害中而去则致气[⑤]。精泄则病益甚而恇[⑥]，致气则生为痈疡。

【注释】

①剧易：即间甚，引申为虚实盛衰。

②辄反其气，取腋与膺：辄，则。反其气，指与补脏阴的方法相反。取腋与膺，即选取腋部及胸前有关的腧穴。

③四末：指手足之端腧穴。

④刺之害中而不去，则精泄：害，病邪。刺中病邪当即出针，若留针时间过长，则反伤其气，气由精气化生，故曰精泄。

⑤害中而去则致气：害，《黄帝内经太素》作"不"，义长。不中而去则致气，意为针刺未中病，邪气未除而出针，致邪气滞留结聚。

⑥恇：怯弱，衰败。

【按语】

本段指出针灸之前必须诊脉，根据脉气盛虚以治之。医者必须通过诊脉来了解病人脏腑的阴阳虚实，而后施用正确的针刺补泻方法。若诊断失误，辨证不当，易导致重竭、逆厥等严重后果。

9.《灵枢·九针十二原》节选九

【原文】

五脏有六腑，六腑有十二原，十二原出于四关[①]，四关主治五脏。五脏有疾，当取之十二原。十二原者，五脏之所以禀三百六十五节气味也[②]。五脏有疾也，应出十二原，十二原各有所出，明知其原，睹其应，而知五脏之害矣。

【注释】

①四关：两膝和两肘关节的合称。

②十二原者，五脏之所以禀三百六十五节气味也：十二原穴，是全身经脉三百六十五气穴经气所输注的地方，即经气集中之处。

【按语】

十二原穴是脏腑气血汇聚之处，《难经》称为"气之所留止"。因十二原穴直接与五脏六腑沟通，故既能反映脏腑病候，又能治疗脏腑疾病，有着十分重要的临床意义，为历代医家所重视。

（二）《灵枢·本输》节选

【原文】

春取络脉诸荥大经分肉之间，甚者深取之，间者浅取之。夏取诸腧孙络[①]肌肉皮肤之上。秋取诸合，余如春法。冬取诸井诸腧之分，欲深而留之。此四时之序，气之所处，病之所舍，脏之所宜。转筋者，立而取之，可令遂已。痿厥者，张而刺之，可令立快也。

【注释】

①孙络：最细小的支络，像网一样联系在诸经之间。

【按语】

《灵枢·本输》以论述十二经脉五输穴及在肘膝以下的其他重要腧穴为主要内容。本段指出了四季取穴的常法等。

（三）《灵枢·邪气脏腑病形》节选

1.《灵枢·邪气脏腑病形》节选一

【原文】

黄帝曰：病之六变者，刺之奈何？岐伯答曰：诸急者多寒；缓者多热；大者多气少血；小者血气皆少；滑者阳气盛，微有热；涩者多血少气，微有寒。是故刺急者，深内[①]而久留之；刺缓者，浅内而疾发针，以去其热；刺大者，微泻其气，无出其血；刺滑者，疾发针而浅内之，以泻其阳气而去其热；刺涩者，必中其脉，随其逆顺而久留之，必先按而循之[②]，已发针，疾按其痏[③]，无令其血出，以和其脉；诸小者，阴阳形气俱不足，勿取以针，而调以甘药也。

【注释】

①内：同“纳”，进针入内。

②按而循之：促使得气的一种针刺手法。以手指顺经脉循行线来回按压，令其气血通畅。

③痏：针刺所留下的瘢痕，在此代指针孔。

【按语】

本段依据六种脉象所反映的不同疾病变化，提出相应的刺法。病有虚实寒热之异，脉则有急缓滑涩之分，故针刺应有深刺、浅刺、久留、疾出之别。本段还以小脉不宜单用针刺为例，指出针刺有一定的适应证，体现了针、药作用不同，各有所长的辨证施治思想。应该指出的是，关于涩脉主“多血少气”，一般解释为气滞血瘀，亦有认为精血虚少。按原文针刺治疗“疾按其痏，无令其血出”分析，似以后者为是。若涩主气滞血瘀，针治不当如此，现存疑。

2.《灵枢·邪气脏腑病形》节选二

【原文】

黄帝曰：余闻五脏六腑之气，荥、输所入为合。令何道从入，入安连过？愿闻其故。岐伯答曰：此阳脉之别[①]入于内，属于腑者也。黄帝曰：荥、输与合，各有名[②]乎？岐伯答曰：荥、输治外经，合治内腑。黄帝曰：治内腑奈何？岐伯曰：取之于合。黄帝曰：合各有名乎？岐伯答曰：胃合于三里，大肠合入于巨虚上廉，小肠合入于巨虚下廉，三焦合入于委阳，膀胱合入于委中央，胆合入于阳陵泉。

【注释】

①别：指经别或别络。

②名：功也，引申为作用。

【按语】

本段提出“荥、输治外经，合治内腑”的观点，有较高的临床实用价值，已经成为历代针灸医家所遵循的针治原则。文中指出了胃、大肠、小肠、三焦、膀胱、胆六腑的下合穴部位及名称。

3.《灵枢·邪气脏腑病形》节选三

【原文】

黄帝曰：愿闻六腑之病。岐伯答曰：面热者，足阳明病；鱼络血者，手阳明病；两跗之上脉竖陷[①]者，足阳明病，此胃脉也。

大肠病者，肠中切痛而鸣濯濯[②]，冬日重感于寒即泄，当脐而痛，不能久立。与胃同候，取巨虚上廉。胃病者，腹䐜胀，胃脘当心而痛，上支两胁，膈咽不通，食饮不下。取之三里也。小肠病者，小腹痛，腰脊控睾而痛，时窘之后，当耳前热，若寒甚，若独肩上热甚，及手小指次指之间热，若脉陷者，此其候也。手太阳病也，取之巨虚下廉。三焦病者，腹气满，小腹尤坚，不得小便，窘急，溢则水[③]，留即为胀。候在足太阳之外大络，大络在太阳、少阳之间，亦见于脉，取委阳。膀胱病者，小腹偏肿而痛，以手按之，即欲小便而不得，肩上热，若脉陷，及足小指外廉及胫踝后皆热。若脉陷，取委中央。胆病者，善太息，口苦，呕宿汁，心下澹澹[④]，恐人将捕之，嗌中吤吤然[⑤]，数唾。在足少阳之本末，亦视其脉之陷下者灸之；其寒热者，取阳陵泉。

【注释】

①竖陷：竖，高起，隆起。陷，陷下，指两足背的冲阳脉按之有隆起或陷下现象，均属阳明证。

②濯濯：肠中水气冲击发出的响声。

③窘急，溢则水：小便窘急，而尿不得出，水溢于肌肤之间而为水气。

④澹澹：亦作“憺憺”，心中跳动不安的样子。

⑤嗌中吤吤然：嗌，咽喉。吤吤，梗阻貌。指喉中如有物梗塞，欲吐而不能。

【按语】

本段论述足阳明胃经、手阳明大肠经病变的症状，六腑病候及针刺治疗。从证候上看，腑病大致表现为两个方面，即腑本身的功能障碍和所属经脉病候。以小肠病为例，既有小腹痛、腰脊控睾而痛等腑的症状，也有耳前热、肩上热甚、手小指次指热等经的症状。当然总的看，以前者为主。同时，本段还强调，腑病的外候在脉，通过切脉可获知病的虚实，并以此决定或灸或针。取穴遵循“合治内腑”的原则。

4.《灵枢·邪气脏腑病形》节选四

【原文】

黄帝曰：刺之有道乎？岐伯答曰：刺此者，必中气穴，无中肉节，中气穴则针染于巷[①]，中肉节即皮肤痛。补泻反则病益笃[②]。中筋则筋缓，邪气不出，与其真相搏，乱而不去，反还内著[③]。用针不审，以顺为逆也。

【注释】

①针染于巷：刺中穴位，针感即沿着经脉循行路线传导。

②笃：病重。

③反还内著：反而内陷于里。著，附着。

【按语】

本段提出针刺的基本要求。一是必中气穴，无中肉节，以激起针感传导，减少皮肤疼痛；二是补泻手法必须恰当，否则，邪气不仅未能祛除，反而导致与真气相合的严重后果，徒使病情加重。本段强调"用针不审，以顺为逆"是医者大忌。

（四）《灵枢·根结》节选

【原文】

黄帝曰：形气①之逆顺奈何？

岐伯曰：形气不足，病气②有余，是邪胜也，急泻之。形气有余，病气不足，急补之。形气不足，病气不足，此阴阳气俱不足也，不可刺之，刺之则重不足③，重不足则阴阳俱竭，血气皆尽，五脏空虚，筋骨髓枯，老者绝灭，壮者不复矣。形气有余，病气有余，此谓阴阳俱有余也，急泻其邪，调其虚实。故曰：有余者泻之，不足者补之。此之谓也。

故曰：刺不知逆顺，真邪相搏。满而补之，则阴阳四溢④，肠胃充郭⑤，肝肺内䐜⑥，阴阳相错。虚而泻之，则经脉空虚，血气竭枯，肠胃㔯辟⑦，皮肤薄著⑧，毛腠夭膲⑨，予之死期。

故曰：用针之要，在于知调阴与阳。调阴与阳，精气乃光⑩，合形与气，使神内藏。

故曰：上工平气，中工乱脉，下工绝气危生。

故曰：下工不可不慎也。必审五脏变化之病，五脉之应，经络之实虚，皮之柔粗，而后取之也。

【注释】

①形气：形，形体外貌。气，功能表现。即形体与神气。

②病气：与形气相对，指病证的状况。

③重不足：指阴阳本虚，再以针刺致虚，使虚上加虚。

④阴阳四溢：四，《针灸甲乙经》作"皆"。指阴阳各经之气血满溢于外。溢，溢于外也。

⑤充郭：郭，同"廓"，指胸腹腔。充郭，意为肠胃之气壅塞不通，充塞胸腹腔。

⑥内䐜：充胀于内，指肝肺二脏之气而言。

⑦㔯辟：此处形容肠胃松弛而又有皱褶。㔯，《黄帝内经太素·刺法》作"摄"，《针灸甲乙经》作"慑"。《素问·调经论》："虚者，聂辟气不足。"王冰注："聂，谓聂皱。辟，谓辟叠也。"《素问识》注："聂辟，褶襞也。"

⑧薄著：著，同"着"，附着。指肌肉消瘦，皮肤枯涩附着于骨。

⑨毛腠夭膲：夭，短折、不荣。膲，通"焦"。指毛短发折，皮腠憔悴枯槁。

⑩光：应从《针灸甲乙经》作"充"。充盛。

【按语】

本段着重论述针刺补泻方法要综合体质与病情而用的问题，并据此说明正确用针的重要意义。

（五）《灵枢·寿夭刚柔》节选

1. 《灵枢·寿夭刚柔》节选一

【原文】

黄帝问于少师曰：余闻人之生也，有刚有柔，有弱有强，有短有长，有阴有阳，愿闻其方。

少师答曰：阴中有阴，阳中有阳，审知阴阳，刺之有方。得病所始，刺之有理。谨度病端，与时相应[①]。内合于五脏六腑，外合于筋骨皮肤。是故内有阴阳，外亦有阴阳。在内者，五脏为阴，六腑为阳；在外者，筋骨为阴，皮肤为阳。故曰，病在阴之阴者，刺阴之荥输[②]；病在阳之阳者，刺阳之合[③]；病在阳之阴者，刺阴之经；病在阴之阳者，刺络脉。故曰：病在阳者名曰风，病在阴者名曰痹，阴阳俱病名曰风痹。病有形而不痛者[④]，阳之类也。无形而痛者[⑤]，阴之类也。无形而痛者，其阳完[⑥]而阴伤之也。急治其阴，无攻其阳。有形而不痛者，其阴完而阳伤之也。急治其阳，无攻其阴。阴阳俱动，乍有形，乍无形，加以烦心，命曰阴胜其阳。此谓不表不里，其形不久。

【注释】

①谨度病端，与时相应：度，推测、衡量。端，有“本”、“始”的含义。谓详审发病与季节气候的关系。

②病在阴之阴者，刺阴之荥输：指病在脏而取阴脉之荥穴、输穴。五脏阴经五输穴之“输”，即五脏原穴。

③刺阳之合：针刺阳经的合穴。

④病有形而不痛者：病变在体表有可见的形证，但无疼痛者，如斑疹之类。

⑤无形而痛者：因气血痹阻引起体内疼痛而无形证可见的患者。

⑥完：完整，无损伤。此指未病。

【按语】

本段主要阐述人体内外的阴阳属性、相应的病候及其治法，提出从体质之阴阳、性格之刚柔、身材之短长、体力之强弱等方面详审疾病的阴阳。一是以阴阳区分病位。二是以阴阳分类病因及所致病证。三是以阴阳区分症状表现。本段为后世正确针刺治疗提供依据。

2. 《灵枢·寿夭刚柔》节选二

【原文】

黄帝问于伯高曰：余闻形气之病先后，外内之应奈何？

伯高答曰：风寒伤形，忧恐忿怒伤气。气伤脏，乃病脏；寒伤形，乃应形；风伤筋脉，筋脉乃应。此形气外内之相应也。

黄帝曰：刺之奈何？

伯高答曰：病九日者，三刺而已；病一月者，十刺而已；多少远近，以此衰[①]之。久痹不去身者，视其血络，尽出其血。

【注释】

①衰：指祛除病邪的意思。

【按语】

《黄帝内经》量学思维之精粹亦见于其对得病日数与用针次数的比例计算，不论病程时日多少，都可根据一病三日就针刺一次的原则估计祛除病邪最适当的治疗次数，但针刺次数的规范化并非固定化，不同病证用针次数亦有精准的量度区别。

3.《灵枢·寿夭刚柔》节选三

【原文】

黄帝曰：余闻刺有三变①，何谓三变？

伯高答曰：有刺营者，有刺卫者，有刺寒痹之留经者②。

黄帝曰：刺三变者奈何？

伯高答曰：刺营者出血③，刺卫者出气④，刺寒痹者内热⑤。

黄帝曰：营卫寒痹之为病奈何？

伯高答曰：营之生病也，寒热少气，血上下行。卫之生病也，气痛时来时去，怫忾贲响⑥，风寒客于肠胃之中。寒痹之为病也，留而不去，时痛而皮不仁。

黄帝曰：刺寒痹内热奈何？

伯高答曰：刺布衣者，以火焠⑦之；刺大人者，以药熨之。

【注释】

①刺有三变：指三种不同的刺法。

②有刺营者，有刺卫者，有刺寒痹之留经者：《类经·针刺类·刺有三变营卫寒痹》注："刺营者，刺其阴；刺卫者，刺其阳；刺寒痹者，温其经。三刺不同，故曰三变。"

③刺营者出血：刺营分的病变，应放散其瘀血。

④刺卫者出气：刺卫分的病变，应疏泄其卫气。

⑤刺寒痹者内热：刺寒痹病变，必须使针下热，热入内散寒，从而温通痹阻的气血。内，同"纳"，此谓将热纳入病处。

⑥怫忾贲响：怫，郁闷不舒。忾，气满。怫忾，指气满郁塞。贲响，指腹鸣。怫忾贲响，指气郁满闷而腹中窜动作响。

⑦火焠：焠，烧灼。火焠，泛指各种性质较猛的烧针和灸法。

【按语】

所谓布衣，即身体壮实的劳作者，多为邪实正不虚，针刺应强刺激久留针，以祛邪为要；所谓大人，即身份高贵之人，多为正虚邪不盛，祛邪应兼顾护正气，针刺手法宜轻柔，进针宜缓慢，并以药物辅助之。本段强调治法因病因人而异。以病证而论，病在营，要用刺出血的方法；病在卫，要用泻出其气的方法；病为寒凝经脉，要用纳热的方法。这种因病因人灵活制宜和重视患者社会角色、精神心理状态的治疗思想、原则和方法，对后世极具启发性和指导意义。

（六）《灵枢·官针》节选

1.《灵枢·官针》节选一

【原文】

凡刺之要，官针[①]最妙。九针之宜，各有所为，长、短、大、小，各有所施也。不得其用，病弗能移。疾浅针深，内伤良肉，皮肤为痈；病深针浅，病气不泻，支为大脓。病小针大，气泻太甚，疾必为害；病大针小，气不泄泻，亦复为败。失针之宜。大者泻，小者不移。已言其过，请言其所施。

病在皮肤无常处者，取以镵针于病所，肤白勿取。病在分肉间，取以员针于病所。病在经络痼痹者，取以锋针。病在脉，气少当补之者，取以鍉针于井荥分输。病为大脓者，取以铍针。病痹气暴发者，取以员利针。病痹气痛而不去者，取以毫针。病在中者，取以长针。病水肿不能通关节者，取以大针。病在五脏固居者，取以锋针，泻于井荥分输，取以四时。

【注释】

①官针：正确选用符合规格的针具。

【按语】

本段强调针刺的要点，在于正确选用符合规格的针具。九针各有其不同的功用，它各自的长、短、大、小也决定了各有不同的用法。如果用法不当，病就不能祛除。

2.《灵枢·官针》节选二

【原文】

凡刺有九，以应九变。一曰输刺，输刺者，刺诸经荥输脏腧也；二曰远道刺，远道刺者，病在上，取之下，刺腑腧也；三曰经刺，经刺者，刺大经[①]之结络经分也；四曰络刺，络刺者，刺小络之血脉也；五曰分刺，分刺者，刺分肉之间也；六曰大泻刺，大泻刺者，刺大脓以铍针也；七曰毛刺，毛刺者，刺浮痹皮肤也；八曰巨刺，巨刺者，左取右，右取左；九曰焠刺，焠刺者，刺燔针则取痹也。

【注释】

①大经：指深部五脏六腑的经脉。

【按语】

本段介绍了九种针刺方法，以对九种不同的病证进行刺治。

3.《灵枢·官针》节选三

【原文】

凡刺有十二节，以应十二经。一曰偶刺，偶刺者，以手直心若背，直痛所，一刺前，一刺后，以治心痹。刺此者，傍针之也。二曰报刺，报刺者，刺痛无常处也，上下行者，直内无拔针，以左手随病所按之，乃出针，复刺之也。三曰恢刺，恢刺者，直刺傍之，举之前后，恢筋急，以治筋痹也。四曰齐刺，齐刺者，直入一，傍入二，以治寒气小深者；或曰三刺，三刺者，治痹气小深者也。五曰扬刺，扬刺者，正内一，傍内四，而浮之，以治寒气之搏大者也。六曰直针刺，直针刺者，引皮乃刺之，以治寒气之浅者也。七曰输刺，输刺者，直入直出，稀发针而深之，以治气盛而热者也。八曰短刺，短刺者，刺骨痹，稍摇而深之，致针骨所，以上下摩骨也。九曰浮刺，浮刺者，傍入而浮之，以治肌急而寒者也。十曰阴刺，阴刺者，左右率刺之，以治寒厥；中寒厥，足踝后少阴也。十一曰傍针刺，傍针刺者，直刺傍刺各一，以治留痹久居者也。十二曰赞刺，赞刺者，直入直出，数发针而浅之，出血是谓治痈肿也。

【按语】

本段介绍了十二种针刺方法，以适应十二经的病变。

4.《灵枢·官针》节选四

【原文】

脉之所居，深不见者，刺之微内针而久留之，以致其空脉气也。脉浅者勿刺，按绝其脉乃刺之，无令精出，独出其邪气耳。

所谓三刺则谷气[①]出者。先浅刺绝皮，以出阳邪，再刺则阴邪出者，少益深绝皮，致肌肉，未入分肉间也；已入分肉之间，则谷气出。故刺法曰：始刺浅之，以逐邪气，而来血气，后刺深之，以致阴气之邪，最后刺极深之，以下谷气。此之谓也。故用针者，不知年之所加，气之盛衰，虚实之所起，不可以为工也。

【注释】

①谷气：一般指胃气，在这里指水谷精微运化而成的经脉之气。

【按语】

《黄帝内经》用分肉之间理论治疗痹证，肌肉痉挛、疼痛或肌肉痿废、肌肉量减少等运动系统疾病时，针刺的深度是脉层而不是肉层。其针刺肉层时，治疗的已不是具体的某病，而是用于调气，调理谷气、真气。谷气出的针感在古人看来是得气的主要要求。针刺到达位于肉层的分肉之间，其目的主要是得谷气，治疗价值也在于从调神、调气这一层次治疗疾病。

5.《灵枢·官针》节选五

【原文】

凡刺有五，以应五脏。

一曰半刺，半刺者，浅内而疾发针，无针伤肉，如拔毛状，以取皮气，此肺之应也。二曰豹文刺，豹文刺者，左右前后针之，中脉为故，以取经络之血者，此心之应也。三曰关刺，关刺者，直刺左右尽筋上，以取筋痹，慎无出血，此肝之应也；或曰渊刺，一曰岂刺。四曰合谷刺[1]，合谷刺者，左右鸡足针于分肉之间，以取肌痹，此脾之应也。五曰输刺，输刺者，直入直出，深内之至骨，以取骨痹，此肾之应也。

【注释】

①谷刺：指针刺分肉之间的部位。

【按语】

本段介绍了五种刺法，可以与五脏有关的病变相应。

（七）《灵枢·终始》节选

1.《灵枢·终始》节选一

【原文】

凡刺之道，气调而止[1]。补阴泻阳[2]，音气益彰[3]，耳目聪明，反此者血气不行。所谓气至而有效[4]者，泻则益虚[5]，虚者，脉大如其故而不坚[6]也，坚如其故者，适虽言故，病未去也[7]。补则益实，实者，脉大如其故而益坚也，夫如其故而不坚者，适虽言快，病未去也[8]。故补则实，泻则虚，痛虽不随针减[9]，病必衰去。必先通十二经脉之所生病，而后可得传于终始矣[10]。故阴阳不相移[11]，虚实不相倾[12]，取之其经。

凡刺之属，三刺[13]至谷气，邪僻妄合，阴阳易居[14]，逆顺相反，沉浮异处，四时不得，稽留淫泆[15]，须针而去。故一刺则阳邪出，再刺则阴邪出，三刺则谷气至，谷气至而止。所谓谷气至者，已补而实，已泻而虚，故以知谷气至也。邪气独去者，阴与阳未能调，而病知愈也。故曰补则实，泻则虚，痛虽不随针减，病必衰去矣。阴盛而阳虚，先补其阳，后泻其阴而和之。阴虚而阳盛，先补其阴，后泻其阳而和之[16]。

【注释】

①气调而止：阴阳之气已调即应停针。

②补阴泻阳：补五脏之阴，泻外来之邪。

③音气益彰：指声音更为洪亮。

④气至而有效：患者有针感时，即已有疗效。气，针感。

⑤泻则益虚：用泻法，使亢进的现象，由实转虚。益，逐渐。

⑥脉大如其故而不坚：脉象之大小可同针前，但已不如针前坚实了。

⑦坚如其故者，适虽言故，病未去也：如果脉之坚实如针前，大小如刚才所说“脉大如其故”，乃是实证未尽之象。适，才。

⑧补则益实……病未去也：虚证常用补法，但应“气至而有效”。若补太过，虚证可转为实证。此时脉象大小可如针前，却更加坚实有力。若脉之大小同针前，而坚实不如，则虽患者自以为病减，而其虚证并未痊愈。

⑨痛虽不随针减：病痛虽然不随着针刺而立即减轻。

⑩必先通十二经脉之所生病，而后可得传于终始矣：必须先通晓十二经的病机、症状，而后才能领会“终始”篇的精义。

⑪阴阳不相移：移，作“易”讲，变动。指阴经与阳经所属关系不会互相改变。

⑫虚实不相倾：倾，作“乱”讲。指虚实不错乱之意。

⑬三刺：指针刺皮、肉、分肉三种深浅不同的刺法。

⑭易居：失其常位。

⑮泆：同“溢”。

⑯阴盛而阳虚……后泻其阳而和之：阴脉盛大而阳脉虚弱的病证，当先补阳脉之正气，后泻阴脉之邪气；阴脉虚弱而阳脉盛大的病证，当先补阴脉之正气，后泻阳脉之邪气。阳，阳经；阴，阴经；盛，邪实，虚，正虚。

【按语】

“适度针刺，把握针刺平衡”是《黄帝内经》中重要的针刺取效观。认为针刺的总纲是“气调”，适度把握针刺深浅才能使阴阳调和。同时，本段指出要达到上述目的，必须运用深浅不同的三种刺法，引致谷气而产生针刺感应。并且，论述调和经脉之阴阳的总则。明确指出，不论阴经和阳经，治疗时均应先补正虚后泻邪实。

2.《灵枢·终始》节选二

【原文】

病痛者阴也。痛而以手按之不得者阴也，深刺之。病在上者阳也，病在下者阴也。痒者阳也[①]，浅刺之。病先起阴者[②]，先治其阴而后治其阳；病先起阳者，先治其阳而后治其阴。

【注释】

①痒者阳也：瘙痒之证，多在表，属风，故为阳病。

②病先起阴者：病先从阴经和阴分发生的。“阴”及下句之“阳”，均指经脉和部位而言。

【按语】

本段阐述起病阴阳先后不同和痛、痒的不同治法，强调区分病情，合理施治。痒证搔之可及，病位浅，属阳；痛证按之不得，病位深，属阴。因此，痒证浅刺，痛证深刺。对病情复杂者，无论病变初在阴而变化及阳，还是初在阳而变化及阴，总以先治病之所起为原则。

3.《灵枢·终始》节选三

【原文】

凡刺之禁：新内[①]勿刺，新刺勿内；已醉勿刺，已刺勿醉；新怒勿刺，已刺勿怒；新劳勿刺，已刺勿劳；已饱勿刺，已刺勿饱；已饥勿刺，已刺勿饥；已渴勿刺，已刺勿渴；大惊大恐，必定其气，乃刺之；乘车来者，卧而休之，如食顷，乃刺之；出行来者，坐而休之，如行十里顷，乃刺之。

【注释】

①内：指行房。

【按语】

患者在机体状态不良和情绪不稳定，特别是“新内、大醉、大怒、大劳、大饱、大饥、大渴、大惊”等情况下不宜行针刺，否则可能导致针刺意外。

（八）《灵枢·经脉》节选

【原文】

雷公问于黄帝曰：《禁脉》[①]之言，凡刺之理，经脉为始，营其所行，知其度量，内次五脏，外别六腑，愿尽闻其道。

黄帝曰：人始生，先成精，精成而脑髓生，骨为干，脉为营，筋为刚，肉为墙，皮肤坚而毛发长，谷入于胃，脉道以通，血气乃行。

雷公曰：愿卒闻经脉之始生。

黄帝曰：经脉者，所以能决死生，处百病，调虚实，不可不通。

……

为此诸病，盛则泻之，虚则补之，热则疾之，寒则留之，陷下则灸之，不盛不虚，以经取之。

【注释】

①《禁脉》：此下所引系为《禁服篇》文段，脉当作服。

【按语】

《灵枢·经脉》篇是关于归纳总结十二经脉、络脉的循行及所主相关疾病的一篇文章，是经络理论的奠基之作。经脉病证的辨证有寒、热、虚、实、陷下及不盛不虚六种，形成经脉辨证的基本形式。根据疾病所表现的症状进行辨证，从而确定治病方法。

（九）《灵枢·四时气》节选

【原文】

黄帝问于岐伯曰：夫四时之气，各不同形[①]，百病之起，皆有所生[②]，灸刺之道，何者为定[③]？岐伯答曰：四时之气，各有所在，灸刺之道，得气穴为定。故春取经、血脉、分肉之间[④]，甚者深刺之，间者[⑤]浅刺之；夏取盛经、孙络[⑥]，取分间，绝皮肤[⑦]；秋取经输[⑧]，邪在腑，取之合；冬取井荥[⑨]，必深以留之。

【注释】

①各不同形：各有不同的表现。

②皆有所生：疾病的发生都有一定的致病因素。

③定：标准。

④春取经、血脉、分肉之间：春天阳气初生，人之阳气在经脉，故宜取经脉、络脉和分肉间。

⑤间者：间，疾病向愈。此指病情较轻的患者，与上句“甚者”相对应。

⑥夏取盛经、孙络：夏天阳气浮于外，人之阳气在表，故宜取阳经、孙络。盛经，三阳经脉。

⑦取分间，绝皮肤：取分间，取分肉之间的经脉。绝皮肤，浅刺刚透皮肤。

⑧秋取经输：秋气肃降，人之阳气收敛，故宜取五输穴之经穴、输穴。

⑨冬取井荥：冬气收藏，人之阳气潜伏，故宜取井穴、荥穴。

【按语】

本段论述四时的灸刺方法，四时气候变化对人体气血有不同影响，针灸治疗应根据不同季节，选取适当穴位，运用不同刺法。春季宜取络脉，病轻浅刺，病重深刺；夏季多用阳经穴位，刺孙络；秋季多取五输穴中的经穴、输穴，如邪在腑可取合穴；冬季因病邪易于深伏，除取井穴、荥穴外，还应深刺留针。

（十）《灵枢·热病》节选

【原文】

偏枯①，身偏不用而痛，言不变，志不乱，病在分腠②之间，巨针③取之，益其不足，损其有余，乃可复也。痱④之为病也，身无痛者，四肢不收，智乱不甚，其言微知⑤，可治；甚则不能言，不可治也。病先起于阳，复入于阴者，先取其阳，后取其阴，浮而取之⑥。

【注释】

①偏枯：指以一侧肢体不能运动为主的症状，又称半身不遂。因病久可致患侧肢体逐渐发生废用性萎缩，故名偏枯。

②分腠：分肉腠理。

③巨针：指九针中的大针。《灵枢·九针论》："九曰大针，取法于锋针。其锋微员，长四寸，主取大气不出关节者也。"《灵枢识》注："大气，虚风也。巨针取之。"

④痱：同"废"，亦称风痱，是与偏枯同属肢体瘫痪的一种疾病。

⑤其言微知：患者语音低微，但言语中有少数仍能辨析清楚。

⑥先取其阳，后取其阴，浮而取之：指针刺治疗之法。阴、阳分别指阴分、阳分，亦即深浅而言。浮而取之，指病起于阳分，针刺宜表浅。

【按语】

本段简述偏枯和痱两类瘫痪疾病的症状、鉴别诊断、预后及治则。

偏枯主要证候为半身不遂而痛，神清言明，病位在分腠，针刺用大针，益其不足，损其有余，预后较好。痱的主要证候是四肢不能收引，不痛，但有意识障碍，针刺需据病之先后而定深浅，先起于阳者先浅刺以治本。重者难治，预后较差。

本段对偏枯与痱的论述简略，结合《黄帝内经》其他原文，偏枯多由感受虚邪或内伤情志、饮食所致，属虚实夹杂证；而痱则以内伤正虚为主。

《灵枢·刺节真邪论》："虚邪偏客于身半，其入深，内居营卫，营卫稍衰，则真气去，邪气独留，发为偏枯。"

《灵枢·九宫八风》："故圣人避风，如避矢石焉，其有三虚，而偏中于邪风，则为击仆偏枯矣。"

《素问·生气通天论》："阳气者，大怒则形气绝，而血菀于上，使人薄厥。有伤于筋，纵，其若不容，汗出偏沮，使人偏枯。"

《素问·通评虚实论》："凡治消瘅仆击，偏枯痿厥，气满发逆，肥贵人，则高梁之疾也。"

《素问·脉解》："内夺而厥，则为喑俳，此肾虚也。少阴不至者，厥也。"

（十一）《灵枢·厥病》节选

【原文】

厥心痛[①]，与背相控，善瘛[②]，如从后触其心，伛偻者，肾心痛也，先取京骨、昆仑，发狂不已，取然谷[③]。

厥心痛，腹胀胸满，心尤痛甚，胃心痛也，取之大都、太白。

厥心痛，痛如以锥针刺其心，心痛甚者，脾心痛也，取之然谷、太溪。

厥心痛，色苍苍如死状，终日不得太息，肝心痛也，取之行间、太冲。

厥心痛，卧若徒居[④]，心痛间，动作痛益甚，色不变，肺心痛也，取之鱼际、太渊。

真心痛，手足清至节[⑤]，心痛甚，旦发夕死，夕发旦死。心痛不可刺者，中有盛聚[⑥]，不可取于腧。

【注释】

①厥心痛：五脏气机逆乱犯心导致的心痛。

②善瘛：抽掣。

③发狂不已，取然谷：《针灸甲乙经》作“发针立已，不已，取然谷”。

④卧若徒居：若，作“或”解。徒居，指闲居、休息。意指卧床或闲居休息。

⑤手足清至节：凊，寒冷。节，关节。从手指、脚趾冷至肘、膝关节。

⑥盛聚：指瘀血积块之类。

【按语】

本段叙述五种厥心痛以及真心痛等心痛病证。厥心痛，系由五脏气机逆乱上干于心，致心脉不通所致。气机逆乱因于不同的经脉、脏腑而有不同证候特点及治疗。归纳厥心痛主要发作特点为心痛牵引背部，呈抽痛、刺痛，弯腰屈背，可伴腹胀满感。严重时，面色苍白，不敢长吁气，休息后多能缓解，劳作或活动后加剧。治疗可循经取穴，以五输穴为主。

真心痛系由邪气直犯于心，内有瘀血积块堵阻心脉，表现为手足厥冷，心痛剧烈，病势危急，后果严重，针刺治疗效果不理想。

（十二）《灵枢·杂病》节选

1.《灵枢·杂病》节选一

【原文】

嗌干，口中热如胶[①]，取足少阴。

膝中痛，取犊鼻，以员利针，发而间之[②]。针大如牦[③]，刺膝无疑。

喉痹不能言，取足阳明；能言，取手阳明。

疟不渴，间日而作，取足阳明；渴而间日作，取手阳明。

齿痛，不恶清饮[④]，取足阳明；恶清饮，取手阳明。

聋而不痛者，取足少阳；聋而痛者，取手阳明。

衄而不止，衃血流[⑤]，取足太阳；衃血，取手太阳。不已，刺宛骨下；不已，刺腘中出血。

腰痛，痛上寒，取足太阳、阳明；痛上热，取足厥阴；不可以俯仰，取足少阳；中热而喘，取足少阴、腘中血络。

喜怒而不欲食，言益少，刺足太阴；怒而多言，刺足少阳。

顑[⑥]痛，刺手阳明与顑之盛脉出血。

项痛不可俯仰，刺足太阳；不可以顾，刺手太阳也。

小腹满大，上走胃至心，淅淅[⑦]身时寒热，小便不利，取足厥阴。

腹满，大便不利，腹大，亦上走胸嗌，喘息喝喝然[⑧]，取足少阴。

腹满食不化，腹向向然，不能大便，取足太阴。

【注释】

①胶：此指口中津液黏稠而言。

②发而间之：刺后稍隔片刻再刺。

③牦：《黄帝内经灵枢集注》张志聪注："牛尾也。"此指员利针形状。

④凊饮：凊，读作"qìng"，释义是清凉，寒冷。凊饮指冷饮。

⑤衃血流：衃血，紫黑色的瘀血。此指鼻中流出凝血块。

⑥顑：读作"kǎn"，口旁颊前肉之空软处，即腮部。

⑦淅淅：怕冷的样子。

⑧喝喝然：形容喘息的声音。

【按语】

本段叙述了嗌干、膝中痛、喉痹等十四种杂病的证治，通过辨别不同经脉的病证进行针刺，体现出辨经论治的思想。

2.《灵枢·杂病》节选二

【原文】

心痛引腰脊，欲呕，取足少阴。

心痛，腹胀，啬啬然[①]大便不利，取足太阴。心痛，引背不得息，刺足少阴；不已，取手少阳。

心痛，引小腹满，上下无常处，便溲难，刺足厥阴。

心痛，但短气不足以息，刺手太阴。

心痛，当九节[②]刺之，按已，刺按之，立已；不已，上下求之，得之立已。

顑痛，刺足阳明曲周动脉[③]，见血立已；不已，按人迎于经，立已。

气逆上，刺膺中陷者与下胸动脉[④]。

腹痛，刺脐左右动脉[⑤]，已刺按之，立已；不已，刺气街，已刺按之，立已。

痿厥，为四末束悗[⑥]，乃疾解之，日二；不仁者，十日而知，无休，病已止。

【注释】

①啬啬然：形容肠中涩滞不通。

②九节：第九胸椎下的筋缩穴。

③曲周动脉：指颊车穴。

④膺中陷者与下胸动脉：泛指胸膺部及下胸部腧穴。

⑤脐左右动脉：指天枢穴。

⑥四末束悗：四末，四肢。束，束缚。悗，音义同"闷"。

【按语】

本段论述心痛及颇痛、气逆、腹痛、痿厥五种杂病的证治。心痛诸证当与《灵枢·厥病》论厥心痛参看。取穴要遵循审证求经，辨经选穴的原则，治疗方法上要注意按压与针刺的配合，对提高疗效有指导意义。

（十三）《灵枢·周痹》节选

1.《灵枢·周痹》节选一

【原文】

黄帝问于岐伯曰：周痹之在身也，上下移徙[1]随脉，其上下左右相应，间不容空，愿闻此痛，在血脉之中邪？将[2]在分肉之间乎？何以致是？其痛之移也，间不及下针，其慉痛[3]之时，不及定治，而痛已止矣。何道使然？愿闻其故。

岐伯答曰：此众痹也，非周痹也。

黄帝曰：愿闻众痹。

岐伯对曰：此各在其处，更发更止，更居更起[4]，以右应左，以左应右[5]，非能周也，更发更休也。

黄帝曰：善。刺之奈何？

岐伯对曰：刺此者，痛虽已止，必刺其处，勿令复起。

【注释】

①移徙：移动，迁移。

②将：还是。

③慉痛：慉，通"蓄"，积聚之意。慉痛，积聚而痛，形容疼痛集中在某一处。

④更发更止，更居更起：更，更迭、变更。众痹可随时很快地在某部或起或止地发作。

⑤以右应左，以左应右：应，应和。指症状左右先后相应。左侧会影响到右侧，右侧会影响到左侧。

【按语】

本段论述众痹的症状及治疗。本文以周痹设问，以众痹回答，意在提示这两种痹证的区别，并说明众痹的疼痛各有一定的部位，交互发作和停止，交互留居和起止，左右可以相应，但不周及全身。治疗方法是以针刺疼痛原发部位为主。即使疼痛已止，但还要刺其病处，防止邪气流窜，疼痛复作。

2.《灵枢·周痹》节选二

【原文】

帝曰：善。愿闻周痹何如？

岐伯对曰：周痹者，在于血脉之中，随脉以上，随脉以下，不能左右①，各当其所。

黄帝曰：刺之奈何？

岐伯对曰：痛从上下者，先刺其下以过②之，后刺其上以脱③之。痛从下上者，先刺其上以过之，后刺其下以脱之。

黄帝曰：善。此痛安生？何因而有名？

岐伯对曰：风寒湿气，客于外分肉之间，迫切而为沫④，沫得寒则聚，聚则排分肉而分裂也，分裂则痛，痛则神归之，神归之则热⑤，热则痛解，痛解则厥⑥，厥则他痹⑦发，发则如是。

【注释】

①不能左右：指周痹不像众痹那样疼痛可以左右移易。

②过：解除、消除之意。

③脱：去掉，此作“根除”解。

④迫切而为沫：迫切，指压迫，挤压。沫，津液被邪所迫而产生的异物。即压迫分肉而使津液聚积而成的病理分泌物。

⑤痛则神归之，神归之则热：神，心神活动。心神集中于疼痛处，心神能够驾驭人的阳气，故心神归集的地方也会使病痛处发热而散寒。

⑥痛解则厥：厥，气血逆乱。因周痹病邪有游走性，一处的疼痛暂时缓解了，就会引起厥气上逆。

⑦他痹：其他部位痹阻不通。

【按语】

本段进一步揭示了痹痛的病机不仅为经络气机受阻不通，且由局部组织受压（汁沫积聚）而引起，这对于指导治疗有重要意义。周痹特点：症状上，以痛为主，但发有定处，并以此起彼伏为特点。周痹的针刺治疗，如疼痛先上而后下者，可先针刺下部腧穴，然后再刺上部的腧穴进行治疗。

众痹、周痹是由风、寒、湿邪的侵袭而成，都有全身性疼痛。但因邪气所聚的部位深浅不同和经络之异，发病后的症状也就各不相同，周痹随脉上下移动，遍及全身，众痹游走不定、时发时止、左右相应。治疗周痹，先刺疼痛的蔓延部位，后刺疼痛的原发部位；众痹重在针刺疼痛的原发部位。《黄帝内经》对痹证的分类，按病邪性质分为风痹、湿痹、热痹，按部位又分为皮痹、肌痹、筋痹、脉痹、骨痹和五脏痹。

3.《灵枢·周痹》节选三

【原文】

帝曰：善。余已得其意矣。此内不在脏，而外未发于皮，独居分肉之间，真气不能周，故名曰周痹。故刺痹者，必先切循其下之六经[①]，视其虚实，及大络之血结[②]而不通，及虚而脉陷空[③]者而调之，熨而通之，其瘛坚[④]，转引而行之。

黄帝曰：善。余已得其意矣，亦得其事也。九者，经巽之理，十二经脉阴阳之病也[⑤]。

【注释】

①六经：指足六经。

②血结：血脉结而不通。

③脉陷空：络脉气虚，下陷于内。

④瘛坚：指筋脉拘急坚硬。瘛，筋急引缩。

⑤九者，经巽之理，十二经脉阴阳之病也：九，指九针。经，经脉。巽，顺应。意为九针能疏通经气，顺应了经脉之理。

【按语】

本段概括说明痹证的治疗大法。先应用切循等法观察经脉和络脉的虚实状况，一般用九针治疗，但脉虚下陷者要用熨法以温通，经脉拘急者则以按摩导引为主。

（十四）《灵枢·海论》节选

【原文】

黄帝问于岐伯曰：余闻刺法于夫子，夫子之所言，不离于营卫血气。夫十二经脉者，内属于腑脏，外络于肢节，夫子乃合之于四海乎。

岐伯答曰：人亦有四海，十二经水。经水者，皆注于海，海有东西南北，命曰四海。

黄帝曰：以人应之奈何？

岐伯曰：人有髓海，有血海，有气海，有水谷之海，凡此四者，以应四海也。

黄帝曰：远乎者，夫子之合人天地四海也，愿闻应之奈何？岐伯曰：必先明知阴阳表荥输[①]所在，四海定矣。

黄帝曰：定之奈何？

岐伯曰：胃者水谷之海，其输上在气街[②]，下至三里[③]；冲脉者，为十二经之海，其输上在于大杼，下出于巨虚之上下廉[④]；膻中者，为气之海，其输上在于柱骨之上下[⑤]，前在于人迎；脑为髓之海，其输上在于其盖，下在风府。

【注释】

①荥输：指十二经脉的荥穴和输穴，这里专指四海所流注的穴位。

②气街：此处指气冲穴。

③三里：此处指足三里穴。

④巨虚之上下廉：此处指上巨虚和下巨虚二穴。

⑤柱骨之上下：此处指哑门和大椎二穴。

【按语】

本段说明十二经脉应十二经水合为“四海”，它们各有会聚与输注之处。同时，本段强调了十二经脉“内属于腑脏，外络于肢节”的作用。

（十五）《灵枢·逆顺肥瘦》节选

【原文】

黄帝曰：愿闻人之白黑、肥瘦、小长，各有数[①]乎？

岐伯曰：年质壮大[②]，血气充盈，肤革[③]坚固，因加以邪，刺此者，深而留之，此肥人也。广肩腋，项肉薄[④]，厚皮而黑色，唇临临然[⑤]，其血黑以浊[⑥]，其气涩以迟，其为人也，贪于取与[⑦]，刺此者，深而留之，多益其数也。

黄帝曰：刺瘦人奈何？

岐伯曰：瘦人者，皮薄色少，肉廉廉然[⑧]，薄唇轻言，其血清气滑，易脱于气，易损于血，刺此者，浅而疾之。

黄帝曰：刺常人奈何？

岐伯曰：视其白黑[⑨]，各为调之。其端正敦厚者，其血气和调，刺此者，无失常数也[⑩]。

黄帝曰：刺壮士真骨[⑪]者奈何？

岐伯曰：刺壮士真骨，坚肉缓节监监然[⑫]。此人重[⑬]则气涩血浊，刺此者，深而留之，多益其数；劲[⑭]则气滑血清，刺此者，浅而疾之。

黄帝曰：刺婴儿奈何？

岐伯曰：婴儿者，其肉脆，血少气弱，刺此者，以毫针，浅刺而疾发针，日再[⑮]可也。

【注释】

①数：此指针刺深浅、疾留、次数等的标准。

②年质壮大：壮年而体格魁伟。

③肤革：肌表皮肤。

④广肩腋，项肉薄：指肩腋部宽阔，项部的肌肉瘦薄。

⑤唇临临然：形容口唇肥厚下垂的样子。

⑥血黑以浊：黑，色泽较深。浊，重浊。指血色较暗，血质重浊。

⑦贪于取与：贪，此作“过于”解。取，向人索取。与，给予人。即过于向人索取或过于慷慨给人。

⑧肉廉廉然：形容肌肉瘦薄的样子。

⑨白黑：皮肤色泽的白皙与粗黑。

⑩失常数也：不要违背针灸治疗的原则。

⑪真骨：坚固致密的骨骼。

⑫坚肉缓节监监然：坚肉，肌肉结实。缓节，筋骨坚强，关节舒缓。监监然，形容坚强有力。

⑬重：稳重不好动。

⑭劲：轻劲有力。

⑮日再：每日针刺两次。

【按语】

不同的人有不同的体质，在针灸时应当关注不同人群选择不同的治疗方法。根据人体生理特点决定刺法是古人长期临床实践的总结，在《黄帝内经》其他篇章中也有相关论述，人的体质差异与疾病的发生和临床治疗有密切的关系，故因人施治有重要的临床价值。

（十六）《灵枢·血络论》节选

【原文】

黄帝曰：愿闻其奇邪[①]而不在经者。

岐伯曰：血络[②]是也。

黄帝曰：刺血络而仆[③]者，何也？血出而射[④]者，何也？血少黑而浊[⑤]者，何也？血出清而半为汁[⑥]者，何也？发针[⑦]而肿者，何也？血出若多若少而面色苍苍者，何也？发针而面色不变而烦悗者，何也？多出血而不动摇者，何也？愿闻其故。

岐伯曰：脉气盛而血虚者，刺之则脱气，脱气则仆[⑧]。

血气俱盛而阴气多者[⑨]，其血滑[⑩]，刺之则射；阳气蓄积，久留而不泻者，其血黑以浊，故不能射。

新饮而液渗于络，而未合和于血也，故血出而汁别焉；其不新饮者，身中有水，久则为肿。

阴气积于阳，其气因于络[⑪]，故刺之血未出而气先行，故肿。

阴阳之气，其新相得而未和合[⑫]，因而泻之，则阴阳俱脱，表里相离[⑬]，故脱色而苍苍然。

刺之血出多，色不变而烦悗者，刺络而虚经[⑭]，虚经之属于阴者，阴脱，故烦悗。

阴阳相得而合为痹[⑮]者，此为内溢于经，外注于络。如是者，阴阳俱有余，虽多出血而弗能虚也。

黄帝曰：相之奈何？

岐伯曰：血脉者，盛坚横以赤，上下无常处，小者如针，大者如箸[⑯]，则[⑰]而泻之万全也，故无失数矣。失数而反，各如其度。

【注释】

①奇邪：指因侵袭络脉部位不定，异于寻常的病邪。

②血络：指见于肌表的络脉。

③仆：前倒为仆，此指晕倒。

④血出而射：指出血如喷射状。

⑤血少黑而浊：《针灸甲乙经》作“血出黑而浊”。

⑥血出清而半为汁：清，稀薄。汁，含有某种物质的液体。意指流出的血液清稀淡薄。

⑦发针：即出针。

⑧脱气则仆：因误用泻法，使其气衰竭，患者可昏倒在地。

⑨血气俱盛而阴气多者：指经脉内外气血旺盛，脉中阴气多的患者。

⑩血滑：血行滑利充实。

⑪其气因于络：因，从、由。意指积聚在阳分之气，从络脉而出。

⑫其新相得而未和合：营卫气血刚刚得到调和，但未恢复常态。

⑬表里相离：内外表里相离，阴阳不和，气血不荣于面，故见面色无华而苍苍然。

⑭虚经：失血过多而使经脉致虚。

⑮阴阳相得而合为痹：指阴分阳分邪气相结合，而形成痹证，在内泛滥于经脉，在外渗注于络脉。

⑯箸：筷子。此指血络如筷子大小突起的样子。

⑰则：《针灸甲乙经》作“刺”。

【按语】

本段分析并说明“刺血络”治疗时可能出现的八种现象的形成机理，并且提出观察血脉盛衰变化以及补泻治疗之要领。

（十七）《灵枢·顺气一日分为四时》节选

【原文】

黄帝曰：善，余闻刺有五变，以主五输。愿闻其数。

岐伯曰：人有五脏，五脏有五变。五变有五输，故五五二十五输，以应五时。

黄帝曰：愿闻五变。

岐伯曰：肝为牡脏[①]，其色青，其时春，其音角，其味酸，其日甲乙；心为牡脏，其色赤，其时夏，其日丙丁，其音徵，其味苦；脾为牝脏[②]，其色黄，其时长夏，其日戊己，其音宫，其味甘；肺为牝脏，其色白，其音商，其时秋，其日庚辛，其味辛；肾为牝脏，其色黑，其时冬，其日壬癸，其音羽，其味咸，是为五变。

黄帝曰：以主五输奈何？

岐伯曰：脏主冬，冬刺井；色主春，春刺荥；时主夏，夏刺输；音主长夏，长夏刺经；味主秋，秋刺合，是谓五变以主五输。

黄帝曰：诸原安和，以致六输。

岐伯曰：原[③]独不应五时，以经合之，以应其数，故六六三十六输。

黄帝曰：何谓脏主冬，时主夏，音主长夏，味主秋，色主春。愿闻其故。

岐伯曰：病在脏者，取之井；病变于色者，取之荥；病时间时甚者，取之输；病变于音者，取之经；经满而血者，病在胃；及以饮食不节得病者，取之于合，故命曰味主合，是谓五变也。

【注释】

①牡脏：五脏中之属于阳者为牡脏，乃指肝、心二脏而言。

②牝脏：五脏中之属于阴者为牝脏，乃指脾、肺、肾三脏而言。

③原：原穴。

【按语】

本段叙述了五脏、五变、五输的内容，以及五脏与色、时、音、味的配合关系。

（十八）《灵枢·论痛》

【原文】

黄帝问于少俞曰：筋骨之强弱，肌肉之坚脆[①]，皮肤之厚薄，腠理之疏密，各不同，其于针石火焫[②]之痛何如？肠胃之厚薄坚脆亦不等，其于毒药何如？愿尽闻之。

少俞曰：人之骨强筋弱肉缓皮肤厚者耐痛，其于针石之痛，火焫亦然。

黄帝曰：其耐火焫者，何以知之？

少俞答曰：加以黑色而美骨[③]者，耐火焫。

黄帝曰：其不耐针石之痛者，何以知之？

少俞曰：坚肉薄皮者，不耐针石之痛。于火焫亦然。

黄帝曰：人之病，或同时而伤，或易已，或难已，其故何如？

少俞曰：同时而伤，其身多热者易已，多寒者难已。

黄帝曰：人之胜毒[④]，何以知之？

少俞曰：胃厚、色黑、大骨及肥者，皆胜毒，故其瘦而薄胃[⑤]者，皆不胜毒也。

【注释】

①坚脆：坚实有力和脆弱无力。

②火焫：焫，烧的意思，这里指艾火。

③美骨：指骨骼发育坚固完美。

④胜毒：对药物的耐受力。

⑤瘦而薄胃：身体瘦而胃弱，指气血不足者。

【按语】

本篇讨论了体质上的差异，体质往往决定着不同个体生理反应的特殊性。再结合针灸辨治的观点，宜给予患者不同的针刺方案。

（十九）《灵枢·行针》

【原文】

黄帝问于岐伯曰：余闻九针于夫子，而行之于百姓，百姓之血气各不同形[①]，或[②]神动[③]而气[④]先针行，或气与针相逢[⑤]，或针已出气独行[⑥]，或数刺乃知，或发针而气逆[⑦]，或数刺病益剧，凡此六者，各不同形，愿闻其方。

岐伯曰：重阳之人[⑧]，其神易动，其气易往也。

黄帝曰：何谓重阳之人？

岐伯曰：重阳之人，熇熇高高[⑨]，言语善疾，举足善高，心肺之脏气有余[⑩]，阳气滑盛而扬[⑪]，故神动而气先行。

黄帝曰：重阳之人而神不先行者，何也？

岐伯曰：此人颇有阴者也。

黄帝曰：何以知其颇有阴也？

岐伯曰：多阳者多喜，多阴者多怒[12]，数怒者易解[13]，故曰颇有阴，其阴阳之离合难，故其神不能先行[14]也。

黄帝曰：其气与针相逢奈何？

岐伯曰：阴阳和调，而血气淖泽滑利，故针入而气出，疾而相逢也。

黄帝曰：针已出而气独行者，何气使然？

岐伯曰：其阴气多而阳气少，阴气沉而阳气浮者内藏，故针已出，气乃随其后，故独行也。

黄帝曰：数刺乃知，何气使然？

岐伯曰：此人之多阴而少阳，其气沉而气往难[15]，故数刺乃知也。

黄帝曰：针入而气逆者，何气使然？

岐伯曰：其气逆与其数刺病益甚者，非阴阳之气，浮沉之势[16]也。此皆粗之所败，上之所失，其形气无过[17]焉。

【注释】

①血气各不同形：气血盛衰各不相同。

②或：有些人。

③神动：心神激动。

④气：针感。

⑤气与针相逢：针刺与针感同时而至。

⑥针已出气独行：出针后才产生针感。

⑦发针而气逆：针一刺入即发生晕针等气机逆乱的反应。

⑧重阳之人：阳气偏盛的人。

⑨熇熇高高：熇，读作“hè”，熇熇，火热炽盛的样子。比喻其人有热情。高高，形容其人心气高傲。

⑩心肺之脏气有余：心藏神，心气有余则善激动；肺主气，气有余则易行，故针感迅速、强烈。

⑪阳气滑盛而扬：阳气滑利充盛而激扬。

⑫多阳者多喜，多阴者多怒：多阳者精神爽快，常有喜悦之情；“阴”性沉默者，常多郁怒，好发脾气。

⑬数怒者易解：容易发怒之人，其怒亦容易消解。重阳之人又“颇多阴”，故虽易怒亦易解。

⑭阴阳之离合难，故其神不能先行：重阳而“颇多阴”者，阳气不易离阴先行，故针刺得气较迟。

⑮其气沉而气往难：阴多则沉滞；阳少则难发，故数刺才出现反应。

⑯非阴阳之气，浮沉之势：与阴阳盛衰气机沉浮无关。

⑰其形气无过：与病人的阴阳形气无关。

【按语】

不同的人对针刺的反应各不相同，针刺治疗时应根据相应的体质选择合适的施针手法。本篇阐述了由于人体阴阳之气存在着或多或少的差异，所以其针感亦不同的道理。

（二十）《灵枢·九针论》节选

【原文】

黄帝曰：余闻九针于夫子，众多博大矣，余犹不能寤[①]，敢问九针焉生，何因而有名？

岐伯曰：九针者，天地之大数也，始于一而终于九[②]。故曰：一以法天，二以法地，三以法人，四以法时，五以法音，六以法律，七以法星，八以法风，九以法野[③]。

黄帝曰：以针应九之数，奈何？

岐伯曰：夫圣人之起天地之数也，一而九之，故以立九野。九而九之，九九八十一，以起黄钟[④]数焉，以针应数也。

【注释】

①寤：通"悟"。觉悟，认识到。

②始于一而终于九：从一开始，到九终止。指一切事物由少到多的自然发展规律。

③九以法野：野，是分野的意思。古代九州区域的划分叫作九野。

④黄钟：十二律之一，为古乐器之一，长九寸，每寸九分，共计八十一分。所谓与黄钟之数相应，古人认为，以九为基数，可以变化无穷，而以九针应此数，也是言其变化无穷，能适应于多种疾病。张景岳注："自一至九，九九八十一而黄钟之数起焉。黄钟为万事之本。故针数亦应之，而用变无穷也。"

【按语】

《灵枢·九针论》主要阐述了九针的起源、命名、形状、用途及禁忌等内容。本段说明"九"的含义，提出了九针与天地、人体之间的相互关系及其相互配合的问题，体现了"天人相参"的思想。

二、《黄帝内经·素问》节选

（一）《素问·异法方宜论》节选

【原文】

北方者，天地所闭藏之域也。其地高陵居，风寒冰冽。其民乐野处而乳食，脏寒生满病[①]，其治宜灸焫[②]。故灸焫者，亦从北方来。

南方者，天地所长养，阳之所盛处也[③]。其地下，水土弱，雾露之所聚也。其民嗜酸而食胕[④]，故其民皆致理而赤色，其病挛痹，其治宜微针[⑤]。故九针者，亦从南方来。

【注释】

①脏寒生满病：北方气候寒冷而又野处乳食，故令人脏寒，脏寒则乳食积滞，易生胀满之症。

②焫：指利用燃烧草药熏灼治病的方法。

③天地所长养，阳之所盛处也：南方为阳气最盛之处，主长养，故为万物生长茂盛之处。

④胕：发酵成熟的食物。

⑤微针：泛指九针。见于《灵枢·九针十二原》，即镵针、员针、鍉针、锋针、铍针、员利针、毫针、长针和大针。

【按语】

地域的不同使当地治病手段不同。古人康复治疗的方法可采用非药物疗法，如中央用导引，东方用砭石，北方用灸法，南方用针刺等，针灸则源于南北地域，体现古人对非药物康复治疗手段的重视。同时也体现了三因制宜的康复治疗原则。

（二）《素问·诊要经终论》节选

【原文】

正月二月，天气始方，地气始发，人气在肝。三月四月天气正方，地气定发，人气在脾。五月六月天气盛，地气高，人气在头。七月八月阴气始杀，人气在肺。九月十月阴气始冰，地气始闭，人气在心。十一月十二月冰复，地气合，人气在肾。

故春刺散俞，及与分理，血出而止。甚者传气，间者环也。夏刺络俞，见血而止。尽气闭环，痛病必下。秋刺皮肤循理，上下同法，神变而止。冬刺俞窍于分理，甚者直下，间者散下。春夏秋冬，各有所刺，法其所在。

【按语】

人体脏腑经脉之气和天地相通。因四时气候变化，气血流注的部位也不断变化，针刺的部位不能违背四季变化节气的规律，通过四季的不同调节人体的经络之气来达到人体自身阴阳协调。

（三）《素问·血气形志》节选

【原文】

夫人之常数[①]，太阳常多血少气，少阳常少血多气，阳明常多气多血，少阴常少血多气，厥阴常多血少气，太阴常多气少血。此天之常数。足太阳与少阴为表里，少阳与厥阴为表里，阳明与太阴为表里，是为足阴阳也。手太阳与少阴为表里，少阳与心主为表里，阳明与太阴为表里，是为手之阴阳也。今知手足阴阳所苦[②]，凡治病必先去其血，乃去其所苦，伺[③]之所欲，然后泻有余，补不足。

欲知背俞，先度其两乳间，中折之，更以他草度去半已，即以两隅相拄也，乃举以度其背，令其一隅居上，齐脊大柱，两隅在下，当其下隅者，肺之俞也。复下一度，心之俞也。复下一度，左角肝之俞也。右角脾之俞也，复下一度，肾之俞也，是为五脏之俞，灸刺之度也。

【注释】

①常数：指定数的意思。

②苦：病苦，即疾病。

③伺：这里是诊察的意思。

【按语】

关于六经气血多少之说，在《黄帝内经》中凡三见：除本节外，再见于《灵枢·五音五味》："太阳常多血少气，少阳常多气少血，阳明常多血多气，厥阴常多气少血，少阴常多血少气，太阴常多血少气。"三见于《灵枢·九针论》："阳明多血多气，太阳多血少气，少阳多气少血，太阴多血少气，厥阴多血少气，少阴多气少血。"三段均不同。考隋代杨上善《黄帝内经太素》卷十任脉曰："太阳常多血少气，少阳常多气少血，阳明常多血气，厥阴常多气少血，少阴常多血少气，太阴常多血气。"杨上善并注："手足少阴太阳多血少气，以阴多阳少也。手足厥阴少阳多气少血，以阳多阴少也。手足太阴阳明多血气，以阴阳俱多谷气故也。"《黄帝内经太素》经文及杨氏之注，对有关气血多少的论述规律性较强，说理有据，明确地反映了气血多少与经脉阴阳特性之间的联系，可供参考。

（四）《素问·宝命全形论》节选

【原文】

故针有悬布[①]天下者五，黔首共余食[②]，莫知之也。一曰治神，二曰知养身，三曰知毒药为真，四曰制砭石小大，五曰知腑脏血气之诊。五法俱立，各有所先。今末世之刺也，虚者实之，满者泄之，此皆众工所共知也。若夫法天则地，随应而动，和之者若响，随之者若影，道无鬼神，独来独往。

【注释】

①悬布：悬，吊挂。布，宣告。

②黔首共余食：黔首，战国及秦代对国民的称谓。张景岳注："黔首，黎民也。共，皆也。余食，犹食之弃余，皆不相顾也。"

【按语】

本段指出了针刺治病的五个关键问题。首先要调治病者之精神，其次要熟悉脏腑气血盛衰的诊法、药物的真伪和针具制作，同时还必须通晓养生之道以预防疾病，在此基础上顺应自然变化，而相应调整针法，才能取得好的疗效。

（五）《素问·八正神明论》节选

1.《素问·八正神明论》节选一

【原文】

黄帝问曰：用针之服[①]，必有法则焉，今何法何则？岐伯对曰：法天则地，合以天光[②]。帝曰：愿卒闻之。岐伯曰：凡刺之法，必候日月星辰，四时八正[③]之气，气定[④]乃刺之。是故天温日明，则人血淖液[⑤]而卫气浮，故血易泻，气易行；天寒日阴，则人血凝泣而卫气沉。月始生，则血气始精[⑥]，卫气始行；月郭[⑦]满，则血气实，肌肉坚；月郭空，则肌肉减，经络虚，卫气去[⑧]，形独居。是以因天时而调血气也。是以天寒无刺，天温无疑，月生无泻，月满无补，月郭空无治，是谓得时而调之。因天之序，盛虚之时，移光定位，正立而待之[⑨]。故曰：月生而泻，是谓脏虚；月满而补，血气扬溢[⑩]，络有留血，命曰重实；月郭空而治，是谓乱经。阴阳相错，真邪不别，沉以留止，外虚内乱，淫邪乃起。

【注释】

①服：此指针刺操作。

②合以天光：指顺应日月星辰的运行变化规律。

③八正：指四立（立春、立夏、立秋、立冬）、二分（春分、秋分）、二至（夏至、冬至）。此外，还有天地八正之说，《素问直解》："八正，天地八方之正位也。天之八正，日月星辰也。地之八正，四方四隅也。"

④气定：根据四时八正之气而行刺法。

⑤淖液：即"淖泽"，濡润之意。

⑥血气始精：气血运行通畅，《类经·针刺类·八正神明泻方补员》注："精，正也，流利也。"

⑦月郭：郭，通"廓"。月郭，月的轮廓。

⑧卫气去：即卫气不足。

⑨移光定位，正立而待之：是古天文学家用圭表测量日影的长短，以定时序的方法。

⑩扬溢：充满盈盛之意。

【按语】

天气寒冷，人的血行会滞涩不畅，卫气沉浮于里，所以不适合施针；天气温和，人的血液就会流行滑润，卫气上浮于表，气易行，血易泻，所以非常适合施针；月亮初生的时候，不要用泻法，如果用泻法，就会使内脏虚弱；月亮正圆时，不可用补法，如果用补法，就会使血气充溢于皮表，以致络脉中血液滞留；月黑无光时，不要针刺，如果针刺，就会扰乱经气。天体和气候的变化影响到针刺的治疗，针刺必须要先了解日月星辰等天体变化，四时八正等气候变化，二者结合施针，可以起到奇效；反之，可能会达不到治疗效果，甚至还会加重病情。关于本段强调的顺应"天时"而调理气血的原则，在《黄帝内经》的其他篇章亦有论述，如《素问·刺腰痛》、《素问·缪刺论》则明确指出要根据月相决定针刺次数，即所谓"以月生死为痏数"。

2.《素问·八正神明论》节选二

【原文】

帝曰：余闻补泻，未得其意。

岐伯曰：泻必用方[①]，方者，以气方盛也，以月方满也，以日方温也，以身方定也，以息方吸而内针，乃复候其方吸而转针，乃复候其方呼而徐引针[②]，故曰泻必用方，其气易行焉。补必用员，员者行也，行者移也[③]，刺必中其荣[④]，复以吸排针[⑤]也。故员与方，非针[⑥]也。故养神者，必知形之肥瘦，荣卫血气之盛衰。血气者，人之神，不可不谨养。

【注释】

①泻必用方：说明泻法必须在气盛之时才能使用。《类经·针刺类·八正神明泻方补员》注："方，正也，当其正盛正满之谓也。"

②引针：即拔出针。

③补必用员，员者行也，行者移也：员，指行气。补法必使气行，并且要使气移至病所。

④荣：荣，通“营”，指营分。即深刺至营分。

⑤排针：出针。

⑥非针：上文所说的“员”、“方”并不是指针的形状，而是指补泻的作用。

【按语】

泻法必须掌握“方”字。所谓“方”，就是邪气正盛，月亮正满，天气正温和，身心尚稳定的时候，并且要在病人吸气的时候进针，再等到他吸气的时候转针，还要等他呼气的时候慢慢地拔出针来。所以说泻必用“方”，才能发挥泻的作用，使邪气泻去而正气运行，病就会痊愈。补法必须掌握“员”字。所谓“员”，就是行气。行气就是导移其气到达病所，针至营分，在病人吸气时拔针。所谓“员”与“方”，并不是指针的形状。

（六）《素问·离合真邪论》节选

【原文】

吸则内针，无令气忤[①]；静以久留，无令邪布；吸则转针，以得气为故；候呼引针[②]，呼尽乃去；大气皆出，故命曰泻。

帝曰：不足者补之，奈何？岐伯曰：必先扪而循之[③]，切而散之[④]，推而按之[⑤]，弹而怒之[⑥]，抓而下之[⑦]，通而取之[⑧]，外引其门，以闭其神[⑨]。呼尽内针，静以久留，以气至为故，如待所贵，不知日暮，其气以至，适而自护，候吸引针，气不得出，各在其处，推阖其门[⑩]，令神气存，大气留止，故命曰补。

【注释】

①忤：违逆。

②引针：引，退却。引针即退针。

③扪而循之：循着穴位抚摸皮肤，使皮肤舒缓。

④切而散之：用指头揿捺穴位使经气布散。

⑤推而按之：用手指揉按肌肤。

⑥弹而怒之：用手指弹其穴位，令脉络怒张。

⑦抓而下之：用指甲切压穴位，并在切压处进针。

⑧通而取之：等脉气流通后，而取出其针。

⑨外引其门，以闭其神：引，收引。门，孔穴。神，经气。指出针后，按闭针孔，不使经气外泄。

⑩推阖其门：指出针后按闭针孔。

【按语】

本段讨论以呼吸补泻为主，结合其他手法进行补泻的具体操作。

（七）《素问·刺腰痛》

【原文】

足太阳脉令人腰痛，引项脊尻背如重状，刺其郄中。太阳正经出血，春无见血[①]。

少阳令人腰痛，如以针刺其皮中，循循然不可以俯仰，不可以顾。刺少阳成骨之端出血，成骨[②]在膝外廉之骨独起者，夏无见血。

阳明令人腰痛，不可以顾，顾如有见者，善悲。刺阳明于䯒前[③]三痏，上下和之出血，秋无见血。

足少阴令人腰痛，痛引脊内廉。刺少阴于内踝上二痏。春无见血，出血太多，不可复也。

厥阴之脉令人腰痛，腰中如张弓弩弦。刺厥阴之脉，在腨踵鱼腹之外[④]，循之累累然，乃刺之。其病令人善言，默默然不慧，刺之三痏。

解脉[⑤]令人腰痛，痛引肩，目䀮䀮然[⑥]，时遗溲。刺解脉，在膝筋肉分间郄外廉之横脉出血，血变而止。

解脉令人腰痛如引带，常如折腰状，善恐。刺解脉，在郄中结络如黍米，刺之血射以黑，见赤血而已。

同阴之脉令人腰痛，痛如小锤居其中，怫然肿。刺同阴之脉，在外踝上绝骨之端，为三痏。

阳维之脉令人腰痛，痛上怫然肿。刺阳维之脉，脉与太阳合腨下间，去地一尺所。

衡络之脉令人腰痛，不可以俯仰，仰则恐仆，得之举重伤腰，衡络绝，恶血归之。刺之在郄阳、筋之间，上郄数寸，衡居为二痏出血。

会阴之脉令人腰痛，痛上漯漯然汗出[⑦]。汗干令人欲饮，饮已欲走。刺直阳之脉上三痏，在跷上郄下五寸横居，视其盛者出血。

飞阳之脉[⑧]令人腰痛，痛上怫怫然[⑨]，甚则悲以恐。刺飞阳之脉，在内踝上五寸，少阴之前，与阴维之会。

昌阳之脉[⑩]令人腰痛，痛引膺，目䀮䀮然，甚则反折，舌卷不能言。刺内筋为二痏。在内踝上大筋前太阴后，上踝二寸所。

散脉[⑪]令人腰痛而热，热甚生烦，腰下如有横木居其中，甚则遗溲。刺散脉，在膝前骨肉分间，络外廉，束脉为三痏。

肉里之脉[⑫]令人腰痛，不可以咳，咳则筋缩急。刺肉里之脉为二痏，在太阳之外，少阳绝骨之后。

腰痛挟脊而痛至头几几然，目䀮䀮欲僵仆，刺足太阳郄中出血。

腰痛上寒，刺足太阳阳明；上热刺足厥阴；不可以俯仰，刺足少阳；中热而喘，刺足少阴，刺郄中出血。

腰痛上寒不可顾，刺足阳明；上热，刺足太阴；中热而喘，刺足少阴。

大便难，刺足少阴。少腹满，刺足厥阴。如折不可以俯仰，不可举，刺足太阳。引脊内廉，刺足少阴。

腰痛引少腹控䏚，不可以仰，刺腰尻交者，两髁胂[⑬]上。以月生死为痏数，发针立已，左取右，右取左。

【注释】

①春无见血：春天不要刺血。

②成骨：胫骨。

③骭前：胫骨前缘，此处指足三里穴。

④在腨踵鱼腹之外：腨，腿肚。踵，足跟。鱼腹，小腿肚形如鱼腹。指足厥阴肝经的蠡沟穴。

⑤解脉：足太阳膀胱经的散行脉。

⑥睆睆然：视物不明貌。

⑦漯漯然汗出：汗出多。

⑧飞阳之脉：足太阳络脉。

⑨痛上怫怫然：指痛处的筋络怒胀发肿。

⑩昌阳之脉：足少阴肾经。

⑪散脉：足太阴络脉。

⑫肉里之脉：足少阳经。

⑬髁胂：《医宗金鉴》载："胂者，腰下两旁，髁骨（髂骨）上之肉也。"

【按语】

本段着重论述了腰痛的经脉辨证，强调循经取穴，采用刺血法进行治疗，对后世腰痛的治疗有一定影响。关于本段提出的某些经络名称，现已不用，历代医家观点亦有不同。虽然对于具体经脉的确定有争议，但本篇所强调的根据经脉理论进行腰痛辨证刺治的思想仍然具有重要的临床指导意义。本段也明确腰痛病不仅肾虚可致，而且经脉气血病变亦可引起。本段对腰痛及其兼证进行了辨证，并提出调节不同经脉的取穴方法。

（八）《素问·刺要论》节选

【原文】

病有在毫毛腠理者，有在皮肤者，有在肌肉者，有在脉者，有在筋者，有在骨者，有在髓者。是故刺毫毛腠理无伤皮，皮伤则内动肺，肺动则秋病温疟，泝泝然[①]寒栗。刺皮无伤肉，肉伤则内动脾，脾动则七十二日四季之月，病腹胀烦不嗜食。刺肉无伤脉，脉伤则内动心，心动则夏病心痛。刺脉无伤筋，筋伤则内动肝，肝动则春病热而筋弛。刺筋无伤骨，骨伤则内动肾，肾动则冬病胀，腰痛。刺骨无伤髓，髓伤则销铄胻酸，体解㑊然不去矣[②]。

【注释】

①泝泝然：泝泝，《针灸甲乙经》作"淅然"，指恶寒貌。

②髓伤则销铄胻酸，体解㑊然不去矣：髓伤则日渐消减枯涸，小腿发酸，身体倦怠无力。

【按语】

本段论述了针刺毫毛腠理、皮肤、肌肉、脉、筋、骨髓的深浅刺法及过刺的危害。本段中针刺深浅的原则是针刺具体操作的要求，是临床获得针感、施行补泻、发挥针刺效应、提高针刺疗效、防止针刺意外发生的重要原则。

（九）《素问·刺禁论》节选

【原文】

脏有要害，不可不察，肝生于左[①]，肺藏于右[②]，心部于表[③]，肾治于里[④]，脾为之使，胃为之市。鬲肓之上，中有父母[⑤]，七节之傍，中有小心[⑥]，从之有福，逆之有咎。

刺中心，一日死，其动为噫。刺中肝，五日死，其动为语。刺中肾，六日死，其动为嚏。刺中肺，三日死，其动为咳。刺中脾，十日死，其动为吞。刺中胆，一日半死，其动为呕。

刺跗上，中大脉，血出不止死。刺面，中溜脉[⑦]，不幸为盲。刺头，中脑户，入脑立死。刺舌下，中脉太过，血出不止为瘖。刺足下布络中脉，血不出为肿。刺郄中大脉，令人仆脱色。刺气街，中脉，血不出为肿，鼠仆。刺脊间，中髓，为伛。刺乳上，中乳房，为肿，根蚀。刺缺盆中内陷，气泄，令人喘咳逆。刺手鱼腹内陷，为肿。

无刺大醉，令人气乱。无刺大怒，令人气逆。无刺大劳人，无刺新饱人，无刺大饥人，无刺大渴人，无刺大惊人。

刺阴股中大脉，血出不止死。刺客主人内陷中脉，为内漏为聋。刺膝髌出液，为跛。刺臂太阴脉，出血多立死。刺足少阴脉，重虚出血，为舌难以言。刺膺中陷中肺，为喘逆仰息。刺肘中内陷，气归之，为不屈伸。刺阴股下三寸内陷，令人遗溺。刺腋下胁间内陷，令人咳。刺少腹中膀胱溺出，令人少腹满。刺腨肠内陷，为肿。刺匡上陷骨中脉，为漏为盲。刺关节中液出，不得屈伸。

【注释】

①肝生于左：指肝气生发于左。

②肺藏于右：指肺气肃降于右。左右指阴阳升降的道路。肝主生阳，故生于左；肺主阴降，故藏于右。

③心部于表：指心阳布于体表。

④肾治于里：指肾气主治于里。

⑤鬲肓之上，中有父母：即横膈之上有心肺。《类经·针刺类·刺害》注："鬲，鬲膜也。肓，心之下，鬲之，上也。鬲肓之上，心肺所居。心为阳中之阳，肺为阳中之阴，心主血，肺主气，营卫于身，故称父母。"

⑥小心：《针灸甲乙经》、《黄帝内经太素》并作"志心"。《黄帝内经太素·知针石》注："脊有三七二十一节，肾在下七节之傍。肾神曰志，五脏之灵皆名为神，神之所以任物，得名为心，故志心者，肾之神也。"

⑦溜脉：指与眼睛相流通的经脉。

【按语】

本段主要讨论了针刺禁忌问题，列举了刺伤五脏、经脉等而引起的不良后果，警示医者应小心谨慎，谨遵法则刺治。本段具体指出禁刺的部位和误刺的后果，轻者致盲、瘖、跛、肿、伛、遗溺等，重者致死亡。本段还提出大醉、大怒、大劳、新饱、大饥、大渴、大惊七种情况不宜即刻针刺，需待人体气血调和以后再针刺，这些论述对临床有重要指导意义。

（十）《素问·针解》节选

【原文】

刺虚则实之者，针下热也。气实乃热也。满而泄之者，针下寒也，气虚乃寒也。宛陈则除之者，出恶血也。邪盛则虚之者，出针勿按。徐而疾则实者，徐出针而疾按之；疾而徐则虚者，疾出针而徐按之。言实与虚者，寒温气多少也。若无若有者，疾不可知也。察后与先者，知病先后也。为虚与实者，工勿失其法。若得若失者，离其法也。虚实之要，九针最妙者，为其各有所宜也。补泻之时者，与气开阖相合也。九针之名，各不同形者，针穷其所当补泻也[①]。

【注释】

①九针之名，各不同形者，针穷其所当补泻也：九针的名称不同，形状各异，故能尽其当补当泻的作用。穷，尽。

【按语】

本段论述了针刺补泻的原则，即针刺补泻应与气的开阖相结合，经气至为开，经气去为阖，谨候经气所在，而行补泻，达到调节经气的目的，以泻法要达到针下寒、补法要达到针下热为要求。

（十一）《素问·长刺节论》节选

【原文】

治腐肿者刺腐上，视痈大小深浅刺。刺大者多血，小者深之，必端内针为故止。

【按语】

“诸热瞀瘛，皆属于火……诸禁鼓栗，如丧神守，皆属于火……诸逆冲上，皆属于火……诸躁狂越，皆属于火……诸病胕肿，疼酸惊骇，皆属于火”，临床上通过对疾病病因、病机及症状的分析，病因属火者，针灸治疗时多用泻法、点刺放血或刺络拔罐法。

（十二）《素问·皮部论》节选

【原文】

凡十二经络脉者，皮之部也。是故百病之始生也，必先于皮毛。邪中之则腠理开，开则入客于络脉，留而不去，传入于经，留而不去，传入于腑，廪[①]于肠胃。邪之始入于皮也，泝然[②]起毫毛，开腠理，其入于络也，则络脉盛色变；其入客于经也，则感虚乃陷下。其留于筋骨之间，寒多则筋挛骨痛；热多则筋弛骨消，肉烁䐃破[③]，毛直而败。帝曰：夫子言皮之十二部，其生病皆何如？岐伯曰：皮者脉之部也，邪客于皮则腠理开，开则邪入客于络脉，络脉满则注于经脉，经脉满则入舍于腑脏也，故皮者有分部，不与而生大病也。

【注释】

①㾓：王冰注："积也，聚也。"

②泝然：寒栗状。

③肉烁䐃破：肉烁，证名。阳热亢盛，煎熬津液，久而肌肉瘦削之证。䐃，读作"jùn"，筋肉结聚的地方。

【按语】

本段阐述了皮部划分以十二经脉所循行的区域为参照，皮部的实质是十二经络脉的分布。"皮者，脉之部也。"强调了皮和脉这两体之间密切的关系。同时，本段也提出了外邪致病的传变规律，即"邪客于皮则腠理开，开则邪入客于络脉，络脉满则注于经脉，经脉满则入舍于腑脏也"。

（十三）《素问·骨空论》节选

1.《素问·骨空论》节选一

【原文】

黄帝问曰：余闻风者百病之始也，以针治之奈何？岐伯对曰：风从外入，令人振寒，汗出头痛，身重恶寒，治在风府，调其阴阳，不足则补，有余则泻。

大风颈项痛，刺风府，风府在上椎[①]。大风汗出，灸譩譆，譩譆在背下侠脊傍三寸所，厌之，令病者呼譩譆，譩譆应手[②]。

从风憎风，刺眉头。失枕，在肩上横骨间，折使榆[③]臂齐肘正，灸脊中。䏚络季胁引少腹而痛胀[④]，刺譩譆。腰痛不可以转摇，急引阴卵，刺八髎与痛上。八髎在腰尻分间。鼠瘘寒热，还刺寒府。寒府在附膝外解营。取膝上外者使之拜，取足心者使之跪。

【注释】

①椎：即风府穴在颈椎上。《黄帝内经·素问》吴昆注："言在项骨第一节，上椎也。"

②厌之，令病者呼譩譆，譩譆应手：指取譩譆穴的方法，是用手指按压譩譆穴部位，让患者呼譩譆。"譩譆"，则手下有震动感觉。《类经·针刺类·刺诸风》注："厌之，以指按其穴也。乃令病人呼譩譆之声，则应手而动，故即以为名。"

③榆：《黄帝内经太素》作"揄"。《类经·针刺类·刺头项七窍病》注："榆，当作揄，引也。谓使病者引臂，下齐肘端以度脊中，乃其当灸之处，盖即督脉之阳关穴也。"

④䏚络季胁引少腹而痛胀：䏚，读作"miǎo"，季胁下侠脊两旁空软的部分。《素问直解》注："胁梢曰䏚，䏚络，胁梢之络也。季胁，胁之尽处也。䏚络季胁，经脉不和，枢转不利，致引少腹而痛胀。"

【按语】

本段经文论述风病的刺灸取穴法。风邪侵入人体轻重不同而用穴各异，如风邪从外侵入，使人洒洒恶寒，汗出头痛，体酸重怕冷，可取风府以调和气血，祛风散寒；若感受风邪而有汗出，可灸譩譆穴，并提出该穴及委中、涌泉的取穴方法。还论述了治疗落枕、腰痛、鼠瘘的穴位及治法，可作为临床参考。

2.《素问·骨空论》节选二

【原文】

灸寒热之法，先灸项大椎，以年为壮数①；次灸橛骨②，以年为壮数，视背俞陷者灸之，举臂肩上陷者灸之，两季胁之间灸之，外踝上绝骨之端灸之，足小指次指间灸之，腨下陷脉灸之，外踝后灸之，缺盆骨上切之坚痛如筋者③灸之，膺中陷骨间灸之，掌束骨下灸之，脐下关元三寸灸之，毛际动脉灸之，膝下三寸分间灸之，足阳明跗上动脉灸之，巅上一灸之。犬所啮之处灸之三壮，即以犬伤病法灸之④，凡当灸二十九处。伤食灸之，不已者，必视其经之过于阳者，数刺其俞而药之⑤。

【注释】

①以年为壮数：指根据年龄大小决定施灸的壮数，又称随年壮。

②橛骨：《黄帝内经·素问》王冰注："尾穷谓之橛骨。"即尾骶骨，当长强穴处。

③缺盆骨上切之坚痛如筋者：锁骨上的有压痛的结节。《黄帝内经·素问》吴昆注："此非谓穴，乃肉间结核也。"

④即以犬伤病法灸之：指在犬咬处灸3壮。《黄帝内经·素问》王冰注："犬伤而发寒热者，即以犬伤法三壮灸之。"

⑤数刺其俞而药之：即多次刺其腧穴，同时配合服药。《黄帝内经·素问》吴昆注："刺以泻其阳，药以和其阴。"

【按语】

本段经文专论艾灸调节气血、疏通经脉、治疗寒热病的作用，并详述所用腧穴的定位。值得重视的是提出了犬咬伤和伤食所采用的灸法，还提出了针刺数次无效而配合药物治疗的原则。

（十四）《素问·水热穴论》节选

【原文】

春者木始治，肝气始生，肝气急，其风疾，经脉常深，其气少，不能深入，故取络脉分肉间……夏者火始治，心气始长，脉瘦气弱，阳气留溢，热熏分腠，内至于经，故取盛经分腠，绝肤而病去者，邪居浅也……

【按语】

根据四时节气对人体的影响而选择不同的腧穴及针刺深度，体现了因时制宜的原则。人体阳气随着四时气候的变化升降浮沉，如春天阳气萌动，外趋体表，经脉中的阳气较少，病邪此时侵犯人体，往往刚进入体表就与阳气抗争，无法深入经脉之中，因此病邪停留在人体较表层的络脉肌肉之间，针刺深度为络脉、肌肉之间。这里的阳气、经气指卫气，卫气对侵入人体的外邪具有感知、识别和应答能力，能够抵御外邪。

（十五）《素问·调经论》节选

1.《素问·调经论》节选一

【原文】

黄帝问曰：余闻刺法言，有余泻之，不足补之，何谓有余，何谓不足？

岐伯对曰：有余有五，不足亦有五，帝欲何问？

帝曰：愿尽闻之。

岐伯曰：神有余，有不足；气有余，有不足；血有余，有不足；形有余，有不足；志有余，有不足。凡此十者，其气不等也。

帝曰：人有精气、津液、四肢、九窍、五脏十六部，三百六十五节，乃生百病，百病之生，皆有虚实。今夫子乃言有余有五，不足亦有五，何以生之乎？

岐伯曰：皆生于五脏也。夫心藏神，肺藏气，肝藏血，脾藏肉，肾藏志，而此成形。志意通，内连骨髓而成身形五脏。五脏之道，皆出于经隧，以行血气。血气不和，百病乃变化而生，是故守经隧焉。

帝曰：神有余不足何如？

岐伯曰：神有余则笑不休，神不足则悲。血气未并，五脏安定，邪客于形，洒淅起于毫毛，未入于经络也。故命曰神之微①。

帝曰：补泻奈何？

岐伯曰：神有余则泻其小络之血，出血勿之深斥②；无中其大经，神气乃平。神不足者，视其虚络，按而致之③，刺而利之④，无出其血，无泄其气，以通其经，神气乃平。

帝曰：刺微奈何？

岐伯曰：按摩勿释，着针勿斥，移气于不足，神气乃得复⑤。

【注释】

①故命曰神之微：神病微邪。病邪在表，未入于里，大的经络皆未受伤，故其病较轻微。

②勿之深斥：勿深推针。深，深刺。斥，进针后开大针孔。

③按而致之：按摩致其气于虚络。

④刺而利之：针刺令其气疏利。

⑤按摩勿释，着针勿斥，移气于不足，神气乃得复：按摩其病处，勿释其手，若针其病处，勿推其针，把气移到不足之处，神气得以恢复。

【按语】

“守经隧”是神、气、血、形、志的治疗原则。本段论述神之有余、不足的临床表现和调治方法。神有余则喜笑不止，当刺其小络出血以泻之，神不足则志忧不乐，当选其虚络，按摩导气针刺以补之。邪在心经之表，则洒淅恶寒，当按摩针刺其病处，勿释其手，勿推其针，激发经气，移至不足，从而达到疏导经气的作用。

2.《素问·调经论》节选二

【原文】

帝曰：善。气[1]有余不足奈何？

岐伯曰：气有余则喘咳上气，不足则息利少气。血气未并，五脏安定，皮肤微病，命曰白气微泄[2]。

帝曰：补泻奈何？

岐伯曰：气有余则泻其经隧，无伤其经，无出其血，无泄其气。不足则补其经隧，无出其气。

帝曰：刺微奈何？

岐伯曰：按摩勿释，出针视之，曰我将深之，适人必革，精气自伏，邪气散乱，无所休息，气泄腠理，真气乃相得[3]。

【注释】

①气：原本无，据《黄帝内经太素》补。

②白气微泄：肺气微泄。五色之中，肺为白气。肺主气合皮毛，微邪所客，首犯皮毛，表不固，汗微出，为肺气微泄。

③按摩勿释……真气乃相得：先多加按摩，不要松手，再拿出针给病人看，并佯装说："我准备深刺"。但针之至人，必定要改变前面的说法而浅刺之。如是则精气即伏于内，邪气散乱，无所止息，由腠理发泄于外，真气自然恢复正常。适，至。革，改变。休息，留止，止息。

【按语】

本段论述气之有余、不足的临床表现和调治方法。气有余则喘咳上气，治则泻其经隧，但中病则已，不可太过；气不足则息利少气，治则补其虚经；其邪在表，宜多按摩，浅刺中病即止。

3.《素问·调经论》节选三

【原文】

帝曰：善。血有余不足奈何？

岐伯曰：血有余则怒，不足则恐，血气未并，五脏安定，孙络外溢，则经有留血[1]。

帝曰：补泻奈何？

岐伯曰：血有余则泻其盛经，出其血；不足则视其虚经，内针其脉中，久留而视，脉大疾出其针，无令血泄[2]。

帝曰：刺留血奈何？

岐伯曰：视其血络，刺出其血，无令恶血得入于经，以成其疾[3]。

【注释】

①孙络外溢，则经有留血：外邪阻碍孙络，血流不畅。孙络邪盛，溢于经脉，经脉就会有留血现象。

②血有余……无令血泄：血有余就泻其充盛的经脉，使其出血，血不足，就选择其虚经，刺后

久留针于内，并注意患者脉，如脉见洪大，疾速拔针，不能使其出血。

③无令恶血得入于经，以成其疾：不能使恶血入于经脉，以导致其他疾病。血络满者，刺按出之，则恶血不得入于经脉。

【按语】

本段论述血之有余、不足的临床表现和调治方法。血有余喜怒，可泻其盛经出血；血不足善恐，可补其虚经，宜久留针，“无令血泄”；病邪在表，络有瘀血，可泻其恶血，勿使得入于经。

4.《素问·调经论》节选四

【原文】

帝曰：善。形有余不足奈何？

岐伯曰：形有余则腹胀，泾溲[①]不利。不足则四肢不用，血气未并，五脏安定。肌肉蠕动，命曰微风[②]。

帝曰：补泻奈何？

岐伯曰：形有余则泻其阳经，不足则补其阳络[③]。

帝曰：刺微奈何？

岐伯曰：取分肉间，无中其经，无伤其络，卫气得复，邪气乃索[④]。

【注释】

①泾溲：《素问·调经论》王冰注：“泾，大便。溲，小便也。”

②肌肉蠕动，命曰微风：肌肉间有蠕动感觉，叫作“微风”。蠕动，虫之爬行。微风，轻微风邪。因风邪仅在肌肤，病轻邪浅，卫气流行不利，故使肌肉间蠕动，称为微风。

③形有余则泻其阳经，不足则补其阳络：形有余就泻其足阳明胃经之气，不足则补其阳明胃络之气。阳经，阳明经。阳络，阳明络。

④索：散。

【按语】

本段论述“形”之有余、不足的临床表现和调治方法。脾主肉，肉主形，而脾与胃互为表里。形肉有余，则土气实，故泻阳明之经。形肉不足，则土气虚，故补阳明之络，邪侵在表，取刺分肉间，无中其经，无伤其络，使卫气化复、邪气乃散。

5.《素问·调经论》节选五

【原文】

帝曰：善。志有余不足奈何？

岐伯曰：志有余则腹胀飧泄，不足则厥。血气未并，五脏安定，骨节有动。

帝曰：补泻奈何？

岐伯曰：志有余则泻然筋血者[①]，不足则补其复溜[②]。

帝曰：刺未并奈何？

岐伯曰：即取之，无中其经[③]，邪所乃能立虚。

【注释】

①泻然筋血者：在然谷穴泻出血。然筋，然谷，足少阴之荥穴，出其血可泻肾之实。

②复溜：足少阴之经穴，致其气可补肾虚。

③即取之，无中其经：就在骨节有动处刺治，不要中其经脉。

【按语】

本段论述“志”之有余、不足的临床表现和调治方法。有余当泻然谷出血，不足当补其复溜，骨节有动则直取邪居之处，无中其经。需要指出的是，以上五段节选虽是论述神气血形志的有余不足所形成的虚实病证，然而，心藏神，肺藏气，肝藏血，脾藏肉，肾藏志，所以实际上也是论述五脏的虚实病变。

6.《素问·调经论》节选六

【原文】

帝曰：阴与阳并，血气以并，病形以成，刺之奈何？

岐伯曰：刺此者取之经隧。取血于营，取气于卫。用形哉，因四时多少高下。

帝曰：血气以并，病形以成，阴阳相倾，补泻奈何？

岐伯曰：泻实者，气盛乃内针，针与气俱内，以开其门，如利其户，针与气俱出，精气不伤，邪气乃下，外门不闭，以出其疾，摇大其道，如利其路，是谓大泻，必切而出，大气乃屈。

帝曰：补虚奈何？

岐伯曰：持针勿置，以定其意，候呼内针，气出针入，针空四塞，精无从去，方实而疾针，气入针出，热不能还，闭塞其门，邪气布散，精气乃得存，动气候时，近气不失，远气乃来，是谓追之。

帝曰：夫子言虚实者有十，生于五脏，五脏五脉耳。夫十二经脉皆生其病，今夫子独言五脏。夫十二经脉者，皆络三百六十五节，节有病必被经脉，经脉之病，皆有虚实，何以合之？

岐伯曰：五脏者故得六腑与为表里，经络支节，各生虚实，其病所居，随而调之。

病在脉，调之血；病在血，调之络；病在气，调之卫；病在肉，调之分肉；病在筋，调之筋；病在骨，调之骨。燔针劫刺其下及与急者。病在骨焠针药熨。病不知所痛，两跷为上。身形有痛，九候莫病，则缪刺之；痛在于左而右脉病者，巨刺之。必谨察其九候，针道备矣。

【按语】

本段阐述了辨证补泻的方法。

（十六）《素问·缪刺论》节选

【原文】

黄帝问曰：余闻缪刺[①]，未得其意，何谓缪刺？

岐伯对曰：夫邪之客于形也，必先舍于皮毛；留而不去，入舍于孙脉；留而不去，入舍于络脉；留而不去，入舍于经脉；内连五脏，散于肠胃，阴阳俱感，五脏乃伤。此邪之从皮毛而入，极于五脏之次也。如此，则治其经焉。今邪客于皮毛，入舍于孙络，留而不去，闭塞不通，不得入于经，流溢于大络，而生奇病也。夫邪客大络者，左注右，右注左，上下左右，与经相干，而布于四末，其气无常处，不入于经俞，命曰缪刺。

帝曰：愿闻缪刺，以左取右，以右取左，奈何？其与巨刺[②]，何以别之？

岐伯曰：邪客于经，左盛则右病，右盛则左病，亦有移易者，左痛未已而右脉先病，如此者，必巨刺之。必中其经，非络脉也。故络病者，其痛与经脉缪处，故命曰缪刺。

【注释】

①缪刺：左侧有病取右侧穴，右侧有病取左侧穴的交叉刺法。临床一般以浅刺井穴和有瘀血现象的络脉为主，用以治疗络脉的病变。

②巨刺：大刺。巨，大，大经。巨刺与缪刺同样是左病取右，右病取左的方法。其不同在于巨刺刺大经，缪刺刺大络。

【按语】

本段所言缪刺与巨刺虽然都是左病取右，右病取左，但有刺络刺经的不同。凡邪气自浅入深居于里，应当刺经，采用巨刺。凡邪入于络而未入于经，即当刺络，采用缪刺。临床上缪刺法的治疗效果较好，特别适用于痿证、偏枯等病证。

（十七）《素问·四时刺逆从论》节选

【原文】

春刺络脉，血气外溢，令人少气；春刺肌肉，血气环逆，令人上气；春刺筋骨，血气内著，令人腹胀。……

【按语】

人和自然是相应的。针刺治疗不可违背四时，因为血气之随时环转，自有出入之度，所以人们不可贸然干扰。四时人体的经气和邪气所在人体层次不同，倘若医者不能顺应四时，病深而刺浅或者病浅而刺深，就有可能贻误病情或使病情传变，引邪入里，反生他证。

三、《难经》节选

（一）《五难》

【原文】

曰：脉有轻重，何谓也？然：初持脉，如三菽[①]之重，与皮毛相得者，肺部也。如六菽之重，与血脉相得者，心部也。如九菽之重，与肌肉相得者，脾部也。如十二菽之重，与筋平者，肝部也。按之至骨，举指来疾[②]者，肾部也。故曰轻重也。

【注释】

①菽：指豆类。三菽之重，即三颗大豆的重量。

②举指来疾：指稍抬起手指，感到脉搏有力而急促。《难经正义》："主骨，故其脉按之至骨，沉之至也。而举之来疾者何也？夫脉之体血也，其动者气也，肾统水火，火入水中而化气，按之至骨，则脉气不能过于指下，微举其指，其来顿疾于前，此见肾气蒸动，勃不可遏，故曰肾部也。举指两字，最宜索玩，不可忽也。若去此两字，是按之至骨而来转疾，乃牢伏类矣。"

【译文】

问：诊脉的指法分为轻取和重取，它的力度应该怎样掌握呢？答：开始按脉时，指力的重量如三颗大豆，轻按皮毛层位就可触到的，为肺部脉。指力的重量如六颗大豆，按至血脉层位可触到的，为心部脉。指力的重量如九颗大豆，按至肌肉层位可触到的，为脾部脉。指力的重量如十二颗大豆，按至与筋相平的层位才可触到的，为肝部脉。按至骨骼方能触及，指上举时脉来有力而急疾的，为肾部脉。所以说按脉指法是有轻重之分的。

【按语】

本难论述了诊脉指力的运用方法，在此基础上医者可以审查"脉象"，即脉的状态，从而推知体内正邪、阴阳和五脏的情况，为脉诊学和临床提供了一定参考。

（二）《十八难》

【原文】

曰：脉有三部[①]，部有四经[②]，手有太阴、阳明，足有太阳、少阴，为上下部，何谓也？然：手太阴、阳明金也，足少阴、太阳水也，金生水，水流下行而不能上，故在下部也。足厥阴、少阳木也，生手太阳、少阴火，火炎上行而不能下，故为上部。手心主、少阳火，生足太阴、阳明土，土主中宫，故在中部也。此皆五行子母更相生养者也。脉有三部九候[③]，各何主之？然：三部者，寸、关、尺也。九候者，浮、中、沉也。上部法[④]天，主胸上至头之有疾也；中部法人，主膈以下至脐之有疾也；下部法地，主脐以下至足之有疾也。审而刺之[⑤]者也。

【注释】

①三部：指寸、关、尺。

②四经：指手太阴肺经、手阳明大肠经与足太阳膀胱经、足少阴肾经。

③九候：指三部各取浮、中、沉的深度。

④法：作动词，遵循……的原则。

⑤审而刺之：《难经集注》："用针者，必当审详三部九候病之所在，然后各依其源而刺之也。"

【译文】

问：脉有寸、关、尺三部，每部各有四经，手经为太阴肺经和阳明大肠经，足经为太阳膀胱经和少阴肾经，分属于在上的寸部和在下的尺部，为什么这样呢？答：手太阴肺经和手阳明大肠经属金，足少阴肾经和足太阳膀胱经属水，金能生水，水性向下流动而无法向上，所以分属于在下的尺部。足厥阴肝经和足少阳胆经属木，能生手太阳小肠经和手少阴心经的火，火性炎上而无法向下，所以属于在上的寸部。手心包经和手少阳三焦经属火，能生足太阴脾经和足阳明胃经的土，土位于中央方位，所以属于在中的关部。这些都是由于五行子母的相生关系而分属三部。问：诊脉有三部九候，各部分别主诊哪些疾病呢？答：所称三部，即寸、关、尺，所称九候，就是每部各有浮取、中取、沉取，总共三部，故总为九候。上部寸脉取法于天而在上，主诊胸部以上到头部的疾病。中部关脉取法于人而在中，主诊膈膜以下到脐部的疾病。下部尺脉取法于地而在下，主诊脐以下到足部的疾病。审察疾病出现在何部，然后用针刺加以治疗。

【按语】

本难论述了三部九候脉诊法的主要内容。强调以脉诊为中心，反映人体阴阳、脏腑和经络整体状态后，确定治法，再施行针灸治疗。这体现了《难经》“状态康复”的重要思想，其目标是恢复、优化人的整体状态。《素问·三部九候论》曰：“无问其病，以平为期。”依据三部九候脉法诊察患者的状态，以针刺进行调整，可达到中正平和、和谐有序的目的。

（三）《二十九难》

【原文】

曰：奇经之为病，何如？然：阳维维于阳，阴维维于阴，阴阳不能自相维，则怅然[①]失志，溶溶[②]不能自收持。阳维为病苦寒热，阴维为病苦心痛。阴跷为病，阳缓而阴急，阳跷为病，阴缓而阳急。冲之为病，逆气[③]而里急[④]。督之为病，脊强[⑤]而厥[⑥]。任之为病，其内苦结，男子为七疝[⑦]，妇子为瘕聚。带之为病，腹满，腰溶溶若坐水中。此奇经八脉之为病也。

【注释】

①怅然：失意，失志，或善忘，恍惚。
②溶溶：缓慢，此处形容神思倦怠或迟钝，在后文形容腰腹宽大而畏寒。
③逆气：指胸腹气机上逆。
④里急：指腹中拘挛急痛。
⑤脊强：指脊背强急。
⑥厥：指四肢逆冷。
⑦疝：指男子疝气病。

【译文】

问：奇经八脉的病变症状，是如何的呢？答：阳维脉维系各阳经，阴维脉维系各阴经，如阴阳维脉无法各自或相互联系，就会导致精神惆怅有失意感，浑身疲软而动作无法自主。如果阳维脉发病，就会导致怕冷发热。阴维脉发病，就会导致心痛。阴跷脉病变，则下肢外侧弛缓而内侧有拘急感。阳跷脉病变，则下肢内侧弛缓而外侧有拘急感。冲脉病变，则气机上逆而感到腹内胀急疼痛。督脉病变，会导致脊柱强直而发生昏厥。任脉病变，患者腹内易于气结不舒，男性容易引发七种疝病，女性容易引发瘕聚病。带脉病变，则腹中胀满，腰部弛缓无力，似坐在冷水之中。这些就是奇经八脉发生病变时所出现的症状。

【按语】

本难论述了奇经八脉产生病变时的对应症状，说明了奇经八脉与精神认知异常、肢体功能障碍和各种内外科疾病均有一定的关系。

（四）《六十三难》

【原文】

曰：《十变》[①]言，五脏六腑荥合，皆以井为始者，何也？然：井者，东方春也，万物之始生。诸蚑行喘息[②]，蜎飞蠕动[③]，当生之物，莫不以春生。故岁数始于春，日数始于甲[④]，故以井为始也[⑤]。

【注释】

①《十变》：《古本难经阐注》注："古经名也。"

②蚑行喘息：蚑行，用脚走路。《说文》："蚑，徐行也，凡生之类，行皆曰'蚑'。"喘息，即呼吸气息。诸蚑行喘息，指各种动物开始慢慢地活动。

③蜎飞蠕动：蜎，指蚊子幼虫，泛指虫类。蠕动，慢慢爬动。蜎飞蠕动，指各种虫类开始飞舞。

④日数始于甲：《难经正义》注："谓东方属甲乙，为干支之首也。"

⑤以井为始也：《灵枢·九针十二原》："所出为井。"即水之出泉为井。喻十二经之循行，井穴为起点，如万物生发始于春。《难经本义》注："十二经所出之穴，皆谓之井，而以为荥输之始者，以井主东方木，木者，春也，万物发生之始也。"

【译文】

问：《十变》中说，五脏六腑各经脉的荥、合等五输穴，均以井穴作为起始的穴位，为什么这样呢？答：井穴，象征着东方和春天，代表万物的产生和萌发。各种虫类开始呼吸行动，缓慢飞翔，凡是有生命的物种，都是到春天重新恢复生机的。所以一年的时序开始于春季，计日的次序开始于甲干，因此，五脏六腑各经脉的五输穴，也以井穴作为经气起始的穴位。

【按语】

本难论述了井穴为十二经和五输穴的起点，其原因包括：①四肢为诸阳之本，井穴在四肢的最远端，为清阳之气生发充实之处，如水之出泉，阳之初升。②阴经井穴属木，对应东方主于春，喻万物始生，生机旺盛。在治疗上有去病回春，恢复生机之意。③岁数始于春，日数始于甲，为序节之始，井穴为四肢的最远端穴位，《灵枢·九针十二原》："所出为井。"象征十二正经经气由此生发，以井为始。

（五）《六十四难》

【原文】

曰：《十变》又言，阴井木，阳井金；阴荥火，阳荥水；阴输[①]土，阳输木；阴经金，阳经火；阴合水，阳合土。阴阳皆不同，其意何也？然：是刚柔之事[②]也。阴井乙木，阳井庚金。阳井庚，庚者，乙之刚也[③]；阴井乙，乙者，庚之柔也[④]。乙为木，故言阴井木也；庚为金，故言阳井金也。余皆仿此。

【注释】

①输：原作“俞”，为五输穴（井荥输经合）的名称之一。后文同，不再另行注释。

②刚柔之事：即阴阳相配，刚柔相济之意。《古本难经阐注》注：“言阳与阴配合，取刚柔之义耳。如阴井木，阳井金。是乙与庚合也。乙为阴木，合庚之阳金，故曰庚乃乙之刚，乙乃庚之柔也。”

③庚者，乙之刚也：庚金属阳，为乙木属阴之刚。刚柔相济之意。以十二天干，配属阴经、阳经。庚属阳干，乙属阴干。阳性刚，阴性柔，故庚为乙之刚。庚乙所以相配，又按五行相克之理金克木之意。

④乙者，庚之柔也：即乙木属阴，庚金属阳，乙木为庚金之柔。《难经正义》注：“如此配合，则刚柔相济，然后气血流行而不息，仍见人身经穴脏腑，俱有五行配合，无时不交也。”

【译文】

问：《十变》中又说：阴经的井穴属木，阳经的井穴属金；阴经的荥穴属火，阳经的荥穴属水；阴经的输穴属土，阳经的输穴属木；阴经的经穴属金，阳经的经穴属火；阴经的合穴属水，阳经的合穴属土。阴经阳经五输穴所主的五行属性皆不相同，为什么会这样呢？答：这是因为阳刚阴柔相互配合。如阴经的井穴与属阴的乙木相配。阳经的井穴与属阳的庚金相配。阳经井穴与庚金相配，因为庚金属阳，是乙木的刚。阴经井穴为乙木，因为乙木属阴，是庚金的柔。乙为阴木，故阴经的井穴属木；庚为阳金，故阳经的井穴属金。其余各穴的阴阳刚柔配合，皆可依此类推。

【按语】

本难论述五输穴的阴阳五行属性。在《黄帝内经》五输配五行的基础上完善了阴阳各经五输穴的五行属性，使五输穴与五行相生、相克联系起来，创立了生我、我生的母子关系。以十个天干配属阴经、阳经，即阳干配阳经，阴干配阴经，以说明阴阳相配则刚柔相济。根据五行相生的关系，将阴经井穴配乙木，荥穴配丁火，输穴配己土，经穴配辛金，合穴配癸水；再以五行相克的关系，将阳经的井穴配庚金，荥穴配壬水，输穴配甲木，经穴配丙火，合穴配戊土。该篇应用阴阳相互制约、五行相生相克、刚柔相济的原理，详细论述了五输穴的五行属性，为针灸取穴、配穴、补泻、子午流注开穴等提供了理论基础和依据。

（六）《六十六难》

【原文】

曰：经言肺之原[①]，出于太渊；心之原，出于大陵；肝之原，出于太冲；脾之原，出于太白；肾之原，出于太溪；少阴之原，出于兑骨[②]；胆之原，出于丘墟；胃之原，出于冲阳；三焦之原，出于阳池；膀胱之原，出于京骨；大肠之原，出于合谷；小肠之原，出于腕骨。十二经皆以输为原[③]者，何也？然：五脏输者，三焦之所行，气之所留止也。三焦所行之输为原者，何也？然：脐下肾间动气[④]者，人之生命也，十二经之根本也，故名曰原。三焦者，原气之别使[⑤]也，主通行三气[⑥]，经历于五脏六腑。原者，三焦之尊号也，故所止辄为原[⑦]。五脏六腑之有病者，皆取其原也。

【注释】

①原：指原穴，此处有起源之义。《灵枢·九针十二原》：“五脏有疾，当取之十二原，十二原

者，五脏之所以禀三百六十五节气味也。”

②兑骨：亦称锐骨。指手腕背部小指一侧的骨性隆起，今称尺骨茎突。《难经悬解》注：“少阴之原，出于兑骨，谓神门也。”

③十二经皆以输为原：《难经汇注笺正》注：“盖五脏阴经，止以输为原，六腑阳经，即有输，仍别有原。”此泛指十二经之输穴，实际是五脏以输穴为原穴，而六腑独有原，故概括而言，十二经皆以输穴作为原穴。

④肾间动气：《难经集注》杨玄操注：“脐下肾间动气者，丹田也。丹田者，人之根本也，精神之所藏，五气之根元。”即指命门之真阳之气，为人身真气之根本。

⑤原气之别使：别使，《古本难经阐注》注：“分别致使。”《难经经释》：“言根本原气，分行诸经，故曰别使。”

⑥三气：指上、中、下三焦之气。《难经本义》注：“通行三气，即纪氏所谓下焦，禀真原之气，即原气也。上达至中焦，中焦受水谷精悍之气，化为荣卫，荣卫之气，与真元之气，通行达于上焦也。”

⑦故所止辄为原：所止，即所在。原，指原穴，三焦之气停止之处，即称为原穴。

【译文】

问：太渊是手太阴肺经之原；大陵是手厥阴心包经之原；太冲是足厥阴肝经之原；太白是足太阴脾经之原；太溪是足少阴肾经之原；掌后锐骨端的神门，是手少阴心经之原；丘墟是足少阳胆经之原；冲阳是足阳明胃经之原；阳池是手少阳三焦经之原；京骨是足太阳膀胱经之原；合谷是手阳明大肠经之原；腕骨是手太阳小肠经之原；手足阴阳十二经都把输穴作为原穴，是为什么呢？答：因为五脏各经脉的原穴，是三焦之气所运行和停留的地方。问：把三焦之气所运行和停留的地方称为原，是为什么呢？答：因为脐下的肾间动气，是人体生命的动力，也是十二经的根本，所以被称为原气。三焦，是将原气运送于人体全身的使者，能贯通运行上、中、下三焦之气，输布到五脏六腑。原，是三焦的尊号，所以把三焦之气运行停留的穴位称为原穴。当五脏六腑发生病变的时候，皆可取用各经的原穴进行治疗。

【按语】

本难论述十二经原穴与三焦之气的关系。原穴是三焦原气聚集之处，是十二经之根本，故五脏六腑之疾病，可首选原穴进行调治，达到通达原气、扶正祛邪的目的。《灵枢·九针十二原》所指原穴为五脏经脉左右的两个原穴，计为十个原穴，再加“膏之原……鸠尾一”、“肓之原……脖胦一”，共为十二原，并没有六腑的原穴。本难在《灵枢·本输》的基础上增加了手少阴之原兑骨，即《针灸甲乙经》中手少阴心经的原穴神门，完善了十二经的原穴体系。

（七）《六十八难》

【原文】

曰：五脏六腑，皆有井荥输经合，皆何所主？然：经言所出为井，所流为荥，所注为输，所行为经，所入为合。井主心下满①，荥主身热②，输主体重节痛③，经主喘咳寒热④，合主逆气而泄⑤，此五脏六腑井荥输经合所主病也。

【注释】

①心下满：《难经集注》虞庶注："井法木以应肝，脾位在心下，今邪在肝，肝乘脾，故心下满，今治之于井，不令木乘土也。"即主要从脏腑生克关系推导，以下类似。

②荥主身热：《难经集注》虞庶注："荥为火以法心，肺属金，外主皮毛，今心火灼于肺金，故身热，谓邪在金也。故治之于荥，不令火乘金，则身热必输也。"

③输主体重节痛：《难经集注》虞庶注："输者，法土应脾，今邪在土，土必刑水，水者肾，肾主骨，故病则节痛，邪在土，土自病则体重，宜治于输穴。"

④经主喘咳寒热：《难经本义》注："经主喘咳寒热，肺金病也。"经穴属金应肺，肺病则喘咳寒热，当以经穴主治。

⑤合主逆气而泄：《难经本义》注："合主逆气而泄，肾水病也。"合穴属水应肾，肾病则气逆而泄泻，当以合穴主治。

【译文】

问：五脏六腑的经脉皆有井、荥、输、经、合穴，都是主治什么病证的呢？答：经气发出的地方为井穴；经气细流的地方为荥穴；经气灌注的地方为输穴；经气畅流的地方为经穴；经气深入的地方为合穴。井穴主治心下胀满；荥穴主治身体发热；输穴主治身体困重、关节疼痛；经穴主治气喘、咳嗽、怕冷、发热；合穴主治气逆和下泄。这就是五脏六腑十二经脉的井、荥、输、经、合穴所主治的病证。

【按语】

本难论述井荥输经合五穴的经气特点和主治疾病，结合五行的相克关系，说明各自所主治的疾病，对指导临床有一定意义。

（八）《六十九难》

【原文】

曰：经言虚者补之，实者泻之，不虚不实，以经取之[①]，何谓也？然：虚者补其母[②]，实者泻其子[③]，当先补之，然后泻之。不虚不实以经取之者，是正经自生病，不中他邪也，当自取其经，故言以经取之。

【注释】

①以经取之：指取本经的腧穴。

②虚则补其母：《难经经释》："母，生我之经，如肝虚则补肾经，母气实则生之益力。"

③实则泻其子：《难经经释》："子，我生之经，如肝实则泻心经也，子气衰则食其母益甚。"

【译文】

问：虚证使用补法，实证使用泻法，不实不虚的病证则取本经的腧穴治疗。这是什么道理呢？答：虚证可补益其母脏之经，实证可泻其子脏之经，应当先用补法，然后用泻法。不实不虚的病证，可取本经腧穴，因为这是本经自生的病，并未受到他经之邪的传变，故只需取其本经的腧穴，所以说以经取之。

【按语】

本难论述了子母补泻法的针刺方法。虚者补其母，实者泻其子，是根据五行相生的理论，而进行补泻的取穴方法，具体可分为本经、子母经与表里经井、荥、输、经、合穴的子母补泻法。此法不但应用在针灸上，而且对于药物治疗亦有其指导意义。

（九）《七十难》

【原文】

曰：春夏刺浅，秋冬刺深者，何谓也？然：春夏者，阳气在上，人气亦在上，故当浅取之；秋冬者，阳气在下，人气亦在下，故当深取之。春夏各致一阴[①]，秋冬各致一阳[②]者，何谓也？然春夏温、必致一阴者，初下针，沉之至肾肝之部[③]，得气引持之阴[④]也。秋冬寒，必致一阳者，初内[⑤]针，浅而浮之，至心肺之部[⑥]，得气推内之阳[⑦]也。是谓春夏必致一阴，秋冬必致一阳。

【注释】

①春夏各致一阴：致，招致，引导。《难经经释》："致，取也，谓用针以取其气也。"又《难经集注》虞庶注："经言春夏养阳，言取一阴之气，以养于阳，虑成孤阳。"一阴，肝肾之气也。

②秋冬各致一阳：《难经集注》虞庶注："经言秋冬养阴，言主阴用事，无阳气以养阴，故取一阳之气以养于阴，免成孤阴也。"一阳，心肺之气也。

③沉之至肾肝之部：沉，深刺法，即深刺到肝肾筋骨部位。《难经集注》："入皮五分，肾肝之部，阴气所行也。"

④得气引持之阴：得气后，再引提其阴气至阳分。

⑤内：通"纳"。

⑥浅而浮之，至心肺之部：《难经集注》杨玄操注："入皮三分，心肺之部，阳气所行也。"浅而浮之，指浅取浮刺皮肤部位。

⑦得气推内之阳：得气后，再推进阳气至阴分。《难经经释》注："推，谓推其气而入之，至于阴之分也。"

【译文】

问：春夏针刺宜浅刺，秋冬针刺宜深刺，为什么呢？答：春夏两季，自然界的阳气上升，人身的经气也趋向于肌肤浅层，故采取浅刺的方法。秋冬两季，自然界的阳气向下，人身的阳气也趋向于筋骨深层，故采取深刺的方法。问：春夏引导一阴之气，秋冬引导一阳之气，为什么呢？答：春夏气候温暖，必须引导一阴之气。即开始下针时，要深刺到肾肝所主的筋骨部分。待有针感后，再将针提举以引肝肾的经气上达阳分。秋冬气候寒冷，必须引导一阳之气，即开始进针时，要浅刺到心肺所主的血脉皮肤部分。待针感产生后，再将针推进以送心肺的经气深达阴分。这就是所谓春夏必须引导一阴之气，秋冬必须引导一阳之气的针法。

【按语】

本难论述了根据四时不同采取的阴阳导气刺法。根据天人相应理论，经脉之气与四时阴阳升降存在对应关系，如《灵枢·终始》："春气在毛，夏气在皮肤，秋气在分肉，冬气在筋骨。刺此病者，各以其时为齐，此四时之气也。"作者阐明了阴病取阳、阳病取阴的阴阳相生，相互制约的辨证关系，并应用由浅入深、由深出浅的针刺方法，表达了从阴引阳、从阳引阴之义。

（十）《七十一难》

【原文】

曰：经言刺荣①无伤卫，刺卫无伤荣。何谓也？然：针阳者，卧针而刺之②；刺阴者，先以左手摄按③所针荥输之处，气散乃内针。是谓刺荣无伤卫，刺卫无伤荣也。

【注释】

①荣：即营分。《难经会通》："刺阴者，邪在营血当刺里阴之分也。"

②卧针而刺之：即卧倒针身而平刺。

③摄按：摄，牵而引持。按，按摩。摄按即用手引持按摩，使卫气散去。荣气深而卫气浅，故刺荣时必须摄按穴位，卫气散离时，再行刺法，则针至荣分而无伤卫气。

【译文】

问：刺营莫伤卫，刺卫莫伤营。这是什么意思呢？答：针属阳的卫分，应该平刺；针属阴的营分，应该先用左手，引持按压所要针刺的穴位，使局部的经气散开后再进针。这就是刺营莫伤卫，刺卫莫伤营的针法。

【按语】

本难论述针刺营卫的不同方法。刺营、刺卫之针法，在于针刺之深浅，使针至病所，祛邪不伤正，故刺卫应平刺，则不伤营；刺营则摄按皮肤使卫气离散而深刺至营，则不伤卫。

（十一）《七十二难》

【原文】

曰：经言能知迎随①之气，可令调之；调气之方，必在阴阳②。何谓也？然：所谓迎随者，知荣卫之流行，经脉之往来也。随其逆顺而取之③，故曰迎随。调气之方，必在④阴阳者，知其内外表里，随其阴阳而调之，故曰调气之方，必在阴阳。

【注释】

①迎随：逆着经脉运行方向进针称为迎，为泻法；顺经脉运行方向进针称为随，为补法。《难经经释》注："迎者，针锋迎其来处而夺之，故曰泻；随者，针锋随其去处而济之，故曰补。"

②调气之方，必在阴阳：方，即方法。调气需遵循阴阳表里经气的运行规律。

③随其逆顺而取之：即迎随进针法，逆其运行方向行针为逆，随其运行方向行针为顺。

④在：审察。

【译文】

问：懂得迎随补泻的针刺方法，就可以使经脉之气得以调和。调气的方法，必须首先辨别阴阳经气的运行方向，是什么意思呢？答：所谓迎随，就是知道营卫之气的流通运行方向，以及各经脉的往来循行部位。随着它行走的方向进行逆取或顺取，所以称为迎随。调气的方法，必须先辨别阴阳不同经脉的情况，知道其有内外表里的状况，随着经脉阴阳的偏盛偏衰进行调治。这就是调气必须辨别阴阳的原因。

【按语】

本难论述迎随补泻的针刺方法，这是根据阴经、阳经不同运行方向而进行针刺补泻，调节经脉之气的治病机理之一。《难经会通》："阳经主外，故从四末始。阴经主内，故从五脏始。迎者，针锋迎其来处而夺之，故曰泻；随者，针锋随其去处而济之，故曰补。通阴阳者，察其阴阳之虚实，不得误施补泻也。补泻之要妙，在乎迎随。"

（十二）《七十四难》

【原文】

曰：经言春刺井，夏刺荥，季夏刺输，秋刺经，冬刺合者，何谓也？然：春刺井者，邪在肝①；夏刺荥者，邪在心；季夏刺输者，邪在脾；秋刺经者，邪在肺；冬刺合者，邪在肾。

其肝心脾肺肾，而系于春夏秋冬者，何也？然：五脏一病，辄有五也②。假令肝病：色青者肝也，臊臭者肝也，喜酸者肝也，喜呼者肝也，喜泣者肝也。其病众多，不可尽言也。四时有数③，而并系于春夏秋冬者也。针之要妙，在于秋毫者也。

【注释】

①春刺井者，邪在肝：《古本难经阐注》注："其邪在肝者，刺井也，井属木，春也，故云春刺井也，余脏皆然。"

②也：原作"色"，据《难经集注》改。

③四时有数：即四时变化有一定规律。《难经经释》注："言病虽万变而四时实有定数，治之之法，总不出此，其道简易行也。"

【译文】

问：春天宜刺井穴，夏天宜刺荥穴，季夏宜刺输穴，秋天宜刺经穴，冬天宜刺合穴，道理何在？答：春天宜刺井穴，是因为病邪在肝；夏天宜刺荥穴，是因为病邪在心；长夏宜刺输穴，是因为病邪在脾；秋天宜刺经穴，是因为病邪在肺；冬天宜刺合穴，是因为病邪在肾。问：这样把肝、心、脾、肺、肾五脏联系于春夏秋冬，是什么道理呢？答：五脏中有一脏发生病变，往往随其相应季节而表现出色、臭、味、声、液五方面的症状。比如肝脏发生疾病：面部色青，会有臊臭的气味，喜食酸味，喜欢发出呼叫声，时有眼泪流出，都是肝病的症状。五脏疾病的症状很多，无法一一叙述。四时变化有一定规律，而井、荥、输、经、合穴都联系于春、夏、秋、冬的气候。针刺的要妙之处，就在于掌握这些微细的变化。

【按语】

本难论述因病、因时的针刺取穴方法，总的来说，应审查天、地、人的状态进行针刺取穴和补泻手法。五脏应五行、四时和五输穴，肝病春取井，心病夏取荥，脾病长夏取输，肺病秋取经，肾病冬取合。《黄帝内经》中对四时、五脏、五输穴的针刺方法，论述甚多，且其说不一。但总以辨证施治为准则，应根据实际情况，因时、因地、因人灵活把握和运用。

（十三）《七十六难》

【原文】

曰：何谓补泻？当补之时，何所取气[①]？当泻之时，何所置气[②]？然：当补之时，从卫取气[③]；当泻之时，从荣置气[④]。其阳气不足，阴气有余，当先补其阳，而后泻其阴；阴气不足，阳气有余，当先补其阴，而后泻其阳。荣卫通行，此其要也。

【注释】

①何所取气：气，指经气。取，捕取也。有致气而捕之义。

②何所置气：置，弃置。此有放散而泻之义。

③当补之时，从卫取气：即当补时，卧针浅取其卫气而致气于虚处。《难经经释》虞庶注："肺行五气，溉灌五脏，通注六经，归于百脉，凡取所须自卫取气，得气乃推内针于所虚之经脉，浅深分部之，所以补之，故曰：当补之时，从卫取气，此之谓也。"

④当泻之时，从荣置气：即当泻时，直针深刺至营，而泻其邪气。《难经集注》虞庶注："邪在荣分，故内针于所实之经，待气引针而泻。"故曰："当泻之时，从荣置气。"

【译文】

问：什么是补泻呢？当使用补法的时候，该从什么地方取气？当使用泻法的时候，该从什么地方处置其气？答：补法应从卫分取气，泻法应从营分散气。若是阳气不足，阴气有余的情况，应当先补其阳气，然后泻其阴气。如果是阴气不足，阳气有余的情况，应当先补其阴气，然后再泻其阳气。营卫之气能够流通运行，这就是关键。

【按语】

本难论述补泻的方法及其步骤。卫气行于脉外，其位较浅，营气行于脉中，其位较深，先刺卫分得气后，再深入以纳气至深处为补法；先刺营分得气后，再引气浅出，以散放于外为泻法。

（十四）《七十八难》

【原文】

曰：针有补泻，何谓也？然：补泻之法，非必呼吸出内针[①]也。知为针者，信其左[②]，不知为针者，信其右。当刺之时，先以左手厌[③]按所针荥输之处，弹而努[④]之，爪[⑤]而下之，其气之来，如动脉之状，顺针而刺之。得气因推而内之，是谓补；动而伸之[⑥]，是谓泻。不得气，乃与男外女内[⑦]；不得气，是谓十死不治也。

【注释】

①呼吸出内针：即指呼吸补泻手法。《难经集注》杨玄操注："补者呼则出针，泻者吸则内针，故曰呼吸出内针也。"

②信其左：信，有善用之意。信其左，即善用其左手。

③厌：与"压"同，指用手按压腧穴。

④努：有凸出之义。

⑤爪：用左手掐掐，使皮肤凸起。

⑥动而伸之：动，动摇针体；伸，提插针体。

⑦男外女内：男，阳；女，阴。外内，指浅刺、深刺的针刺手法。

【译文】

问：针刺有补法和泻法，是怎样的呢？答：补泻的针法，呼吸出入并非行针的唯一方法。懂得针法者，应更注重左手；不谙针法者，才只注重右手。当针刺的时候，先以左手压按所刺荥输的部位，用手指轻弹皮肤使脉络和肌肉得以伸张，再用爪甲稍用力向下掐切，当经脉之气来临之际，犹如动脉搏动，就顺势将针刺入，等到针下有针感，便把针推进而纳入深部。这就是所谓的补法。摇动针身并提插引气外出的，就是所谓的泻法。假如进针后不得气，阳证浅刺以候气，阴证深刺以候气。如果仍然不能得气，就是经气败绝的死症了。

【按语】

本难论述针刺按压的补泻手法。针刺的关键在于得气，得气后向内推针的为补法，得气后摇大针孔向上提的为泻法。此外，还强调了左手（押手）按压腧穴，弹拨皮肤的针刺操作技术，对临床有着重要的意义。

（十五）《七十九难》

【原文】

曰：经言迎而夺之，安得无虚？随而济之，安得无实？虚之与实，若得若失①；实之与虚，若有若无②。何谓也？然：迎而夺之者，泻其子也③；随而济之者，补其母也④。假令心病泻手心主输⑤，是谓迎而夺之者也。补手心主井⑥，是谓随而济之者也。所谓实之与虚者，牢濡⑦之意也。气来实牢者为得，濡虚者为失，故曰若得若失也。

【注释】

①虚之与实，若得若失：即虚证用补法，使病人感觉有所得，正气充实；实证用泻法，则使病人感觉有所失，邪气衰减。

②实之与虚，若有若无：即实证针刺时，有脉气充盛的感觉；虚证针刺时有脉气虚弱的感觉。

③迎而夺之者，泻其子也：即母子迎随补泻法。《难经集注》丁德用注："实则泻其子，是谓迎而夺之。"

④随而济之者，补其母也：《难经集注》丁德用注："五脏虚即补其母，是谓随而济之。"

⑤心病泻手心主输：心属火，手心主之输穴属土，土为火之子，即实则泻其子。

⑥补手心主井：井属木，为火之母，即虚则补其母。

⑦牢濡：牢，针下沉滞、紧张感；濡，针下软濡、松弛感。

【译文】

问：运用逆其经脉而夺取其气的泻法，怎么使得病情不由实转虚呢？运用随其经脉之气而助益其气的补法，怎么使得病情不由虚转实呢？运用针刺补泻，虚证用补法，手下若有所得，实证用泻法，手下若有所失。这是为什么呢？答：迎而夺之的泻法，就是泻其子穴；随而济之的补法，就是补其母穴。例如心脏发生疾病，就当针泻手厥阴心包经的输穴，即所谓的迎而夺之的泻法。针补心包经的井穴，即所谓的随而济之的补法。所说实证与虚证的得失，是指针刺时指下感觉紧牢充实或软弱空虚。指下感觉气来紧牢充实的就称为得，感觉软弱空虚的就称为失，所以说若有所得、若有所失。

【按语】

本难进一步阐述迎随补泻法，即根据“实则泻其子，虚则补其母”的原则，以心病为例，实证可泻手心主包络之输穴（属土）；虚证可补手心主包络之井穴（属木），属于本经母子迎随补泻法。另外，还论述了施行针刺补泻时针下虚、实、得、失的气感。

（十六）《八十难》

【原文】

曰：经言有见①如入，有见如②出者，何谓也？然：所谓有见如入有见如出者，谓左手见气来至乃内针，针入见气尽③，乃出针。是谓有见如入，有见如出④也。

【注释】

①见：同“现”，显露。

②如：此为连词，同“而”。

③气尽：气感消失，针下空虚。

④有见如入，有见如出：《难经本义》注：“有见而出入者，谓左手按穴待气来至乃下针。针入候其气应尽而出针也。”《古本难经阐注》注：“此言候气到而内针，候气尽而出针之义。”

【译文】

问：有现而入，有现而出，是什么意思？答：所谓有现而入，有现而出，就是说先用左手压穴，指下感受到经气来临时，然后推针刺入。当针入后显现经气已散时，将针拔出。这就是所谓有现而入，有现而出的意思。

【按语】

本难论述了候气和针刺的机理，强调了候气的重要性。用针时应关注穴位及经络的状态，即“穴下气”或“针下气”，灵活进行手法补泻或调整。得气进针，气尽出针，可以提高针刺的疗效，也是一种补泻方法，值得深入研究。

第二节 医论选

一、《针灸甲乙经》节选

《针灸甲乙经》为西晋时期皇甫谧编集，是我国现存最早的针灸学专著，在中医康复学的发展中占有重要地位。《针灸甲乙经》是皇甫谧将《素问》、《灵枢》和《明堂孔穴针灸治要》三部著作中有关针灸的内容按类重新编排而成，“使事类相从，删其浮辞，除其重复，论其精要”，成为继《黄帝内经》、《难经》之后在医学基础理论和针灸治疗方面具有总结作用的重要医学著作。

《针灸甲乙经》中归纳总结了晋以前有关针灸、按跷、导引的经验，并进一步扩大了它们的使用范围，为后世中医康复医疗树立了典范。该书遵经据典，整理腧穴理论，汇集了大量晋以前的用穴经验，共记载腧穴349个（其中单穴49个，双穴300个），围绕349穴的名称、别名、部位、取法、何经所会、何经脉气所发进行论述，在特定穴理论方面，首载郄穴理论，并发展了五输穴、俞穴、募穴理论。在腧穴的排列方法上，将全身腧穴按头面、颈、躯干、手足的部位来排列记述，总体以四肢穴分经、头面躯干穴分部为线索分为两大类，直观地突显出腧穴主治的部位特点，体现了经脉循行对腧穴主治规律的影响。同时，该书针灸并重，规范刺灸操作。皇甫谧论述的腧穴针灸刺激量以及针灸禁忌，对于规范针灸操作、保证针灸安全具有重要意义。《针灸甲乙经》还记载了艾灸后加用温熨以促使发灸疮的方法，对后世医家强调"用灸必发灸疮"的艾灸思想影响很大。

《针灸甲乙经》的临床治疗部分占全书近一半的内容，包括内、外、妇、儿、五官等疾病。与针灸治疗直接相关的腧穴内容，除汇集了大量腧穴主治作用以外，还有部分针灸治疗处方，充分反映了晋以前针灸治疗疾病丰富而宝贵的经验。《针灸甲乙经》把"精神五脏论"列为卷首第一篇，详论精神情志致病的机理与表现，表明作者已充分认识到社会、情志因素在病因和康复中的重要性。作者提出"必审察五脏之病形，以知其气之虚实而谨调之"，"故刺之理，补泻勿过其度"，"补则实，泻则虚"等原则。即辨证上着重"虚实"，手法上着重"补泻"，目的上着重"调之"等，实际上已将针灸等康复原则概括无遗，并已贯彻于具体的康复治疗中。例如，该书"阴受病发痹"篇说："故刺痹者，必先循切其上下之大经，视其虚实，及大络之血结而不通者，及虚而脉陷空者而调之，熨而通之，其瘛紧者，转引而行之。"所谓"熨"，即热熨，以温通经络。"转引"，即用针灸或导引按摩以运行气血。该书对许多需要中医康复治疗的病种都给出了有效的穴位，而且经常把肢体病残与情志伤残联系在一起考虑，十分可贵。例如，"阳受病发风"篇说"偏枯，四肢不用，善惊，大巨主之"，"大风逆气，多寒善悲，大横主之"等。

（一）《针灸甲乙经·五脏六腑胀》节选

【原文】

黄帝问曰：脉之应于寸口，如何而胀？岐伯对曰：其至大坚直以涩者，胀也①。问曰：何以知其脏腑之胀也？对曰：阴为脏，而阳为腑也②。问曰：夫气之令人胀也，在于血脉之中耶，抑脏腑之内乎？对曰：二者皆在焉，然非胀之舍也。问曰：愿闻胀舍③？对曰：夫胀者，皆在于腑脏之外，排④脏腑而廓胸胁⑤，胀皮肤，故命曰胀。

问曰：脏腑之在内也，若匣匮⑥之藏禁器⑦也，各有次舍，异名而同处一域之中，其气各异，愿闻其故？曰：夫胸腹者，脏腑之城郭。膻中者，心主之中宫也。胃者，太仓也。咽喉小肠者，传道也。胃之五窍者，闾里之门户也⑧。廉泉玉英⑨者，津液之道路也。故五脏六腑，各有畔界，其病各有形状。营气循脉，卫气逆为脉胀，卫气并血脉循分肉为肤胀。取三里泻之，近者一下，远者三下，无问虚实，工在疾泻也⑩。

【注释】

①其至大坚直以涩者，胀也：脉大坚弦而涩是胀病。
②阴为脏，而阳为腑也：出现阴脉者其胀在五脏，出现阳脉者其胀在六腑。
③胀舍：胀病存留的地方。
④排：排挤的意思。
⑤廓胸胁：廓，扩大的意思。廓胸胁，是指胀病能排挤脏腑，扩大胸胁空处而言。
⑥匣匮：藏物器之大者为匮，次为匣。

⑦禁器：禁秘的物品。

⑧胃之五窍者，闾里之门户也：指咽门、贲门、幽门、阑门、魄门为胃气所行的五个门户。

⑨玉英：玉堂穴的别名，属任脉。

⑩取三里……工在疾泻也：取足三里用针刺泻法，病程短者针一次，病程长者针三次，无论病属虚属实，都应采取急泻的治法。

【译文】

黄帝问道：患有胀病，寸口会出现什么样的脉象呢？岐伯回答说：寸口脉呈现坚大端直而涩的，就是患了胀病的特点。问：如何知道其胀病是属脏还是属腑呢？答：凡是出现阴脉的，则五脏肿胀。出现阳脉的，则六腑肿胀。问：气机阻滞而导致的胀病，其部位是在血脉之中，还是在脏腑之内呢？答：胀病与血脉和脏腑皆有联系，但它们皆非胀病的病所。问：胀病的病所究竟在哪里呢？答：一般气胀的部位都在脏腑以外，它向内排挤脏腑，向上逼迫胸胁，向外冲胀皮肤，故称为“胀”。

问：五脏六腑犹如禁秘的物品藏在匮匣里面一样，居于人体内部。它们虽然排列有序，同居于胸腹腔中，但其具体部位不同，名称各异，功能有别，这是为什么呢？请你谈谈其中的道理。答：五脏六腑居于胸腹之内，所以胸腔和腹腔就像保护脏腑的城府；心包居于膻中之内，所以膻中正如保护心脏的宫城；胃受纳水谷而化生精气，所以胃就是供养脏腑的仓库；咽喉和小肠为水谷和大气出入的道路；所属胃腑的咽门、贲门、幽门、阑门（大肠与小肠交会处）、魄门（肛门）五个窍道，就好像胃气所行的门户；任脉的廉泉、玉英二穴，为津液出入的通道。由此可见，五脏六腑虽然同在胸腹腔内，但是它们所处的部位各异，并各有界限，因而发病时就会有不同的症状出现。营气行于脉中，卫气行于脉外。如果卫气的运行逆乱，同时影响脉内营气的正常运行，而形成脉胀。如果卫气逆乱而并于血脉之中，并于分肉之间积聚，就会成为肤胀。治疗时，均可选取足三里穴，以泻其邪气。病程短的，泻一次；病程长的，泻三次。不论其病属虚还是属实，治疗时皆可采取急泻的刺法。

【按语】

本段指出胀病的脉象，进一步通过阴脉和阳脉来鉴别胀在五脏还是六腑，提出了胀病的病因是气逆，涉及血脉和脏腑，两者都可能发生胀病，但却不是胀病存留的地方，胀病是通过向内排挤脏腑，向外扩充胸胁，使表皮发胀。五脏六腑在胸腹各居其位，各有界限，因此其胀病表现也各有不同的症状，列举卫气的循行逆乱影响营气，或并于血脉、聚气行于分肉之间的不同，而有脉胀和肤胀的不同。提出用足三里治胀病，并根据病程来决定治疗次数，以及“无问虚实，工在疾泻”针刺治胀法则，对针灸康复临床有重要的指导意义。

（二）《针灸甲乙经·大寒内薄骨髓阳逆发头痛》节选

【原文】

黄帝问曰：病头痛，数岁不已，此何病也？

岐伯对曰：当有所犯大寒，内至骨髓。骨髓者，以脑为主，脑逆，故令头痛，齿亦痛[①]。

阳逆头痛[②]，胸满不得息，取人迎。

厥头痛[③]，面若肿起而烦心，取足阳明、太阳。

厥头痛，头脉痛，心悲喜泣，视头动脉反盛者，乃刺之，尽去血，后调足厥阴[④]。

厥头痛，噫，善忘，按之不得[⑤]，取头面左右动脉，后取足太阴。

厥头痛，员员[⑥]而痛，泻头上五行，行五[⑦]。先取手少阴，后取足少阴。

厥头痛，项先痛，腰脊为应，先取天柱，后取足太阳。

厥头痛，痛甚，耳前后脉涌[⑧]，热，先泻其血，后取足太阳、少阴。

厥头痛，痛甚，耳前后脉涌，有热，泻其血，后取足少阳。

真头痛[⑨]，痛甚，脑尽痛，手足寒至节，死不治[⑩]。

头痛不可取于俞[⑪]。有所击坠，恶血在内，若内伤痛，痛未已，可即刺之，不可远取。

头痛不可刺者，大痹[⑫]为恶，风日作者，可令少愈，不可已。

头半寒痛[⑬]，先取手少阳、阳明，后取足少阳、阳明[⑭]。

颌痛，刺手阳明与颌之盛脉出血。

项痛不可俯仰，刺足太阳，不可顾，刺手太阳。

颌痛，刺足阳明曲周[⑮]动脉见血，立已；不已，按经刺人迎[⑯]，立已。

头痛，目窗及天冲、风池主之。

厥头痛，孔最主之。厥头痛，面肿起，商丘主之。

【注释】

①头痛，齿亦痛：大寒入于骨髓，又流入于脑中，故而发头痛；齿为骨之余，故齿也痛。《黄帝内经太素·头齿痛》注："大寒入于骨髓，流入于脑中，以其脑有寒逆，故头痛数岁不已。齿为骨余，故亦齿痛。"

②阳逆头痛：阳邪逆于阳经而发的头痛。

③厥头痛：厥，逆的意思。厥头痛是感受外邪，邪逆于经，上窜于脑而发的头痛。《类经·针刺类·刺头痛》注："厥，逆也。邪逆于经，上干头脑而为痛者，曰厥头痛也。下仿此。"

④厥头痛……后调足厥阴：此厥头痛与肝有关，故除了在头动脉动盛之处刺血治标外，还应后调肝经以治本。《类经·针刺类·刺头痛》注："头脉痛者，痛在皮肉血脉之间也。心悲善泣者，气逆在肝也。故当先视头脉之动而盛者，刺去其血，以泻其邪；然后取足厥阴肝经而调补之，以肝脉会于巅也。"

⑤按之不得：寻按不得痛所。孙鼎宜注："阳邪在头而无定所，则按之不得。"

⑥员员：旋转的意思。《灵枢·厥病》为"贞贞"，为不移动的意思。

⑦头上五行，行五：头上五行，指头部中央的督脉及两旁的足太阳膀胱经、足少阳胆经。行五，指上述五行经脉每行的五个腧穴，共计二十五穴，即督脉上的上星、囟会、前顶、百会、后顶，左右足太阳经的五处、承光、通天、络却、玉枕，左右足少阳经的头临泣、目窗、正营、承灵、脑空。

⑧耳前后脉涌：指耳前的动脉搏动如泉水上涌一般，为有热象的表现。《黄帝内经太素·厥头痛》注："耳前后脉涌动者有热也。"

⑨真头痛：不因经气逆乱上冲头部，而因邪气在脑所致的剧烈头痛，《难经·六十难》云："手三阳之脉受风寒，伏留而不去者，则名厥头痛；入连在脑者，名真头痛。"虞庶注："头脑中痛甚，而手足冷至肘、膝者，为真头痛。其寒气入深故也。"

⑩死不治：指真头痛已达到元阳衰败不可治的危候了。《类经·针刺类·刺头痛》注："头痛有二，上文言厥头痛者可治，此言真头痛者不可治。盖头为诸阳之会，四肢为诸阳之本，若头痛甚而遍尽于脑，手足寒至节者，以元阳败竭，阴邪直中髓海，故最为凶兆。"

⑪不可取于俞：是指不可远端取穴刺治。

⑫大痹：严重的痹证，这里指寒湿之气入脑的头痛。《黄帝内经太素·厥头痛》注："谓寒湿之气入脑，以为大痹。"

⑬头半寒痛：指偏头有冷痛感。《类经·针刺类·刺头痛》注："头半寒痛者，偏头冷痛也。"

⑭先取手少阳、阳明，后取足少阳、阳明：手足少阳、阳明经均循行于偏头和头角。先取手少阳、阳明经，后取足少阳、阳明经，有急则治其标、缓则治其本之意。《类经·针刺类·刺头痛》注："手足少阳、阳明之脉，皆循耳上行头角，故当先取手经，以去其标，后取足经以去其本也。"

⑮足阳明曲周：指足阳明胃经的颊车穴。

⑯按经刺人迎：是说用手按人迎穴处，避开动脉而针刺的意思。

【译文】

黄帝问道：有的人患头痛，多年不愈，这是什么病呢？

岐伯回答说：这是曾经感受过大寒，且寒邪侵入到骨髓所造成的。人身的骨髓都属于脑，寒邪内侵入骨髓，向上逆于脑，就会引发头痛。齿为骨之余，所以牙齿也会痛。

阳邪逆于阳经，发生头痛、胸满、呼吸不畅，治疗时，应当取足阳明经的人迎穴治疗。由于邪气上逆犯脑而引起的头痛证，如果同时兼见面肿和心烦等症状，治疗时，应当取足阳明经和足太阳经的腧穴。

厥头痛，头部脉络跳痛，并常悲伤哭泣的，这是气逆于肝的缘故，当观察其头部，见搏动而充血的脉络，则刺之出血，然后调补足厥阴经即愈。

厥头痛，用手按摸，其疼痛部位并不固定，并出现嘻气善忘等症状的，这是逆气犯胃，胃气上逆的缘故，应先刺足阳明经在头面左右的动脉（浮显于外的络脉）。然后再刺足太阳经，以泻阳邪。

厥头痛，眩晕而痛，这是热邪上逆于头的实证。应刺头上五行的二十五穴，目的是散阳热之邪，先取手少阴经的腧穴，后再取足少阴经的腧穴。

厥头痛，项部先痛，腰脊也随之而痛，这是邪气逆于足太阳经的缘故，治疗时，应先取天柱穴，后取该经下部的腧穴。

厥头痛，头痛得很厉害，耳前和耳后的动脉搏动较甚，这是热邪上犯的缘故，治疗时，应先刺其络脉以泻其瘀血，然后再取足太阳、足少阴经的腧穴治之。

厥头痛，头痛得很厉害，耳前和耳后的动脉跳动较快，这也是热邪上犯的缘故，治疗时，应先刺其络脉以泻其瘀血，然后再取足少阳经的腧穴治之。

真头痛，痛得十分厉害，整个头部都痛，甚至手足寒冷到肘膝关节，主死。

头痛有不可取腧穴刺治的，如因撞击或坠伤，瘀血留滞在脉络内，或内部受伤而疼痛不止。由于这些头痛并非经络气逆而发病，所以只能在疼痛的局部刺之，而不可远取腧穴。

头痛也有不可以用针刺治愈的，如寒湿入脑所引起的恶性头痛，这种头痛证，遇到有大风的日子，头痛就会复发或加重，针刺治疗只能稍微减轻头痛症状，但无法根治它。

头一侧冷痛的，先取手少阳经和手阳明经，然后取足少阳经和足阳明经的腧穴治之。颔部疼痛，可取手阳明经的商阳穴，并刺颔部充血的络脉出血，以散其瘀结。

项部疼痛，无法前俯后仰者，刺足太阳经的腧穴；若头项不能左右回顾的，可刺手太阳经腧穴。

颔痛，刺足阳明经在耳下曲颊处的颊车穴使之出血，其痛可以立止；若不止，再于该经人迎穴处，避开动脉而浅刺之，痛则可立止。

头痛，治疗时，可刺足少阳经的目窗、天冲、风池等穴。

厥逆头痛，治疗时，应取手太阴经的孔最穴。

厥逆头痛，面部肿起，治疗时，应取足太阴经的商丘穴。

【按语】

本段首先回答了头痛日久不愈的病因，即曾经感受了大寒，寒气内侵到骨髓或阳邪逆于阳经所致，随即列举了十四种头痛、三种项颌痛的病证所应取的腧穴或经脉及方法，其中不同证治的厥头痛达九种之多。本段在治疗头痛方面给了我们重要的启示：一是根据头痛的兼症来了解其发生的原因和病机，选取穴位和针刺的方法；二是局部和远端取穴配合应用；三是在治疗头痛之时，先治其标，后治其本。这些都对后世中医康复治疗头痛有很大的影响。

（三）《针灸甲乙经·阴受病发痹》节选

【原文】

足不仁，刺风府。腰以下至足，清不仁[①]，不可以坐起，尻不举，腰俞主之。

痹，会阴及太渊、消泺、照海主之。

嗜卧，身体不能动摇，大温[②]，三阳络主之。

骨痹烦满，商丘主之。

足下热，痛不能久坐[③]，湿痹不能行，三阴交主之。

膝内廉痛引髌，不可屈伸，连腹引咽喉痛，膝关主之。

足大指搏伤，下车挃[④]地，通背[⑤]指端伤，为筋痹，解溪主之。

痹，胫重，足跗不收[⑥]，跟痛，巨虚下廉主之。

胫痛，足缓失履，湿痹，足下热，不能久立，条口主之。

胫苕苕[⑦]痹，膝不能屈伸，不可以行，梁丘主之。

膝寒痹不仁，不可屈伸[⑧]，髀关主之。

肤[⑨]痛痿痹，外丘主之。

膝外廉痛，不可屈伸，胫痹不仁，阳关主之。

髀痹引膝股外廉痛，不仁，筋急，阳陵泉主之。

寒气在分肉间，痛上下者[⑩]，筋痹不仁，中渎主之。

髀枢中痛不可举，以毫针寒留之，以月生死为痏数，立已，长针亦可。

腰胁相引痛急[⑪]，髀筋瘛，胫痛不可屈伸，痹不仁，环跳主之。

风寒从足小指起，脉痹上下[⑫]带胸胁，痛无常处，至阴主之。

【注释】

①清不仁：发凉而麻木不仁。

②大温：温，原校“一本作湿”，《外台秘要》与原校同，宜据改。大湿，湿气胜。

③痛不能久坐：《圣济总录》、《外台秘要》引《针灸甲乙经》均作“胫痛不能久立”。

④挃：撞。

⑤背：《圣济总录》、《外台秘要》引《针灸甲乙经》均作“臂”。

⑥足跗不收：足背屈无力。

⑦苕苕：同“迢迢”，日久的意思。

⑧不可屈伸：《圣济总录》、《外台秘要》引《针灸甲乙经》均作“痿不可屈伸”。

⑨肤：身体表面薄薄的皮肤。

⑩者：原无，《圣济总录》卷一九二引本书同，今据《外台秘要》、《医心方》补。

⑪痛急：《圣济总录》、《外台秘要》引《针灸甲乙经》均作“急痛”。

⑫脉痹上下：经脉闭阻所致疼痛沿经脉而上下移动。

【译文】

两足发冷麻木不仁，应刺风府穴。从腰以下直到足部，寒冷且麻木不仁，起坐皆感困难，臂部无法举动，治疗时，应取督脉的腰俞穴。

痹病，治疗时，应取会阴及太渊、消泺、照海穴。

嗜卧，身体不能动摇，为湿胜所致，治疗时，应取三阳络穴。

骨痹而烦闷的，治疗时，应取足太阴经的商丘穴。

足下觉热，胫痛不能长久站立，以及湿痹无法行走的，治疗时，应取足太阴经的三阴交穴。

膝关节内侧痛，牵引髌骨也痛，以致关节无法屈伸，向上连及腹部和咽喉也痛，治疗时，应取足厥阴经的膝关穴。

足大趾受伤，脚趾撞到地，脚趾端受伤，此为筋痹，用解溪治疗。

痹痛，胫部肿胀，足背松弛无力，跟骨疼痛，治疗时，应取足阳明经的巨虚下廉。

胫部痹痛，足弛缓无力以至无法行走，以及湿痹足下发热，无法长久站立的，治疗时，应取足阳明经的条口穴。

胫部患痹日久，以致膝关节不能屈伸，妨碍行走，治疗时，应取足阳明经的梁丘穴。

膝部寒冷且麻木不仁，屈伸不利的，治疗时，应取足阳明经的髀关穴。

肌肤疼痛，下肢痿软无力且麻木不仁的，治疗时，应取足少阳经的外丘穴。

膝关节外侧疼痛，不能够屈伸，胫部麻木不仁的，治疗时，应取足少阳经的阳关穴。

髋关节部痹痛，向下牵引到股及膝外侧疼痛，肌肤麻木不仁，筋脉拘急的，治疗时，应取足少阳经的阳陵泉穴。

寒邪停留在分肉之间，上下攻痛，日久而成筋痹不仁，治疗时，应取足少阳经的中渎穴。

髋关节内感觉疼痛，两腿无法抬举，若属寒性的，可以用毫针深刺久留，根据月的盈亏来决定针刺的次数，病就能立即治愈。治疗此病，用长针亦可。

腰和胁部相互牵引拘急疼痛，髋关节筋脉抽掣，胫部疼痛无法屈伸，肌肤麻木不仁，治疗时，应取足少阳经的环跳穴。

风寒从足小趾开始，沿着经脉上下作痛，胸胁疼痛无固定的部位，治疗时，应取足太阳经的至阴穴。

【按语】

本篇阐述了痹证的不同症状特点及主治腧穴，汇集了《素问》、《灵枢》和《明堂孔穴针灸治要》中有关痹证的理论和针刺康复内容，从病因、病机、症状、类型和治疗等多个方面对痹证进行了较全面的论述。

（四）《针灸甲乙经·妇人杂病》节选

【原文】

乳子下赤白①，腰俞主之。女子绝子，阴挺出不禁白沥②，上窌③主之。女子赤白沥，心下积胀，次窌主之。腰痛不可俯仰[④]，先取缺盆，后取尾骶。女子赤淫时白[⑤]，气癃，月事少，中窌主之。女子下苍汁，不禁赤沥，阴中痒痛，引少腹控胁，不可俯仰，下窌主之。刺腰尻交者两胂上[⑥]，以月生死为痏数，发针立已。

【注释】

①乳子下赤白：指哺乳期间而患赤白带下。

②白沥：指白带淋沥。

③上窌：窌，读作“liáo”。上窌，指上髎穴。

④腰痛不可俯仰：《千金方》补。

⑤女子赤淫时白：指女子阴道流出赤色浊物，有时还流出白色浊物。

⑥刺腰尻交者两胂上：刺下髎穴和髂嵴部位的肌肉坚实处。

【译文】

哺乳期间而病赤白带下的，治疗时，应取督脉的腰俞穴。女子不孕，阴挺出，白带淋沥不止，治疗时，应取足太阳经的上髎穴。女子赤白带下，淋沥不止，心下有积聚而胀满的，治疗时，应取足太阳经的次髎穴。腰痛不能够俯仰的，治疗时，应先取足阳明经的缺盆穴，后取尾骶督脉的长强穴。女子阴道流出赤色浊物，有时还有白色浊物流出，小便点滴而出，月事亦少，治疗时，应取足太阳经的中髎穴。女子阴道流出苍青色浊物，或赤带淋沥不止，阴中痒痛，牵引到少腹和胁下空软部位，身体不能俯仰，治疗时，应取足太阳经的下髎穴。针刺下髎穴和髂嵴部位的肌肉坚实处，要依据月的盈亏而决定施针次数，出针后，病可立即痊愈。

【按语】

本段总结了针刺康复治疗妇科疾病的经验，如选用腰俞、八髎及髂嵴部位的肌肉坚实处等穴位。

二、《备急千金要方》、《千金翼方》节选

孙思邈重视针灸治病愈疾，谓“汤药攻其内，针灸攻其外，则病无所逃矣”，“用以将息止，是曰随身宝”。孙思邈对前代医书中针灸内容进行了系统总结，结合自己临床经验之精华，撰《备急千金要方》针灸两卷、《千金翼方》针灸三卷，详列明堂图，指明各腧穴的位置、主病、针灸原则、宜忌及各种疾病的针灸方法，是将针灸用于康复实践的指导。《备急千金要方》主张须准确把握针灸原则，方能达到调和营卫，补虚泻实，愈疾康复之目的。首先要详审病之虚实，确定相应的补泻之法。其次需根据病人的体质确定取穴位置、数量、针入深浅、灸法缓急、针灸时间等。最后针灸之后亦需仔细护理，以促康复。特别是灸法的理论和应用，指出灸之生熟要根据部位、病情、病人体质年龄不同而灵活掌握，灸顺序要有先后，体位要平直，病证要有选择，温热之证不宜灸之。在用灸法防治疾病方面，强调早治。总而言之，孙思邈的针灸学术贡献和针灸康复学术思想的特色，主要包括：

（1）保存了大量针灸文献资料，填充了许多针灸理论空白，对针灸学的延续发展贡献卓越。辑录了大量针灸处方，治验丰富。该书辑录针穴处方 400 余条，涉及病种 100 多种。

（2）重视疾病的预防和早期治疗，其“治未病”思想包括未病先防、邪伏防发以及既病防变。

（3）重看脉，慎刺灸，以脉诊为指导的看脉针灸思想，对后人大有启发。

（4）在针灸与药物的具体应用上，孙思邈认为：“其有须针者，即针刺以补泻之，不宜针者，直尔灸之。”根据病情需要，选择针灸或者药物治疗，充分发挥不同疗法的优势，对提高临床疗效

具有重要意义。孙氏针、灸、药并重的学术思想，得到后世医家的高度肯定。

（5）首倡“阿是穴”和同身寸取穴法，厘定、校勘腧穴，重视经外奇穴。

（6）重视灸法，记载详尽，对后人大有启发。

（一）《备急千金要方·针灸上·明堂三人图》节选

【原文】

夫病源所起，本于脏腑，脏腑之脉，并出手足，循还腹背，无所不至，往来出没，难以测量。将欲指取其穴，非图莫可。备预之要，非灸不精。故《经》曰：汤药攻其内，针灸攻其外，则病无所逃矣。方知针灸之功，过半于汤药矣。

【按语】

针灸是中医特有治疗手段，能通过对经络腧穴的刺激，激发气血运行，调畅气机，调和阴阳，协调脏腑，补虚泻实，从而达到扶正祛邪，促进康复的目的，因此也是重要的康复手段。孙思邈也反复强调针灸的治疗康复作用。

（二）《备急千金要方·针灸上·用针略例》节选

1.《备急千金要方·针灸上·用针略例》节选一

【原文】

夫用针刺者，先明其孔穴。补虚泻实，送坚敷濡[①]，以急随缓，荣卫常行，勿失其理。夫为针者，不离乎心，口如衔索[②]，目欲内视[③]，消息[④]气血，不得妄行。

【注释】

①敷濡：“敷”原作“付”，今改。按：付，同“敷”。《类说·纪异记》：“瓶中有药如膏。曰：以此付之即瘥。”敷濡，谓敷布濡润。

②口如衔索：衔，口中含物。索，大绳。口像含物，不能讲话。比喻医者针刺时要精神专一。

③内视：古代道家修炼之法，谓能洞观己身内藏，比喻医者精神内守，精力集中。

④消息：消，消减。息，增长。在此有调整之意。

【按语】

本段指出对针灸原则临床需准确把握，方能达到调和营卫，补虚泻实，愈疾康复之目的。尤其是对详审病之虚实，确定相应的补泻之法，强调针刺时要掌握腧穴，明辨虚实，并通过补虚泻实使正气盛而邪气减，荣卫气血正常运行，医者更要精神专一，谨慎行事。

2.《备急千金要方·针灸上·用针略例》节选二

【原文】

针皮毛腠理者，勿伤肌肉；针肌肉者，勿伤筋脉；针筋脉者，勿伤骨髓；针骨髓者，勿伤诸络。针伤筋脉者，令人愕视失魂[①]；伤血脉者，令人烦乱失神[②]；伤皮毛者，令人上气失魄[③]；伤骨髓者，令人呻吟失志[④]；伤肌肉者，令人四肢不收失智[⑤]。此为五乱，因针所生。若更失度者，有死之忧也。所谓针能杀生人，不能起死人，谓愚人妄针必死，不能起生人也。

【注释】

①针伤筋脉者，令人愕视失魂：愕视，惊视。肝藏魂而主筋脉，针筋脉则内伤肝，使魂不藏而症见愕视失魂，心神无主。

②伤血脉者，令人烦乱失神：心藏神而主血脉，针伤血脉而内动心，使心不藏神而症见心中烦乱失神。

③伤皮毛者，令人上气失魄：肺藏魄而主皮毛，针伤皮毛则内动肺，魄不安则肺失肃降，症见上气失魄。

④伤骨髓者，令人呻吟失志：《灵枢·本神》云："意之所存谓之志。"肾藏志而生髓，其声为呻，针伤骨髓则内动肾，因肾志不藏而症见呻吟失志。

⑤伤肌肉者，令人四肢不收失智：《灵枢·本神》云："心有所忆谓之意……因虑而处物谓之智。"脾藏意而主肌肉四肢，针伤肌肉则内动脾，脾意不藏而症见肌肉无力，四肢不能收持及失智。

【按语】

本段强调针刺深浅不能有误，误刺而外伤五体，内伤五脏，神不内藏。人体皮毛、肌肉、血脉、筋脉、骨髓与五脏相应，针刺不遵法度，损伤五体，可表现为五脏不能藏神的症状，所谓内乱始生。提示在针刺时要注意深浅问题，否则外伤五体，内生五乱，"若更失度者，有死之忧也"。

3.《备急千金要方·针灸上·用针略例》节选三

【原文】

凡用针之法，以补泻为先。呼吸应江汉，补泻校升斗。经纬有法，则阴阳不相干①。震为阳气始火生于寅，兑为阴气终戊为土墓，坎为太玄华冬至之日，夜半一阳爻生，离为太阳精为中女之象。欲补从卯南补不足，地户至巽为地虚，欲泻从西北天门在乾。针入因日明向寅至午，针出随月光从申向午，午为日月光之位。如此思五行气以调荣卫，用以将息之，是曰随身宝。

【注释】

①不相干：不相干扰。按：干，干扰，冒犯。《说文解字·干部》："干，犯也。"

【按语】

本段强调针灸的治疗康复作用，尤其要详审病之虚实，确定相应的补泻之法。

4.《备急千金要方·针灸上·用针略例》节选四

【原文】

凡用锋针针者，除疾速也。先补五呼，刺入五分，留十呼，刺入一寸，留二十呼，随师而将息之①。刺急者，深内而久留之；刺缓者，浅内而疾发针；刺大者，微出其血；刺滑者，疾发针，浅内而久留之；刺涩者，必得其脉，随其逆顺久留之，疾出之，压其穴，勿出其血；诸小弱者，勿用大针，然气不足宜调以百药。余三针者，正中破痈坚瘤结息肉也，亦治人疾也[②]。火针亦用锋针，以油火烧之，务在猛热，不热即于人有损也。隔日一报，三报之后，当脓水大出为佳。

【注释】

①随师而将息之：《尔雅·释言》："师，人也。"根据患者的情况进行调摄。

②余三针者，正中破痈坚瘤结息肉也，亦治人疾也：人疾，多种疾病。《针灸聚英·火针》："孙曰：三针者，是锋针、铍针、火针也。"此言，锋针、铍针、火针可破痈疽瘤结息肉，亦可治其他疾病，但在刺痈疽时，应端正刺其正中部位。

【按语】

本段提出对运用不同针具治疗的基本要求。针刺治病时，应根据脉象来辨明虚实寒热，采取适宜的针具及刺法，并指出脉弱小而不可用大针，气不足应药物调补的重要观点。

5.《备急千金要方·针灸上·用针略例》节选五

【原文】

巨阙、太仓、上下管[①]，此之一行有六穴[②]，忌火针也。大癥块当停针，转动须臾[③]为佳。

【注释】

①上下管：管，通"脘"。此处为上脘、下脘。

②六穴：指下脘、建里、中脘、上脘、巨阙、鸠尾。

③须臾：短暂的时间。

【按语】

本段有两层含义：一是巨阙上下脘有六穴（下脘、建里、中脘、上脘、巨阙、鸠尾）禁用火针；二是火针治疗大癥瘕块时，应做短暂的停针和捻针，以发散其污滞邪气。

6.《备急千金要方·针灸上·用针略例》节选六

【原文】

每针常须看脉，脉好乃下针，脉恶勿乱下针也。下针一宿，发热恶寒，此为中病，勿怪之。

【按语】

本段反复强调脉象在针刺治疗中的重要作用。脉好，指虽见病脉但无败象，故可针刺治疗。脉恶，指绝脉已见，证属危重，故不宜针治。"下针一宿，发热恶寒"，当为孙氏针灸经验。

（三）《备急千金要方·针灸上·灸例》节选

1.《备急千金要方·针灸上·灸例》节选一

【原文】

凡孔穴在身，皆是脏腑荣卫血脉流通，表里往来，各有所主，临时救难[①]，必在审详。人有老少，体有长短，肤有肥瘦，皆须精思商量，准而折之[②]，无得一概，致有差失。其尺寸之法，依古者八寸为尺[3]，仍取病者男左女右，手中指上第一节为一寸。亦有长短不定者，即取大拇指第一节横度为一寸，以意消息[4]，巧拙在人。其言一夫者，以四指为一夫。又以肌肉文理节解缝会宛陷之中[5]，及以手按之，病者快然。如此仔细安详用心者，乃能得之耳。

【注释】

①救难：指救治疾病。

②折之：指量出穴位所在之处。

③依古者八寸为尺：《备急千金要方·针灸上·明堂三人图》："其尺用夏家古尺，司马六尺为步，即江淮吴越所用八寸小尺是也。"《类经图翼·古今尺寸不同说》："盖古之尺小，大约古之一尺，得今之八寸。"

④以意消息：根据患者身体胖瘦进行调整。

⑤肌肉文理节解缝会宛陷之中：指腧穴多在肌肉纹理中、筋之结节间、骨关节缝隙中或按之有凹陷之处。

【按语】

本段论取穴尺寸三法：即中指上第一节为一寸（现以中指微屈中节两横纹头之间为一寸），或取手拇指第一节之横度为一寸，或取四横指为一夫，强调尺寸之法还应根据病人肥瘦长短的具体情况折合计算，并要了解腧穴多在肌肉纹理中、筋之结节间和骨之关节缝隙中的特点。对正确取穴有指导意义。需根据病人的体质确定取穴位置、数量、针入深浅等。

2.《备急千金要方·针灸上·灸例》节选二

【原文】

凡《经》云横三间寸者，则是三灸两间[1]。一寸有三灸，灸有三分[2]，三壮之处，即为一寸。黄帝曰：灸不三分，是谓徒冤[3]。炷务大也，小弱炷乃小作之[4]，以意商量[5]。凡点灸法，皆须平直，四体无使倾侧。灸时孔穴不正，无益于事，徒破好肉耳。若坐点则坐灸之，卧点则卧灸之，立点则立灸之，反此亦不得其穴矣[6]。

【注释】

①横三间……三灸两间：横三间寸，指一寸之间有三个灸炷。三灸两间，指三个灸炷之间，有两个间隙。

②灸有三分：指灸炷的根部直径约为3分。

③是谓徒冤：不能祛除病邪，却徒伤好的肌肤。

④小弱炷乃小作之：灸体弱患者时，灸炷可做小些。

⑤以意商量：根据实际情况决定灸炷大小。

⑥反此亦不得其穴矣：与此相反，也不能使灸炷正处于腧穴位置。

【按语】

本段提出了对艾炷大小的要求，一般艾炷底部的直径为3分宽。如果灸炷底部直径不到3分，则不能祛除疾病，只是烧伤肌肤。艾炷务必要足够大，但如果患者身体弱小，艾炷则可适当做小些。

总之，医生应依患者的实际身体状况决定艾炷大小。同时，本段论述施灸要领：坐、卧、立，均应身体平直而不倾斜，点定腧穴后不可移动体位，即“坐点则坐灸之，卧点则卧灸之，立点则立灸之”，以保证用穴的准确性。

3.《备急千金要方·针灸上·灸例》节选三

【原文】

凡言壮数者，若丁壮[①]遇病，病根深笃者，可倍多于方数[②]。其人老小羸弱者，可复减半。依扁鹊灸法，有至五百壮、千壮，皆临时消息之。《明堂本经》多云针入六分，灸三壮，更无余论。曹氏灸法有百壮者，有五十壮者。《小品》诸方，亦皆有此。仍须准病轻重以行之，不可胶柱守株[③]。凡新生儿七日以上，周年以还，不过七壮，炷如雀屎大。

【注释】

①丁壮：丁，男子成年曰丁；壮，三十岁曰壮。古人谓男子少壮可任役力者为丁壮。

②方数：常规灸法应灸的壮数。

③仍须准病轻重以行之，不可胶柱守株：胶柱守株，即胶柱鼓瑟，守株待兔。形容拘泥成法，不知变通。

【按语】

本段论述关于施灸量问题。隋唐盛行灸法，灸量有大有小，孙氏根据自己的经验并博采众家之长，提出灸量应根据患者的身体强弱和病情轻重来灵活确定，并列举了古代施灸量作为参考。

4.《备急千金要方·针灸上·灸例》节选四

【原文】

凡灸当先阳后阴，言从头向左而渐下，次后从头向右而渐下，先上后下，皆以日正午以后，乃可下火灸之，时谓阴气未至，灸无不著[①]。午前平旦谷气虚，令人癫眩[②]，不可针灸也，慎之。其大法如此，卒急者不可用此例。

【注释】

①灸无不著：著，明显。此处指灸治的疗效没有不显著的。

②癫眩：精神萎靡不振，头晕目眩。

【按语】

本段论施灸的顺序和最佳时间。根据阳行左阴行右，阳在上阴在下的理论，提出先阳后阴，先上后下的施灸顺序。关于施灸的时间，孙氏认为中午以后为最佳，此时阳气正旺而阴气未至，灸之则疗效最高。午前和平旦（清晨），人的谷气不足，灸之可使人癫眩，故不宜针灸。

5.《备急千金要方·针灸上·灸例》节选五

【原文】

灸之生熟法，腰以上为上部，腰以下为下部，外为阳部荣，内为阴部卫[①]，故脏腑周流，名曰经络。是故丈夫四十已上气[②]在腰，老妪四十已上气在乳。是以丈夫先衰于下，妇人先衰于上。灸之生熟，亦宜撙而节之[③]，法当随病迁变，大法外气务生，内气务熟[④]，其余随宜耳。

头者，身之元首[⑤]，人神之所注[⑥]。气口精明[⑦]，三百六十五络，皆上归于头。头者，诸阳之会也[⑧]。故头病必宜审之，灸其穴不得乱，灸过多伤神，或使阳精玄熟，令阴魄再卒，是以灸头正得满百[⑨]。脊背者，是体之横梁，五脏之所系著，太阳之会合[⑩]，阴阳动发，冷热成疾[⑪]，灸太过熟，大害人也。臂脚手足者，人之枝干，其神系于五脏六腑，随血脉出，能远近采物，临深履薄，养于诸经，其地狭浅，故灸宜少。灸过多，即内神不得入，精神闭塞，否滞不仁，即臂不举，故四肢之灸，不宜太熟也。然腹脏之内为性，贪于五味，无厌成疾，风寒结痼，水谷不消，宜当熟之。

然大杼、脊中、肾俞、膀胱、八窌，可至二百壮。心主、手足太阴，可至六七十壮。三里、太溪、太冲、阴阳二陵泉、上下二廉，可至百壮。腹上下管，中管、太仓[⑫]、关元，可至百壮。

若病重者，皆当三报之，乃愈病耳。若治诸沉结寒冷病，莫若灸之宜熟。若治诸阴阳风者，身热脉大者，以锋针刺之，间日一报之。若治诸邪风鬼注[⑬]，痛处少气，以毫针去之，随病轻重用之。

表针内药，随时用之，消息将之，与天同心，百年永安，终无横病[⑭]。此要略说之，非贤勿传，秘之。

凡微数之脉，慎不可灸，伤血脉，焦筋骨。凡汗已后勿灸，此为大逆。脉浮热甚勿灸[⑮]。

【注释】

①外为阳部荣，内为阴部卫：此注与《素问·阴阳应象大论》“阴在内，阳之守也；阳在外，阴之使也”同义。

②气：指人气。

③撙而节之：即“撙节”。谓约束、克制。《礼记·曲礼上》：“是以君子恭敬撙节，退让以明礼。”撙，趋也。节，法度也。应遵法度而行灸法。

④大法外气务生，内气务熟：大法，灸法原则。外气、内气，指病在外部和内部。生熟，指灸的程度。凡灸的壮数多，艾炷大者为熟。凡灸的壮数少，艾炷小者为生。

⑤元首：君也。头在人身为神明之主宰，故为君。

⑥人神之所注：注，原作“法”，据《金匮玉函经》卷一改。

⑦气口精明：义“血”，据《金匮玉函经》卷一改。

⑧头者，诸阳之会也：诸阳经之脉，皆会于头面，故头为诸阳之会。

⑨是以灸头正得满百：《普济方》作“是以灸头不得满百”，义长。

⑩脊背者，是体之横梁，五脏之所系著，太阳之会合：人体脊背像房屋的横梁，五脏依附于内，又是足太阳与督脉的会合循行之处。

⑪阴阳动发，冷热成疾：若阴阳之气活动异常，则易造成偏盛偏衰，表现为发冷发热的疾病。

⑫太仓：据《备急千金要方·针灸上·用针略例》，此似为注文误作正文。

⑬鬼注：《诸病源候论·鬼注候》：“注之言注也，言其连滞停注也。人有先无它病，突被鬼排击，当时或心腹刺痛，或闷绝倒地，如中恶之类。”

⑭表针内药……与天同心：表针内药，指体表针刺，内服汤药。消息将之，指调摄护理。与天同心，谓顺乎自然规律。

⑮凡微数之脉……脉浮热甚勿灸：此文见于《伤寒论》，而稍有不同。脉数为热，灸之以热助热，使内热更盛，伤血脉而燋筋骨。热病发汗，阴气已伤，再用灸法，使阴更伤，故不可灸。

【按语】

本段提出灸量大法及具体应用。灸之生熟法，是依据病情、病位、脉象而确定的灸量法则。本节提出重要的灸法原则——“外气勿生，内气勿熟”，意为病在外在经脉，灸量宜小宜轻，病在内在脏腑，灸量宜大宜重。此外，对头首、脊背、四肢、腧穴都作了灸量的论述，并提出了头不宜多灸的观点，为后人所尊崇。关于具体壮数问题，则不必过于拘泥。

6.《备急千金要方·针灸上·灸例》节选六

【原文】

头面目咽，灸之最欲生少；手臂四肢，灸之欲须小熟，亦不宜多；胸背腹灸之，尤宜大熟，其腰脊欲须少生。大体皆须以意商量，临时迁改，应机千变万化，难以一准耳。其温病随所著而灸之[①]，可百壮余，少至九十壮。大杼、胃管可五十壮，手心主、手足太阳可五十壮，三里、曲池、太冲可百壮，皆三报之，乃可愈耳。风劳沉重，九部尽病[②]，及毒气为疾者，不过五十壮，亦宜三报之。若攻脏腑成心腹疹者[③]，亦宜百壮。若卒暴百病，鬼魅所著者，灸头面四肢宜多，灸腹背宜少，其多不过五十，其少不减三五七九壮。凡阴阳濡风口㖞僻者[④]，不过三十壮，三日一报，报如前，微者三报，重者九报，此风气濡微细入，故宜缓火温气，推排渐抽以除耳。若卒暴催迫，则流行细入成痼疾，不可愈也，故宜缓火。凡诸虚疾，水谷沉结流离者[⑤]，当灸腹背，宜多而不可过百壮。大凡人有卒暴得风，或中时气，凡百所苦，皆须急灸疗，慎勿忍之停滞也。若王相者，可得无他[⑥]，不尔渐久，后皆难愈，深宜知此一条。

凡人吴蜀地游宦[⑦]，体上常须三两处灸之，勿令疮暂瘥，则瘴疠、温疟、毒气不能著人也，故吴蜀多行灸法。

有阿是之法，言人有病痛即令捏其上，若里[⑧]当其处，不问孔穴，即得便快，成痛处，即云阿是，灸刺皆验，故曰阿是穴也[⑨]。

【注释】

①其温病随所著而灸之：著，附著，停留。温病灸法，应随温邪所留舍附着处而灸之。

②风劳沉重，九部尽病：风劳，风疾的一种。九部，泛指周身各部。因风邪导致周身发病，症见肘臂不仁，四肢难动，腰脊疼痛，嗜卧等症状。

③若攻脏腑成心腹疹者：心腹疹者，元本、明本、道藏本、四库本“疹”并作“疼”。《普济方》引“疹”作“疼”，可参。按：疹，病。《集韵》：“疹，疾也。”亦作久病。若风邪侵入脏腑，便成心腹内脏之疾。

④口㖞僻者：㖞，嘴歪。指感受风邪，口角歪斜。

⑤凡诸虚疾，水谷沉结流离者：一切虚证，多因阳气不足，运化无力，至水谷不化，或结聚于里，或泄泻流离。

⑥无他：他，原作“佗”，据元本、明本、道藏本、四库改。按：佗，通“他”。《正字通》：“佗，与他、它通。”

⑦游宦：宦，原作“官”，据明本、道藏本改。游宦，指异乡为官，迁转不定。

⑧里：疑为“裹”之误。

⑨有阿是之法……故曰阿是穴也：人有病痛时，医者捏其皮肤，若所按之处正当病所，则病人即有爽快或疼痛感，此处便是阿是穴。

【按语】

本段论述灸法的施灸壮数问题，并提出保健灸，强调灸法在补助人体正气，抵抗病邪方面的重要作用，尤其是孙氏首创阿是穴，价值匪浅，称为腧穴三大分类之一，至今仍在临床广泛应用。

（四）《备急千金要方·风毒脚气·泡灸法》节选

【原文】

凡脚气，初得脚弱，使速灸之，并服竹沥汤，灸讫，可服八风散，无不瘥者，惟急速治之。若人但灸而不能服散，服散而不灸，如此者半瘥半死，虽得瘥者，或至一二年复更发动。觉得便依此法速灸之及服散者，治十十愈。此病轻者，登时虽不即恶，治之不当，根源不除，久久期于杀人，不可不精以为易。

【按语】

本段重视疾病早期治疗，体现“治未病”的思想，患病之后主张及时治疗。

（五）《千金翼方·中风下·中风》节选

【原文】

论曰：圣人以风是百病之长，深为可忧，故避风如避矢，是以防御风邪，以汤药针灸蒸熨，随用一法皆能愈疾。至于火灸，特有奇能，虽曰针汤散皆所及，灸为其最要。昔者华佗，为魏武帝针头风，华佗但针即瘥。华佗死后数年，魏武帝头风再发，佗当时针讫即灸，头风岂可再发？只由不灸，其本不除。所以学者不得专恃于针及汤药等，望病毕瘥，既不苦灸，安能拔本塞源？是以虽丰药饵，诸疗之要，在火灸为良。初得之时，当急下火，火下即定，比煮汤熟，已觉眼明，岂非大要？其灸法：先灸百会，次灸风池，次灸大椎，次灸肩井，次灸曲池，次灸间使，各三壮，次灸三里五壮。其炷如苍耳子大，必须大实作之，其艾又须大熟，从此以后，日别灸之，至随年壮止。凡人稍觉心神不快，即须灸此诸穴各三壮，不得轻之。苟度朝夕，以致损毙。戒之哉，戒之哉！

【按语】

本段重视疾病的预防，体现“重防病”的思想，提出灸百会、风池、大椎、肩井、曲池、间使、足三里七穴预防中风，强调灸治中其炷如苍耳子大，必须大实作之，其艾又须大熟。

（六）《千金翼方·针灸上·诸风》节选

1.《千金翼方·针灸上·诸风》节选一

【原文】

论曰：凡风病内外沉浮者，内是五脏，外是皮肤，沉是骨髓，浮是血脉。若在腠理，汤药所及。若在五脏，酒醪所至。若在血脉，针灸所中。深在骨髓，扁鹊自云不能如何。

【按语】

孙氏对中风病康复主张针、灸、药并用。

2.《千金翼方·针灸上·诸风》节选二

【原文】

治猥退风[①]偏风半身不遂法：肩髃主偏风半身不遂，热风，头风，刺风，手不上头，捉物不得，挽弓不开，臂冷酸疼无力，针入八分，留三呼，泻五吸，在膊骨头陷中平手取之，偏风不遂，可至二百壮，过多则臂强，慎酒肉五辛，热食浆水。又针曲池，入七分，得气则泻，然后补之，大宜灸，日十壮至一百壮止。十日更报之，少至二白壮。又针列缺，入三分，留三呼，泻五吸。亦可灸之，日七壮至一百，总至三百壮。阳池上一寸两筋间陷中，主刺热风耳聋鸣，手不仁，冷风手战，偏风，半身不遂。阳池支沟，下一寸覆腕当纹宛宛中，亦主或因损后把捉不得，针入三分，留三呼，泻五吸，忌灸。商丘，在内踝前陷中，主偏风痹，脚不得履地，刺风头风热风阴痹，针入三分，留三呼，泻五吸，疾出之。忌灸。偏风半身不遂，脚重热风，疼不得履地，针入四分，留三呼，得气即泻，疾出针，于痕上灸之良，七壮。

【注释】

①猥退风：又称腲退风、风腲退。首见于隋代巢元方《诸病源候论·风病诸候·风腲退候》云："风腲退者，四肢不收，身体疼痛，肌肉虚满，骨节懈怠，腰脚缓弱，不自觉知是也。"但是历代医家多以唐代孙思邈《备急千金要方·偏风》所云"治猥退风，半身不遂，失音不语者方"及"猥退风，半身不遂，失音不语者灸百会"为据，认为猥退是"半身不遂，失音不语"。

【按语】

本段指出可选用肩髃、曲池、列缺、阳池、商丘等穴针灸进行中风半身不遂康复。针法和灸法既可用于中风病急性期，更适用于后期康复调养，通过穴位、经络的刺激传导，需补则补，需泻则泻，调动机体内在的康复机制，"视病虚实平论之，行汤行针，依穴灸之"。

3.《千金翼方·针灸上·诸风》节选三

【原文】

灸猥退风半身不遂法：先灸天窗，次大门，脑后尖骨上一寸，次承浆，次风池，次曲池，次手髓孔，腕后尖骨头宛宛中，次手阳明大指奇后，次脚五指屈，两脚膝腕纹，次脚髓孔足外踝后一寸，次足阳明足拇指奇三寸，各灸百壮。若有手足患不遂，灸百会，次本神，次肩髃，次心俞，次手少阳，次足外踝下容爪处，并依左右百壮。面上游风如虫行，习习然起，则头旋眼暗，头中沟垄起，灸天窗，次两肩上一寸当瞳仁，次曲眉在两眉间，次手阳明，次足阳明，各灸二百壮。

【按语】

本段指出灸天窗、大门、承浆、风池、曲池、手髓孔等穴治疗中风半身不遂。针法和灸法既可用于中风病急性期，更可用于后期康复调养，通过穴位、经络的刺激，需补则补，需泻则泻，调动机体内在的康复机制，"视病虚实平论之，行汤行针，依穴灸之"。

（七）《千金翼方·针灸中·胃病》节选

【原文】

治胃补胃，灸胃俞百壮，主胃中寒，不能食，食多身羸瘦，肠鸣腹满，胃胀。灸三焦俞，主五脏六腑积聚，心腹满，腰背痛，饮食不消，吐逆。寒热往来，小便不利，羸瘦少气，随年壮。又，灸心下二寸，名胃管，百壮至千壮，佳。小肠俞主三焦寒热，灸随年壮。治胃中热病，膝下三寸名三里，灸三十壮。反胃，食即吐出，上气，灸两乳下各一寸，以瘥为限。又，灸脐上一寸二十壮。又，灸内踝下三指稍斜向前有穴，三壮。

【按语】

灸治胃病。

（八）《千金翼方·针灸下·杂法》节选

【原文】

用针法：凡用针者，虚则实之，满则泄之，宛陈则除之，邪盛则虚之。大要徐而疾则实，疾而徐则虚。言实与虚，若有若无。察其后先，若存若亡。为虚为实，若得若失。虚实之要，九针最妙。补泻之时，以针为之。重则为补，轻则为泻。虽有分寸，得气即止。明堂偃侧，针讫，皆无不灸。凡病，皆由血气壅滞，不得宣通，针以开导之，灸以温暖之。灸已，好须将护，生冷醋滑等，若不谨慎之，反增疾矣。

【按语】

针灸疏通经络的方法主要是根据病变部位及经络循行与联系，选择相应的部位和腧穴，采用毫针泻法、三棱针点刺出血、皮肤针叩刺、拔罐或灸法，使经络通畅，气血运行正常，达到治疗疾病的目的。

三、《扁鹊心书》节选

《扁鹊心书》是一本重点介绍灸法的临床医籍。该书托名扁鹊所传，由南宋窦材撰写。全书以提倡用灸法和丹药扶阳祛疾为特色，主张大病须灸至数百壮，常用穴为关元、中脘、命关等。《扁鹊心书》为中医康复的灸法治疗提供了宝贵的历史参考资料，为临床急重危证的康复提供新的治疗思路，为后世针灸临床运用提供历史借鉴。

（一）《扁鹊心书》节选一

【原文】

故云：阳精①若壮千年寿，阴气如强必毙伤。又云：阴气未消终是死，阳精若在必长生。故为医者，要知保扶阳气为本。人至晚年阳气衰，故手足不暖，下元虚惫②，动作艰难。盖人有一息气在则不死，气者阳所生也，故阳气尽必死。人于无病时，常灸关元、气海、命关、中脘，更服保元丹、保命延寿丹，虽未得长生，亦可保百余年寿矣。

【注释】

①阳精：即阳气，人的生老病死，都由阳气主导。人体精血津液也由阳气所化生。

②下元虚惫：又称肾阳虚衰，即肾阳虚之严重者。临床表现为精神萎靡，动则气喘，腰膝酸冷，四肢凊冷，腹大胫肿，黎明前泄泻，癃闭或夜尿频数，尺脉沉迟等。

【按语】

窦氏认为治病要认识到“保扶阳气为本”，其认为阳气壮则人强，阳气虚则人多有病伤，阳气脱则人死。保阳气是中医康复学的一条重要原则，窦氏认为艾灸是扶阳益气的第一要法，故书中非常强调保护人体之阳气，并多采用艾灸的治疗方法。

（二）《扁鹊心书》节选二

【原文】

《经》云：形不足者，温之以气，精不足者，补之以味，即官桂、附子、鹿茸、河车之类是也。将脱者，元气将脱也，尚有丝毫元气未尽，唯六脉尚有些小胃气，命若悬丝，生死立待，此际非寻常药饵所能救，须灸气海、丹田、关元各三百壮，固其脾肾。夫脾为五脏之母，肾为一身之根。故伤寒必诊太溪、冲阳，二脉者，即脾肾根本之脉也。此脉若存则人不死，故尚可灸。

【按语】

窦氏重视扶阳，尤其重视扶脾肾之阳，他认为“夫脾为五脏之母，肾为一身之根”，脾是后天生化之源，肾是先天立根之本。因而在临床上扶脾肾之阳显得更为重要。

（三）《扁鹊心书》节选三

【原文】

夫人之真元乃一身之主宰，真气壮则人强，真气虚则人病，真气脱则人死。保命之法：灼艾第一，丹药第二，附子第三。人至三十，可三年一灸脐下三百壮；五十，可二年一灸脐下三百壮；六十，可一年一灸脐下三百壮，令人长生不老。余五十时，常灸关元五百壮，即服保命丹、延寿丹，渐至身体轻健，羡进饮食。六十三时，因忧怒，忽见死脉于左手寸部，十九动而一止，乃灸关元、命门各五百壮。五十日后，死脉[①]不复见矣。每年常如此灸，遂得老年康健。乃为歌曰：一年辛苦唯三百，灸取关元功力多，健体轻身无病患，彭篯寿算更如何。

【注释】

①死脉：《扁鹊心书》卷中死脉见篇，指少年七情六欲所损导致的老年真气虚衰的症状。死脉见于两手，或十动一止，或二十动一止，又若屋漏、雀啄之类皆是死脉。

【按语】

《扁鹊心书》中对灸法的实践进行了大量的论述，提出固补阳气的三种方法：灼艾第一，丹药第二，附子第三。这三种方法均有温补的功效，但是灸法的温补作用最为显著。在灸法用于预防保健方面，他提出根据年龄来使用不同的灸法壮数。中医康复重点突出针对调理体质的治疗方法，改善体质，提高远期疗效，在提高生活质量的同时减少与预防疾病的复发。窦氏对于疾病预防的理论与实施方法可作借鉴。

（四）《扁鹊心书》节选四

【原文】

医之治病用灸，如做饭需薪，今人不能治大病，良由不知针艾故也。世有百余种大病，不用灸艾、丹药，如何救得性命，劫得病回？如伤寒、疽疮、劳瘵[①]、中风、肿胀、泄泻、久痢、喉痹、小儿急慢惊风、痘疹黑陷[②]等证。若灸迟，真气已脱，虽灸亦无用矣；若能早灸，自然阳气不绝，性命坚牢。又世俗用灸，不过三五十壮，殊不知去小疾则愈，驻命根则难。故《铜人针灸图经》云：凡大病宜灸脐下五百壮。补接真气，即此法也。

【注释】

①劳瘵：是由痨虫侵袭肺叶而引起的一种具有传染性的慢性虚弱疾患，现代医学的肺结核病，以及肺外结核与本病表现相同的，都可称之劳瘵。

②痘疹黑陷：症见痘疮晕脚干枯，中有黑脐。为毒火内盛，营血干枯所致。

【按语】

窦氏强调使用灸法宜早，即所谓“早灸”，待到真气离散，即使用再多的艾灸也不能起死回生。此外，大病、重病必须重灸才能获效，通过大量而及时的施灸，可“补接真气”、“以固性命”。“多灸”是窦氏重要的学术思想核心，多灸指的是所使用的壮数多，当时普遍的灸法是使用三五十壮，窦氏认为这虽然可以让轻症治愈，但是重症之病则难愈。

四、《针灸大成》节选

明代杨继洲《针灸大成》是一部蜚声针坛的名著，自问世以来，至今已有几十种版本，其翻刻次数多、流传广、影响大、声誉隆。从《针灸大成》可以看出，杨氏对针灸学造诣不凡。书中所述，大多见解客观，主张正确，理论精辟，如针灸药物按摩并重、针法灸法并重、穴法手法并重等观点。

此外，对针刺得气、手法、透针法、疗程等问题，也有不少独特发挥。

（一）《针灸大成·诸家得失策》节选

1.《针灸大成·诸家得失策》节选一

【原文】

问：人之一身，犹之天地，天地之气，不能以恒顺①，而必待于范围②之功。人身之气，不能以恒平，而必待于调摄之技③。故其致病也，既有不同，而其治之，亦不容一律，故药与针灸，不可缺一者也。然针灸之技，昔之专门者，固各有方书，若《素问》、《针灸图》④、《千金方》、《外台秘要》，与夫补泻灸刺诸法，以示来世矣。其果何者而为之原欤？亦岂无得失去取于其间欤⑤？诸生以是名家者，请详言之！

【注释】

①恒顺：恒，常。顺，调顺。

②范围：范，原指铸造用具的模子。围，边框。范与围均用如动词，范围，效法，引申为约束、制约、使之就范等义。《易·系辞上》："范围天地之化而不过。"范围之功，此言天地之气一年四季中的变化规律。

③必待于调摄之技：必须依靠医护调理。

④《针灸图》：指经穴图，唐以前即有"明堂图"，故排列在《千金方》之前。

⑤其果何者而为之原欤？亦岂无得失去取于其间欤：原，本源。指其中哪一种是本源呢？是否也有得失取舍在这中间呢？

【译文】

人的整个身体，如同天地一样。天地间的气不能永久和顺正常，一定要顺应四时变化规律；人身的气，不能永久平和，一定要依靠调理摄养。所以，人体得病的原因既然有不同，因而它们的治疗方法，也就不应千篇一律。所以中药、针刺和艾灸这些治疗方法是不可缺一的。然而针法、灸法这些技术，从前的医家本来都各有所依赖的方书，如《素问》、《针灸图》、《千金方》、《外台秘要》，以及那些补泻针刺的各种方法，用来示教后世学医的人。这些书中间到底哪一种是针灸学的本源呢？难道在它们中间也没有什么优劣之分和取舍之别吗？诸位生员都是凭这些著作而成为学有专长的著名医家的，请详细谈谈这个问题。

【按语】

策，为古代考试士人，以问题书之于策，令应举者作答，称之"策问"，简称"策"。起源于汉代，后发展成为一种文体。本段提问针灸方书源流及其得失取舍。针灸历史悠久，医书各有专长，故本段内容提出在针灸书中哪些是针灸学术的本源、哪些是学术的流派、各书的优缺点有哪些等问题，并在下文加以论述。

2.《针灸大成·诸家得失策》节选二

【原文】

对曰：天地之道，阴阳而已矣。夫人之身，亦阴阳而已矣。阴阳者，造化之枢纽，人类之根柢也[①]，惟阴阳得其理[②]则气和，气和则形亦以之和矣。如其拂而戾[③]焉，则赞助[④]调摄之功，自不容已矣。否则，在造化不能为天地立心，而化工[⑤]以之而息；在夫人不能为生民立命[⑥]，而何以臻寿考无疆之休[⑦]哉。此固圣人赞化育[⑧]之一端也，而可以医家者流而小之耶？

愚尝观之《易》曰："大哉乾元，万物资始。""至哉坤元，万物资生。"是一元之气[⑨]，流行于天地之间，一阖一辟[⑩]，往来不穷，行而为阴阳，布而为五行，流而为四时，而万物由之以化生，此则天地显仁藏用之常[⑪]，固无庸以赞助为也。然阴阳之理也，不能以无愆[⑫]，而雨旸寒暑，不能以时若[⑬]，则范围之功，不能无待于圣人也。故《易》曰："后以裁成天地之道，辅相天地之宜[⑭]，以左右民。"此其所以人无夭札[⑮]，物无疵厉[⑯]，而以之收立命之功矣。

【注释】

①造化之枢纽，人类之根柢也：造化，指创造化育。《淮南子·精神训》："伟哉！造化者其以我为此拘邪？"柢，即根，根柢，根本，根底。指阴阳是创造化育万物的关键，是人类生存的基础。

②理：条理，和顺状态。

③拂而戾：拂，违背，违反。戾，暴戾，逆乱。《荀子·荣辱》："猛贪而戾。"

④赞助：参赞，协助。

⑤化工：天工，指自然创造或生长万物的功能。

⑥立命：立，设立。命，命运，性命。

⑦臻寿考无疆之休：臻，至，达到。寿考，长寿。休，美也。《易·大有》："顺天休命。"郑玄注："美也。"

⑧化育：化生、养育。

⑨一元之气：指诞生万物的原始之气，即元气。

⑩一阖一辟：阖，闭合；辟，开辟、开张。

⑪天地显仁藏用之常：显仁，显示仁爱之德。藏用，隐藏（其化育万物的）功用。《易·系辞上》："显诸仁，藏诸用，鼓万物而不与圣人同忧。"常，规律。

⑫愆：罪过，过失。

⑬雨旸寒暑，不能以时若：旸，日出，天晴。若，顺从。《尚书·尧典》："钦若昊天。"孔颖达注："敬顺也。"

⑭后以裁成天地之道，辅相天地之宜：后，君主，帝王。《白虎通》云："以揖让受于君，故称后。"裁成，化裁生成。辅相，辅助。《易·泰》："辅相天地之宜。"

⑮夭札：夭，灾害，短命；札，瘟疫。

⑯疵厉：厉，亦作"疠"。疵厉，疾病，灾害。《庄子·逍遥游》："使物不疵疠，而年谷熟。"成玄英疏："疵疠，疾病也。"

【译文】

回答说：自然界的规律，不外乎阴阳运动变化罢了；人的身体，也是阴阳运动变化罢了。阴阳二气，是创造化育万物的关键，是人类生存的基础。阴阳之气顺应它的规律运行，那么气就平和了，气平和了，那么身体也就因此平和健康了。如果阴阳二气的运行变化违背了它的规律，那么辅助调理摄养的事情自然就不容许停止了。否则，在大自然方面不能给天地修心认识天道，而化育万物的工作也因此就停止；在人类方面，不能给人民修身顺从天道，怎么能够达到寿命长长久久的美好境界呢？这本来就是圣人赞助化育万物的一个方面，怎么能因为是医家一类人物的事而小看它呢？

我曾经看到《易经》上说："天，伟大啊！万物借助天的功能开始发生。""地，崇高啊！万物借助地的功能而完成生育。"这天地混沌未分的元气流动运行在天地之间，一合一开，往来无穷，运行就成为阴阳，布散就成为五行（木火土金水），流转运动就成为春夏秋冬四季，而万物根据这些运动变化而化育生长。这些就是天地显现于资生万物的仁德，隐藏于百姓不知而日用的规律。但阴阳的运转布散不可能没有差错，晴雨寒暑的更迭变换不可能永远和谐。要顺应四季气候变化的规律，就不得不依靠圣人了。所以《易经》上说，天地阴阳之气相交，所以安泰，君王要根据这种自然法则适当剪裁，灵活运用，来辅助天地的正常活动，用来济助、调整人民的生活。这就是人民没有早死、病死，万物没有灾难，因此收到修身顺应天道之功效的原因。

【按语】

本段内容论述阴阳协调在自然界和人体的作用。阴阳是宇宙万物生长变化的根本，阴阳协调，事物就会按其规律发展。人体阴阳平衡，就能维持正常的生理活动而保持健康。但阴阳运动变化过程中，不可能永远平衡，一旦阴阳失调就会产生疾病，这时需要医治使之恢复平衡。

3.《针灸大成·诸家得失策》节选三

【原文】

然而吾人，同得天地之理以为理，同得天地之气以为气，则其元气流行于一身之间，无异于一元之气流行于天地之间也。夫何喜怒哀乐心思嗜欲之汩[①]于中，寒暑风雨温凉燥湿之侵于外，于是有疾在腠理者焉，有疾在血脉者焉，有疾在肠胃者焉。然而疾在肠胃，非药饵不能以济；在血脉，非针刺不能以及；在腠理，非熨焫[②]不能以达，是针、灸、药者，医家之不可缺一者也。夫何诸家之术惟以药，而于针灸则并而弃之，斯何以保其元气，以收[③]圣人寿民之仁心哉？

【注释】

①汩：扰乱。梅尧臣《冬雷》诗："天公岂物欺，若此汩时序？"

②焫：点燃、焚烧。以火烧针或燃艾刺激体表穴位。

③收：取得。《广雅·释诂》曰："取也。"

【译文】

然而，我们人类同样以天地的法则作为我们的法则，同样得到天地的自然之气作为一身之气，那么人体的元气流行于全身之间，跟混沌未分的一元之气流行于天地之间就没有什么不同了。喜怒哀乐在人体内扰乱，寒暑风雨、温凉燥湿各种外邪从外部侵入人体，于是会有疾病在皮肤和肌肉之间，会有疾病在血脉部位，会有疾病在肠胃之间。然而疾病在肠胃之间，不用药物就不能疗救；在血脉部位，不用针灸就不能达到疗效；在皮肤肌肉之间，不用热敷、艾灸就不能通达病处。因此针、灸、药三者，医家不可缺一的呀。为什么各位医家的医术仅仅用药，却对于针、灸就全都一起抛弃它们，那么用什么来保养人身的元气，以取得圣人使人民健康长寿的仁爱之心呢？

【按语】

本段内容论述针、灸、药是医家不可缺一的技术。七情六淫侵袭腠理、血脉、肠胃等部位不同，病变表现各不相同。针、灸、药物各有其优势，应根据其病情需要而择优选用，医者必须全面掌握各种不同的技术，才能保全患者的元气，体现“寿民之仁心”。文中批评了当时重药物轻针灸的现象。

4.《针灸大成·诸家得失策》节选四

【原文】

然是针与灸也，亦未易言也。孟子曰：“离娄[①]之明，不以规矩，不能成方圆；师旷[②]之聪，不以六律，不能正五音。”若古之方书，固离娄之规矩，师旷之六律也。故不溯其源，则无以得古人立法之意；不穷其流，则何以知后世变法之弊。今以古之方书言之，有《素问》、《难经》焉，有《灵枢》、《铜人图》焉，有《千金方》，有《外台秘要》焉，有《金兰循经》[③]，有《针灸杂集》[④]焉。然《灵枢》之图[⑤]，或议其太繁而杂；于《金兰循经》，或嫌其太简而略；于《千金方》，或诋其不尽伤寒之数[⑥]；于《外台秘要》，或议其为医之蔽[⑦]；于《针灸杂集》，或论其未尽针灸之妙。溯而言之，则惟《素》、《难》为最要。盖《素》、《难》者，医家之鼻祖，济生之心法[⑧]，垂之万世而无弊者也。

【注释】

①离娄：人名。相传为黄帝时人，眼力极强，能在百步之外洞察秋毫。

②师旷：人名。春秋时期晋国的乐师，目盲，善弹琴，辨音能力甚强。

③《金兰循经》：全称《金兰循经取穴图解》，元代忽泰必烈著。

④《针灸杂集》：应作《针灸杂说》，元代窦桂芳编集。

⑤《灵枢》之图：《灵枢》原书无图，据《针灸聚英》之意，似指《铜人针灸图》。

⑥诋其不尽伤寒之数：诋，毁谤、诬蔑。指《备急千金要方》中只收载了部分《伤寒论》的内容。

⑦医之蔽：蔽，通“弊”，即弊病。指《外台秘要》废针而存灸。

⑧心法：佛家语，谓佛经经典文字以外的传授方法。后世通谓师徒授受曰心法。

【译文】

然而这针刺与艾灸的治疗方法，也不是轻易谈论的。孟子说：“离娄的眼力极强，若不凭借圆规和矩尺，是不能画成方和圆的；音乐家师旷的听力很强，不凭借六律，也是不能校正五音的。”像那些古代的方书，本就像离娄的圆规和矩尺，师旷的六律。因此不追溯医学的本源，就无法了解古人立法的用意；不深究医学的流派，凭什么知道后世改变治法的弊病呢？现在拿古代方书来说，有《素问》、《难经》，有《灵枢》、《铜人图》，有《千金方》，有《外台秘要》，有《金兰循经》，有《针灸杂集》。然而《灵枢》的图，有人说它太繁杂，对于《金兰循经》，有人嫌它太简略；对于《千金方》，有人诋毁它没有包括《伤寒论》的全部内容；对于《外台秘要》，有人说它是医学著作的坏作品；对于《针灸杂集》，有人评论它没有全部阐明针灸的奥妙。追根溯源来说，就只有《素问》、《难经》是最重要的。因为《素问》、《难经》是医家的始祖，救济生命的心法，流传万代也没有什么弊病的著作。

【按语】

本段历数各种针灸方书的优缺点，并阐述古今方书应以《素问》、《难经》为主，离娄虽明，无规矩不能成方圆；师旷虽聪，无六律不能正五音，针灸也必须有规范，《素问》和《难经》是医家的根本，为习医者所必读之书。

5.《针灸大成·诸家得失策》节选五

【原文】

夫既由《素》、《难》以溯其源，又由诸家以穷其流，探脉络，索营卫，诊表里，虚则补之，实则泻之，热则凉之，寒则温之，或通其气血，或维其真元。以律①天时，则春夏刺浅，秋冬刺深也。以袭②水土，则湿致③高原，热处④风凉也。以取⑤诸人，肥则刺深，瘠⑥则刺浅也。又由是而施之以动摇进退搓弹摄按之法，示之以喜怒忧惧思劳醉饱之忌，穷之以井荥输经合之源，究之以主客⑦、标本之道，迎随、开阖之机。夫然后阴阳和，五气⑧顺，荣卫固，脉络绥⑨，而凡腠理血脉，四体百骸，一气流行，而无壅滞痿痹之患矣。不犹圣人之裁成辅相，而一元之气周流于天地之间乎？

先儒曰："吾之心正，则天地之心亦正，吾之气顺，则天地之气亦顺。"此固赞化育之极功也，而愚于医之灸刺也亦云。

【注释】

①律：遵循，效法。

②袭：继承，因袭。《礼记·中庸》："上律天时，下袭水土。"

③致：送达。《汉书·五帝纪》："存问致赐。"

④处：安置，安顿。《国语·鲁丁》："昔圣王之处民也，择瘠土而处之。"

⑤取：采用。

⑥瘠：瘦弱。

⑦究之以主客：究，推寻，探求。主客，指主客配穴法。

⑧五气：五脏之气。

⑨脉络绥：绥，安和，安抚。《诗·小雅·鸳鸯》："福禄绥之。"经络安和、调顺。

【译文】

既从《素问》、《难经》来追溯医学的本源，又从各家学说来梳理它的流传，探讨脉络理论，求索营卫奥秘，诊察表里变化，虚证就补之，实证就泻之，热证就凉之，寒证就温热之，或者疏通气血，或者维护真元之气。如果效法四季气候变化来治疗，那么春夏季节针刺要浅，秋冬季节针刺要深；如果依据地理环境来治疗，那么湿证病人宜送往高燥处，热证病人就要安置在风凉处；如果从人体本身取穴针刺，肥胖之人就要刺深，瘦弱之人就刺浅。又根据上述情况，用动摇、进退、搓弹、摄按之法施治，告示病人喜怒、忧惧、思劳、醉饱这些禁忌，同时穷究井穴、荥穴、输穴、经穴、合穴这五输穴的本源，研究主穴、客穴、标本的规律，迎随开合的治疗时机。这样人体阴阳调和，五气顺畅，营卫密固，脉络安和，腠理血脉，四肢百骸，一气流行，就没有壅滞痿痹的病患了。不正如同圣人变化运用自然的规律，辅助天地的正常活动，使一元之气流布在天地之间吗？

先儒说："我的心正，那么天地的心也就正；我的气顺畅，那么天地之气也就顺畅。"这本来是赞颂天地化育万物的极大功德的，而我对于医家中的灸法刺法的功用也是这样看待的。

【按语】

本段内容论述了《素问》、《难经》与针灸学术发展的关系，指出自《素问》、《难经》以来后世医家对针灸学术不断发展，使针灸医术更臻完善和丰富，并对辨证、针灸原则、配穴法、针刺深浅与补泻、针忌等有关问题作了扼要论述。既肯定《素问》、《难经》对针灸治疗的重要指导作用，又肯定后世方书对针灸学术发展所做的贡献。

（二）《针灸大成·经络迎随设为问答》节选

1.《针灸大成·经络迎随设为问答》节选一

【原文】

问：经脉有奇经八脉。《难经》云：脉有奇经八脉者，不拘于十二经，何谓也？然有阳维、有阴维、有阳跷、有阴跷、有冲、有任、有督、有带之脉。凡此八脉，皆不拘于经，故曰：奇经八脉也。经有十二，络有十五，凡二十七，气相随上下，何独不拘于经也。然，圣人图设沟渠，通利水道，以备不虞[①]，天雨降下，沟渠溢满，当此之时，雱霈[②]妄行，圣人不能复图也。此络脉满溢，诸经不能复拘也。

【注释】

①不虞：虞，原作"然"，据《难经校释》、《脉经》改。《诗·大雅·抑》："谨尔侯度，用戒不虞。"不虞，即不测。

②雱霈：读作"pāngpèi"，形容雨势之大。杨雄《甘泉赋》："云飞扬兮雨雱霈。"

【译文】

问题：经脉有奇经八脉。《难经》载：脉有奇经八脉，不拘于十二经脉，说的是什么呢？是阳维脉、阴维脉、阳跷脉、阴跷脉、冲脉、任脉、督脉、带脉。这八脉都不拘泥于十二经脉，所以称奇经八脉。经脉有十二，络脉有十五，共二十七脉，其气上下相联通，为何这八脉不拘泥于经脉呢？是这样的，圣人构建沟渠，通畅水道，是为不测之需，雨从天降下，如果沟渠都满溢，那么这个时候，雨势大，圣人再去建构的话，已经来不及了，这就是络脉气血满溢，可以流向经脉，而经脉如果满溢的话，将流向奇经八脉，故不拘泥于十二经脉。

【按语】

本段内容阐述奇经八脉的作用、奇经与十二正经的区别，奇经不同于十二经，它没有直接配属脏腑，无表里相配关系。奇经八脉在循行分布上，补充了十二经脉的不足，在生理功能上，有调节十二经脉气血的作用。奇经八脉与十二正经互相配合，共同使人体气血处于平衡和谐的状态。

2.《针灸大成·经络迎随设为问答》节选二

【原文】

问：经络。答曰：经脉十二，络脉十五，外布[①]一身，为血气之道路也。其源内根于肾，乃生命之本也。根在内而布散于外。犹树木之有根本，若伤其根本则枝叶亦病矣。苟邪气自外侵之，伤其枝叶，则亦累其根本矣。或病发内生，则其势必然，故言五脏之道，皆出经隧[2]，以行血气。经为正经，络为支络，血气不和，百病乃生。但一经精气[3]不足，便不和矣。

【注释】

①外布：分布在体表的意思。

②经隧：经络的通路。

③精气：在此指经气。

【译文】

问题：经络。回答：十二经脉、十五络脉，在外分布于全身体表，是血气的道路。经络血气的根源在肾，肾是生命之本，根源在内部而血气布散在外面。人体就像树木一样有根本，如果伤及树木根本，那么枝叶也会衰败，如果邪气从外面侵袭伤到树木枝叶，那么也会累及到树木的根本；或者人体的疾病是从内而生，那么这个情况下必然会累及到体表，所以说，五脏血气的道路，都从经络而出，来运行血气。十二经是正经，十五络是别络，血气不相协调，百病就会发生。但是如果某一经的经气不充足，那也是不协调的。

【按语】

本段内容论述经络的生理功能及病理变化。人体通过经络的联系，使全身内外、脏腑、五官、四肢百骸构成一个有机的整体。在正常的生理情况下，经络是人体运行气血的通道；在病理情况下，病邪通过经络由表入里，或由内达表，故经络又是病邪传变的通路。

3. 《针灸大成·经络迎随设为问答》节选三

【原文】

问：候气之法何如？答曰：用针之法，候气为先，须用左指，闭其穴门，心无内慕，如待贵人，伏如横弩，起若发机，若气不至，或虽至如[1]慢，然后转针取之。转针之法，令患人吸气，先左转针，不至，左右一提也。更不至者，用男内女外之法，男即轻手按穴，谨守勿内，女即重手按穴，坚拒勿出。所以然者，持针居内是阴部，持针居外是阳部，浅深不同，左手按穴，是要分明。只以得气为度，如此而终不至者，不可治也。若针下气至，当察其邪正，分其虚实。《经》言：邪气来者紧而疾，谷气来者徐而和，但濡虚者即是虚，但牢实者即是实，此其诀也。

【注释】

①如：而。

【译文】

问题：候气的方法是什么？回答：用针的法则，候气是第一步，进针之后必须用左手指按压穴位，内心没有杂念，就像等待重要的人一样，推针时应像满张的弓箭一般蓄势待发，提针时应像扣动弩机一般灵巧迅捷，如果气没有到来，或者虽然到来但是比较慢，那么转动针体以取气。转针的方法是让患者吸气，先向左转针，气不至，左右旋转提针，如果气还没有到来，使用男内女外的方法，男性患者的话，按压宜轻，保持一会不要推针，女性患者的话，按压宜重，保持不要提针，这样操作的原因是保持针在深层属阴之部，保持针在浅层属阳之部，浅层和深层是不同的，左手按压，这是要弄清楚的。只能以得气为关键，如果这样操作气还是没有到来的话，不可以继续用针治疗了。如果针下气至，应当注意观察出现的气是正气还是邪气，分清它的虚实。《内经》说，邪气来时又紧又快，正气来时徐缓而平和。但凡穴下濡虚者即是虚证，穴下牢实者即是实证，这是要诀。

【按语】

本段内容论述候气与得气。针刺应先候气，行针时“以得气为度”，气至是取得疗效的先决条件。如“气不至”或“至如慢”，当使用催气之法。若“终不至者”，说明不适宜用针刺。并提出了辨识邪气与谷气、气虚与气实的方法。这对提高临床疗效、判断预后均有重要参考价值。

4.《针灸大成·经络迎随设为问答》节选四

【原文】

问：补针之要法。答曰：补针之法，左手重切十字缝纹，右手持针于穴上，次令病人咳嗽一声，随咳进针，长呼气一口，刺入皮三分。针手经络者，效春夏停二十四息，针足经络者，效秋冬停三十六息。催气针沉，行九阳之数，捻九撅九[①]，号曰天才。少停呼气二口，徐徐刺入肉三分，如前息数足，又觉针沉紧，以生数[②]行之，号曰人才。少停呼气三口，徐徐又插至筋骨之间三分，又如前息数足，复觉针下沉涩，再以生数行之，号曰地才。再推进一豆，谓之按，为截[③]，为随也。此为极处，静以久留，却须退针至人部，又待气沉紧时，转针头向病所，自觉针下热，虚羸痒麻，病势各散，针下微沉后，转针头向上，插进针一豆许，动而停之，吸之乃去，徐入徐出，其穴急扪之。岐伯曰：下针贵迟，太急伤血，出针贵缓，太急伤气。正谓针之不伤于荣卫也，是则进退往来，飞经走气[④]，尽于斯矣。

问：泻针之要法。凡泻针之法，左手重切十字纵纹三次，右手持针于穴上，次令病人咳嗽一声，随咳进针，插入三分，刺入天部，少停直入地部，提退一豆，得气沉紧，搓拈不动，如前息数尽，行六阴之数，捻六撅六，吸气三口回针，提出至人部，号曰地才。又待气至针沉，如前息数足，以成数行之，吸气二口回针，提出至天部，号曰人才。又待气至针沉，如前息数足，以成数行之，吸气回针，提出至皮间，号曰天才。退针一豆，谓之提，为担，为迎也。此为极处，静以久留，仍推进人部，待针沉紧气至，转针头向病所，自觉针下冷，寒热痛痒，病势各退，针下微松，提针一豆许，摇而停之，呼之乃去，疾入徐出，其穴不闭也。

【注释】

①捻九撅九：是指一种针刺手法。其法：针呈45°刺入，行针得气后将针提至浅层，顺着针下气传出的方向将针尖朝向病所，然后一次一次地向后扳针柄，在扳针柄的同时，针尖为向前掘，如此扳九次为“撅九”。撅，同“掘”。

②生数：与“成数”相对应。古代“河图”中将一、二、三、四、五称为“生数”，将六、七、八、九、十称为“成数”。补法采用“生数”1～5分的深度，泻法采用“成数”6～10分的深度。

这是一种以针刺深浅区分补泻的方法。十二经脉按脏腑分属五行，经与络不同，阳经与阴经，按其本身五行属性，补用生数，泻用成数；阳络（穴）则按五行相克关系用我克的生成数补泻，如水经之络用火的生成数，火经之络用金的生成数等；阴络（穴）则按五行相克关系用克我的生成数补泻，如金经之络用火的生成数，土经之络用木的生成数等。

③截：即截法。与“担法”相对应。《针灸问对》：“截者，截穴，用一穴也；担者两穴，或手与足二穴，或两手两足各一穴也。一说右手提引为之担，左手推按谓之截；担则气来，截则气去。”杨氏所说之担截法为后一说。

④飞经走气：指针下的经气沿经传导或经气传至病所。

【译文】

问题：补针的要法。回答：补针之法，左手于穴上重切“十字”缝纹，右手持针，然后让病人咳嗽一声，咳嗽之时进针，深呼气一口，刺入皮内三分。如果针上肢经络的话，效法春夏停针二十四息，针足经络者，效法秋冬停三十六息。催气使针下沉紧，行九阳之数，捻九撅九，号曰天才。少停呼气二口，徐徐刺入肉三分，如前法停针的息数，又觉针下沉紧，以生数行之，号曰人才。少停呼气三口，徐徐又插至筋骨之间三分，又如前法停针息数，复觉针下沉涩，再以生数行之，号曰地才。再推进一豆许的距离，称之为按，为截，为随。这是下针的极处，静以久留，然后必须将针退至人部，又待气沉紧的时候，将针头朝向病所，病人自觉针下发热，虚羸痒麻，病势向好，针下微沉之后，转针头向上，插进针一豆许，动而停针，待吸气出针，徐入徐出，急扪穴处。岐伯说：下针贵迟，太急伤血，出针贵缓，太急伤气。说的正是针刺不伤荣卫之气，如此进退往来，飞经走气，在这里都讲明白了。

问题：泻针的要法。凡是泻针之法，左手重切“十字”纵纹三次，右手持针于穴上，然后让患者咳嗽一声，咳嗽之时进针，插入三分，刺入天部，少停直入地部，提退一豆许，得气沉紧，搓捻不动，如前法息数结束，再行六阴之数，捻六撅六，吸气三口回针，提出至人部，号曰地才，又待气至针沉，如前法息数，以成数行之，吸气二口回针，提出至天部，号曰人才。又待气至针沉，如前法息数结束，以成数行之，吸气回针。提出至皮间，号曰天才。退针一豆许，谓之提，为担，为迎也。此为极处。静以久留，仍推进人部，待针沉紧气至，转针头向病所，病人自觉针下冷，寒热痛痒，病势向好，针下微松，提针一豆许，摇而停针，待呼气出针，疾入徐出，不闭针孔。

【按语】

本段内容论述针刺补泻手法的操作，规定将针刺部位分成天、人、地三层（三才法），并结合呼吸、留针息数、捻针方向、气至病所等，这是杨继洲补泻手法的特色。

5.《针灸大成·经络迎随设为问答》节选五

【原文】

问：补泻得宜。答曰：大略补泻无逾[①]三法。一则诊其脉之动静。假令脉急者，深内而久留之；脉缓者，浅内而疾发针；脉大者，微出其气；脉滑者，疾发针而浅内之；脉涩者，必得其脉，随其逆顺久留之，必先按而循之，已发针，疾按其穴，勿出其血；脉小者，饮之以药。二则随其病之寒热。假令恶寒者，先令得阳气入阴之分，次乃转针退到阳分。令患人鼻吸口呼，谨按生成气息数足，阴气隆至[②]，针下觉寒，其人自清凉矣。又有病道远者，必先使气直到病所，寒即进针少许，热即退针少许，然后却用生成息数治之。三则随其诊之虚实。假令形有肥有瘦，身有痛有麻痒，病作有盛有衰，穴下有牢有濡，皆虚实之诊也。若在病所，用别法取之，转针向上气自上，转针向下气自下，转针向左气自左，转针向右气自右，徐推其针气自往，微引其针气自来，所谓推之则前，引之则止，徐往微来以除之，是皆欲攻其邪气而已矣。

【注释】

①逾：超越、越过。

②阴气隆至：指阴分之气来时旺盛。根据“阳盛则热，阴盛则寒”，故阴盛其气应寒。

【译文】

问题：补泻的适宜情况。回答：大体上说，补泻的依据不超过三法。一是依据脉象。假设脉急，宜深刺而久留针；假设脉缓，宜浅刺而快速出针；假设脉大，宜微泻其气不使出血；假设脉滑，宜浅刺快出针以泻其阳；假设脉涩，宜先按循经脉上下，随脉顺逆变化久留针，出针后快速按闭针孔，不要出血；假设脉小，不宜针刺，可用中药调治。二是依据寒热。假设恶寒（发热），先针刺得阳气并引阳入深层，然后转针退到浅层。让患者鼻吸口呼，严格按照生成气息数，阴气逐渐隆盛，针下觉寒，患者自觉清凉。如果是远端取穴的话，一定先让经气直到病所，寒证随即进针少许，热证随即退针少许，然后再依据生成气息数调治。三是依据虚实。假设体形有肥、瘦的不同，病证有痛、麻痒的不同，疾病发作时有盛、衰的不同，针刺穴下有牢、濡的不同，这些都属于虚实的不同诊断。如果在病所针刺，可运用其他的针法，转针向上气自上，转针向下气自下，转针向左气自左，转针向右气自右，慢慢地按针气自往，微微地提针气自来。所说的按针则气前行，提针则气自止，慢按微提地运针以祛除邪气，这些针法的目的都是攻泻邪气。

【按语】

本段内容就针刺补泻的适宜情况提出了三个判定要素：一是查脉的变化来决定补泻，二是以寒热症状来决定补泻，三是根据患者的身形、病情、正邪盛衰和针下得气情况来决定补泻。同时也对具体的针刺补泻手法进行了论述。

第三节 医 案 选

一、《针灸资生经》节选

《针灸资生经》记载了内、外、妇、儿、五官等科 200 余种病证的针、灸、药等的治疗，并附医案 50 余则，多数是作者王执中耳闻目睹或自身体验的，也有其亲朋好友的案例。内容丰富，辨证准确，施治独具特色，重视灸法运用，取穴精练，重视按压取穴，对后世康复临床有重要的指导意义。

（一）《针灸资生经》医案节选一

【原文】

予旧患心痹，发则疼不可忍，急用瓦片置炭火中，烧令通红，取出投米醋中，漉出，以纸三二重裹之，置疼处，稍止，冷即再易。耆旧所传也。后阅《千金方》有云：凡心腹冷痛，熬盐一半熨，或熬蚕沙、烧砖石、蒸熨，取其里温暖止，或蒸土亦大佳，始知予家所用，盖出《千金方》也。它日心疼甚，急灸中管数壮，觉小腹两边有冷气自下而上，至灸处即散，此灸之功也。《本事方》载王思和论心忪[①]非心忪也。胃之大络，名曰建里，络胸膈及两乳间，虚而有痰则动，更须臾发一阵热，是其证也。审若是，又当灸建里矣，但不若中管为要穴云。

【注释】

①心忪：即怔忡。

【按语】

本案介绍了用艾灸和热敷法治疗心痹。心痹临床可分为心血瘀阻、气滞心胸、痰浊闭阻、寒凝心脉、气阴两虚、心肾阴虚、心肾阳虚等证型，但总以心阳不足、寒凝心脉、气滞血瘀为主要病机，症状表现以剧烈心痛为主，而非怔忡表现的心悸、心慌。王执中治以温热之艾灸和外敷法，作用在温阳散寒，行气活血。

（二）《针灸资生经》医案节选二

【原文】

久嗽，最宜灸膏肓穴，其次则宜灸肺俞等穴，各随证治之。若暴嗽，则不必灸也。有男子忽气出不绝声，病数日矣。以手按其膻中穴而应，微以冷针频频刺之[①]而愈。初不之灸，何其神也。

【注释】

①微以冷针频频刺之：用毫针反复多次浅刺。

【按语】

本篇医案介绍了用毫针频刺治疗外感咳嗽。咳嗽主要分为外感咳嗽和内伤咳嗽两大类。本案体现了针、灸的不同作用。

二、《名医类案》节选

《名医类案》是明代医家江瓘编辑，其子江应宿增补，后经清代魏之琇等重校而成。全书集录了明以前历代名医治案，按病证分类编排，分205门，内容涉及内、外、妇、儿、五官、传染等科。

【原文】

罗谦甫治中书右丞姚公茂，六旬有七，宿有时毒[①]。至元戊辰春，因酒再发，头面赤肿而痛，耳前后肿尤甚，胸中烦闷，咽嗌不利，身半以下皆寒，足胫尤甚，由是以床相接作炕，身半以上卧于床，身半以下卧于炕，饮食减少，精神困倦而体痛，命罗治之。

诊得脉浮数，按之弦细，上热下寒明矣。《内经》云：“热胜则肿。”又曰：“春气者，病在头。"《难经》云："畜则肿热，砭射[2]之也，盖取其易散故也。"遂于肿上约五十余刺，其血紫黑如露珠之状，顷时肿痛消散。又于气海中大艾炷灸百壮，乃助下焦阳虚，退其阴寒。次于三里二穴各灸三七壮，治足胫冷，亦引导热气下行故也。遂处一方，名曰既济解毒汤，以热者寒之。然病有高下，治有远近，无越其制度[3]。

以黄芩、黄连苦寒，酒制炒亦为引，用以泻其上热为君。桔梗、甘草辛甘温上升，佐诸苦药以治其热。柴胡、升麻苦平，味之薄者，阴中之阳，散发上热以为臣。连翘苦辛平以散结消肿。当归辛温，和血止痛。酒煨大黄苦寒，引苦上行至巅，驱热而下以为使。投剂之后，肿消痛减，大便利，再服减大黄，慎言语，节饮食。不旬日良愈。

【注释】

①宿有时毒：因外感时邪而未及时宣泄，以致时毒蓄积体内。

②砭射：用砭石或三棱针等工具放血宣泄热毒的方法。

③制度：规定、用法、法度。

【按语】

本案患者姚公茂年事已高，宿有时毒，因酒而发，出现上热下寒诸症。罗天益宗《内经》、《难经》经旨，用砭射放血法以宣泄上部之热毒，用艾灸气海、足三里以温补阳气，散下部之阴寒，同时内服既济解毒汤以祛时毒，砭、灸、药兼施而痊愈。

古代医家孙思邈、王执中等都主张针、灸、药兼施并重，不可偏废。在本案中，罗天益秉承了这一学术思想，以针砭宣泄上部之热毒，以灸法温散下部之阴寒，以药物泻热消肿以祛时毒，故疗效速捷。

三、《续名医类案》节选

《续名医类案》由清代医家魏之琇编辑。魏之琇在校订《名医类案》时发现该书内容有阙漏，故又博及各家，续撰此编。书中补辑了清初以前历代名医治案，更多的是增录当代各家医案。

【原文】

张子和治南隣朱翁，年六十余岁，身热数日不已，舌根肿起，舌尖亦肿，肿至满口，比原舌大两倍。一外科以燔针刺其舌两旁下廉泉穴，病势转凶。张曰：血实者亦决之[1]。以铍针[2]令锋极尖，轻砭之，日砭八九次，血出约一二盏。如此者三次，渐而血少，痛减肿消。夫舌者，心之外候也，心主血，故血出则愈。又曰：诸痛疮痒皆属心火，燔针艾火，是何义也？

【注释】

①血实者亦决之：《素问·阴阳应象大论》："血实者宜决之。"王冰注云："决，谓决破其血。"指血实者当用针泄去其血。

②铍针：九针之一，形如剑，用于脓肿切开排脓。

【按语】

本案患者身热舌肿，乃由心火上炎所致。前医误用燔针，使病情加剧。张子和用铍针放血，此亦为张子和放血疗法的一大特点。

四、《古今医案按》节选

《古今医案按》由清代医家俞震编辑。书中选辑了上至仓公，下至叶桂共 60 余家名医的 1060 个医案。俞震在按语中辨其真伪，别其是非，析其异同，有颇多精辟的见解。

【原文】

景岳治一少年，素日饮酒，亦多失饥饱。一日偶因饭后胁肋大痛，自服行气化滞等药，复用吐法，尽出饮食。吐后逆气上升，胁痛虽止，而上壅胸膈，胀痛更甚，且加呕吐，再用行滞破气等药，呕痛渐愈，而在乳胸肋之下结聚一块，胀实拒按，脐腹膈闭，不能下达。每于戌亥子丑之时[①]则胀不可当，因其呕吐即止，已可用下，凡大黄、芒硝、棱、莪、巴豆等药，及菔子、朴硝、大蒜、橘叶捣罨[②]等法，毫不能效。而愈攻愈胀，因疑为脾气受伤，用补，尤觉不便，汤水不入者，凡二十余日，无计可施，窘剧待毙，只得手揉按其处，彼云肋下一点，按着则痛连胸腹，及细为揣摸，则正在章门穴也。章门为脾之募，为脏之会。且乳下肋间，正属虚里大络。乃胃气所出之道路，而气实通于章门。因悟其日轻夜重，本非有形之积，而按此连彼，则病在气分无疑也。必须经火则气散。乃以艾灸章门十四壮，兼制神香散[③]，使日吸三四次，胀果渐平，食亦渐进，始得保全。

【注释】

①戌亥子丑之时：即晚上 7 时至次日凌晨 3 时。

②罨：敷。捣罨指将朴硝、大蒜等药捣烂后外敷穴位。

③神香散：由丁香、白豆蔻（或砂仁）各等分组成，治胸胁胃脘逆气疼痛、呕哕胀满等症。出自《景岳全书·新方八阵》。

【按语】

本案因饮食所伤的胁痛，经消导、吐法、下法罔效，反而愈攻愈胀。张景岳按压章门则痛连胸腹，因悟其日轻夜重，本非有形之积，而按此连彼，其病仍在气分。章门乃脾募、脏会，为胃气所出之通路。遂艾灸章门穴，以灸火宣通脾胃之气，温经活血止痛，兼用神香散辛温以行其气，而得以保全。

募穴是脏腑之气汇聚于胸腹部的重要腧穴，具有诊断和治疗脏腑疾病的作用。本案在患者汤水不入，无计可施的情况下，张景岳按压其胸腹，诊得章门穴处的痛点，说明其胁痛病根仍在脾胃，故艾灸章门而愈。

思维导图

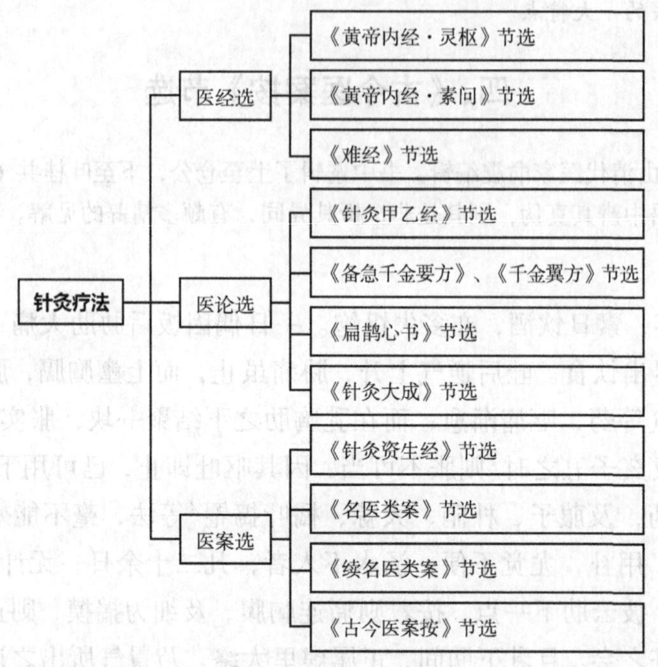

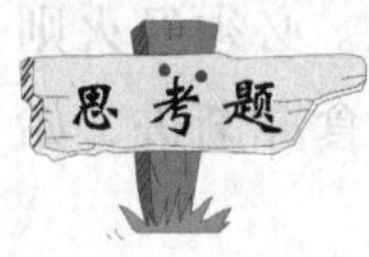

1. 试从《素问·八正神明论》简述月之盈缺与针刺补泻的关系。
2. 试述《素问·八正神明论》中"泻必用方，补必用员"的含义。
3. 《灵枢·逆顺肥瘦》中肥人、瘦人、婴儿针刺时各有哪些特点？
4. 如何理解《灵枢·九针十二原》中"泻曰，必持内之，放而出之，排阳得针"和"补曰随之，随之意，若妄之。若行若按，如蚊虻止，如留如还，去如弦绝"？
5. 如何理解《灵枢》中"守神"和"守机"？
6. 试述《素问·宝命全形论》五项原则。
7. 简述五输穴为何始于井。
8. 简要说明十二经脉原穴与三焦之气的关系。
9. 孙思邈强调的"针药并重"有何意义？
10. 《备急千金要方·针灸上·灸例》是如何体现灸法治疗规范化的？
11. 如何理解孙思邈所著灸法的防病保健作用？
12. 杨继洲关于"诸家得失"的论述对临床康复治疗的意义是什么？
13. 杨继洲强调运用针刺补泻的关键内容有哪些？

（陈　静　侯惠玲　李保龙　于少泓　沈　峰　李　涓　方　针　古琨如）

第四章 推拿疗法

推拿手法起源于远古时代人类的生产劳动和生活实践。推拿，在汉代以前称按跷、跷摩，汉代至明代多称按摩。长沙马王堆汉墓出土的《五十二病方》中就记载了推拿手法，是目前最早记载推拿手法的书籍。《黄帝内经》记载的推拿手法有按、摩、推、扪等 11 种，同时期的《黄帝岐伯按摩十卷》被认为是最早的推拿专著，现已佚失。《金匮要略》中详细记载的推拿手法有 6 种，但大多只涉及手法的名称。晋隋唐时期，推拿在医学领域地位较高，并应用到骨伤和外科疾病的治疗中。《肘后方》、《刘涓子鬼遗方》、《仙授理伤续断秘方》、《养性延命录》等均有推拿的相关记述。宋元时期，推拿的理论与技术得到全面的总结，尤其《圣济总录》作为官修典籍对推拿作了专门的整理。

到了明清时期，小儿推拿形成了独立体系，成人推拿孕化出诸多流派，推拿有了较大发展。明代徐用宣的《袖珍小儿方》是最早的小儿推拿专题文献，而庄应祺的《补要袖珍小儿方论》是小儿推拿复式操作法的最早记录。明代杨继洲《针灸大成·按摩经》是现存最早的小儿推拿著作。明代周岳甫的《小儿推拿秘诀》还介绍了 9 种复式操作。清代熊应雄的《小儿推拿广意》是一本通俗的小儿推拿专著。该书共分三卷。上卷首列总论，重点介绍小儿推拿穴位和手法，图文并茂，并论述了推拿治疗小儿惊风及小儿各种诊法。清代骆如龙所著的《幼科推拿秘书》将复式操作法称为“十三大手法”，新增“揉脐及龟尾并擦七节骨”和“总收法”，并提出了小儿推拿的操作次数。夏禹铸所著《幼科铁镜》将推拿法的作用与中药相对比，编成《推拿代药赋》。徐谦光所著《推拿三字经》，以三字为句的歌诀形式分别阐述了小儿推拿和成人推拿。夏云集所著《保赤推拿法》首释拿、推、掐、揉、运、刮、分、合等小儿推拿常用手法，以及小儿推拿注意事项。张振鋆所著《厘正按摩要术》是一本集清代之前小儿推拿疗法之大成的专著，首次总结归纳小儿推拿八法。唐元瑞所著《推拿指南》是将推拿原理及治法等以歌诀形式记述而成，其中记载了各种眼疾的推拿治疗方法 61 种。清代手抄本《一指定禅》系统记录了包括喉、痔、皮肤科疾病在内的 70 多种外科病症的推拿治疗方法，是一本具有开创性意义的外科推拿著作。

在骨伤推拿方面，明代由朱橚等人编撰的《普济方》中记载的正骨手法已有 27 种。明代王肯堂编撰的《证治准绳》记载了 15 种骨折脱位的整复手法。清代吴谦等人集体编辑刊行的《医宗金鉴》一书，将摸、接、端、提、推、拿、按、摩列为伤科八法。清代陈士铎所著《石室秘录》“摩治法”篇中记载了“抚摩”治疗“手足疼痛、脏腑癥结、颈项强直、口眼㖞斜”的详细方法等。

明代中后叶，推拿已经不只是为了治疗疾病，还扩展到了预防疾病，由罗真人撰《江湖博览按摩修养净发须知》，详细记载了人体各部近 20 种保健推拿操作法。明代王廷相所撰《摄生要义》记载了一套全身保健按摩操作程序，这是明代关于保健按摩操作过程最完整的记录。

民国时期出版了不少较为详细的记录手法操作过程的小儿和成人推拿著作，如钱祖荫编著的《小儿推拿补正》、马玉书编著的《推拿捷径》、赵熙的《按摩十法》、彭慎编撰的《保赤推拿秘术》

以及中西并重的《西洋按摩术》和杨华亭所著的《华氏按摩术》等。

第一节 医 经 选

一、《黄帝内经·素问》节选

（一）《素问·举痛论》节选

【原文】

寒气客于肠胃之间，膜原之下，血不得散，小络急引，故痛。按之则血气散，故按之痛止①。寒气客于挟脊之脉，则深按之不能及，故按之无益②也。寒气客于冲脉，冲脉起于关元，随腹直上，寒气客则脉不通，脉不通则气因之，故喘动应手矣。寒气客于背俞之脉，则脉泣，脉泣则血虚，血虚则痛，其俞注于心，故相引而痛。按之则热气至，热气至则痛止矣。

【注释】

①按之痛止：寒邪客于肠胃膜原之间，血气凝聚不散，按之则血气暂时舒缓。

②按之无益：寒邪客于深部经脉，按之不能及于病所。

【按语】

本段是《素问·举痛论》的节选，“按之则血气散，故按之痛止”，通过手按之，则寒气散，小络缓，故痛止。体现了通过推拿手法的作用，可以使寒气流散、气血通畅，从而达到止痛的效果。

（二）《素问·金匮真言论》节选

【原文】

故春善病鼽衄①，仲夏善病胸胁，长夏善病洞泄寒中②，秋善病风疟，冬善病痹厥。故冬不按跷，春不鼽衄；春不病颈项，仲夏不病胸胁；长夏不病洞泄寒中，秋不病风疟，冬不病痹厥，飧泄而汗出也。

【注释】

①鼽衄：鼽，鼻塞流涕。衄，鼻出血。春属风木，其性开张宣泄，故其致病多犯头部而并发鼽衄。

②洞泄寒中：中焦虚寒而洞泄不止。

【按语】

本段言四时主气不同，故疾病不同，体现了天人相应的道理。但四季发病情况，并非文中所说之刻板，而按跷之类的保健治疗方法，只要不使阳气过于浮躁，即使冬季，亦可行之。

（三）《素问·玉机真脏论》节选

【原文】

弗治，肝传之脾，病名曰脾风①，发瘅②，腹中热，烦心出黄③，当此之时，可按可药可浴。弗治，脾传之肾，病名曰疝瘕[4]，少腹冤热[5]而痛，出白[6]，一名曰蛊[7]，当此之时，可按可药。

【注释】

①脾风：古病名，其表现即如下文所述。
②瘅：通“疸”。
③出黄：大便颜色黄于常人。
④疝瘕：古病名，其表现即如下文所述。
⑤冤热：郁闷烦热。
⑥出白：尿出白色浊液。
⑦蛊：病名，一般都以腹部膨大如鼓为主症，如因寄生虫所致者名“虫蛊”。

【按语】

本段介绍黄疸、疝瘕的按摩等治疗方法。

（四）《素问·血气形志》节选

【原文】

形数惊恐，经络不通，病生于不仁，治之以按摩醪药。

【按语】

本段是《素问·血气形志》的节选，肢体痛痒不知的“不仁”症，是筋脉不通所致，与精神屡受惊恐刺激有着直接关系，推拿在此可以起到治疗的作用。说明推拿具有疏通经脉、调和气血、濡养经筋、镇静安神的作用。此段与《灵枢·九针论》相关段落有相似之处，具体可参见第五章传统运动疗法第一节医经选中《黄帝内经》节选部分。

二、《黄帝内经·灵枢》节选

（一）《灵枢·病传》节选

【原文】

黄帝曰：余受九针于夫子，而私览于诸方，或有导引行气、乔摩、灸、熨、刺、焫、饮药之一者，可独守耶？将尽行之乎？岐伯曰：诸方者，众人之方也，非一人之所尽行也。

【按语】

《黄帝内经》除主张对各种医学流派的治法应兼收并蓄之外，还着重指出要因人而异，讲究配合。书中有许多篇章，都谈到了推拿与药物、浴法、酒醪、针灸的配合治疗，特别强调针灸与推拿的协同配合应用。

（二）《灵枢·经筋》节选

【原文】

卒口僻，急者目不合，热则筋纵，目不开。颊筋有寒，则急引颊移口；有热则筋弛纵缓，不胜收，故僻。治之以马膏。膏其急者，以白酒和桂，以涂；其缓者，以桑钩钩之，即以生桑灰置之坎中，高下以坐等，以膏熨急颊，且饮美酒，啖美炙肉，不饮酒者，自强也，为之三拊而已。

【按语】

本段为膏熨法应用于面瘫等病的临床治疗，后世《肘后备急方》中有蜘蛛子摩其偏急颊车上治口㖞僻方，《圣济总录》中有用皂荚摩膏方治面瘫等的记载，均源于《灵枢·经筋》马膏治面瘫的理论。

（三）《灵枢·刺节真邪》节选

【原文】

上寒下热，先刺其项太阳[①]，久留之，已刺则熨项与肩胛，令热下合[②]乃止，此所谓推而上之者也。上热下寒，视其虚脉而陷之于经络者取之，气下乃止，此所谓引而下之者也。大热遍身，狂而妄见、妄闻、妄言，视足阳明及大络取之，虚者补之，血而实者泻之。因其偃卧，居其头前，以两手四指挟按颈动脉，久持之，卷而切推，下至缺盆中，而复止如前，热去乃止，此所谓推而散之者也。

【注释】

①上寒下热，先刺其项太阳：腰以上寒而腰以下发热的，先用针刺大杼、天柱等足太阳颈项段的腧穴，可引经气上行。

②令热下合：使熨刺而致的上热与腰以下之热气相合。

【按语】

“引而上之”、“引而下之”、“推而散之”的“之”，指代的都是“热”。引热上行、下行、宣散，文中所述退热三法，可供临床参考。应注意的是，按摩颈动脉须小心谨慎，尤忌用力过大过猛。此法类似现代推桥弓穴，最好单侧下推，而不宜双侧同时操作。

三、《金匮要略》节选

（一）《金匮要略·杂疗方》节选

【原文】

救自缢死……徐徐抱解，不得截绳，上下安被卧之。一人以脚踏其两肩，手少挽其发，常弦弦[①]勿纵之；一人以手按据胸上，数动之。一人摩捋臂胫，屈伸之。若已僵，但渐渐强屈之，并按其腹，如此一顷，气从口出，呼吸眼开，而犹引按莫置，亦勿苦劳之。须臾，可少与桂枝汤及粥清，含与之，令濡喉，渐渐能咽，及稍止。若向令两人以管吹其两耳，深好[②]，此法最善，无不活也。

【注释】

①弦弦：紧紧。

②深好：大好。

【译文】

急救自缢者，当慢慢抱住自缢者，解下绳结，万不可骤然截断绳索。解下后，使之仰卧在被上，让一人以手揪住自缢者头发，向上拉紧，并用脚蹬住其两肩，如此，使其脖颈平直通顺；另一人以手按摩揉压胸部，使其恢复胸式呼吸；又一人按摩并屈伸其臂、腿。如果自缢者已经僵硬，渐渐强使其弯曲，并揉按腹部，使恢复腹式呼吸。如此操作，就会使自缢者气从口出，呼吸恢复而两眼睁开。此时应继续按摩，稍后可以让其进食少许桂枝汤及粥，使喉咙濡润，一旦能渐渐下咽，即可稍停。亦可让两人用管吹他的两耳。这种方法最好，没有不可救活的。

【按语】

本节首次详细记载了推拿为主抢救自缢死的方法。其抢救手法包括胸外心脏按压、按腹人工呼吸、颈椎牵引、四肢按摩和关节被动运动等。这也是世界医学史上救治自缢死的最早文献，体现了我国汉代推拿医学的最高水平。后世推拿手法治疗自缢死均源于此，并得到不断完善，至清代已经趋于完备，至今对临床自缢死等的抢救具有较大的实用价值。

（二）《金匮要略·中风历节病脉证并治》节选

【原文】

头风摩散方。大附子一枚，炮　盐等分。

上二味，为散，沐了[①]，以方寸匕[②]，已摩疾[③]上，令药力行。

【注释】

①沐了：洗完头。

②方寸匕：古代量取药末的器具名，其形状如刀匕，大小为古代一寸正方。一方寸匕约等于现代的2.74ml，盛金石药末约为2g，草木药末为1g左右。

③已摩疾：已，作“只”字讲，只按摩疼痛部位上面。

【译文】

将炮大附子一枚和盐等分制成散剂，洗完头后，用方寸匕将药物在患痛部位涂擦、按摩，利于药物迅速吸收。

【按语】

关于头风一疾，各家见解尚未统一。有人说头风就是头痛，还有说是偏头痛，但从条文“以方寸匕，已摩疾上”仔细玩味，又像头上的皮肤病。本节介绍了一种用于按摩治疗的“摩散”。附子通阳散寒，食盐去皮肤风邪，风寒头痛，用之最宜。洗完头，用方寸匕将药物直接在患痛部位涂擦、按摩，有利于药物迅速吸收进入病变部位，这是药物与按摩相结合的治疗方法。这则摩散方虽然药味及文字均很简单，但后世的“摩顶膏”之类方药大都源出于此。后世的《备急千金要方》及《外台秘要》中，也有相同的记载。方寸匕在此既是量取药末的工具，也是按摩工具。

第二节 医 论 选

一、《五十二病方》节选

《五十二病方》，医方著作，约成书于战国时期，作者失考，出土于湖南长沙马王堆三号汉墓之帛书，原无书名，整理小组按其目录后题有“凡五十二”字样命名。《五十二病方》是我国现存最早的医方著作。

《五十二病方》涉及推拿手法、推拿治疗、药摩、膏摩及按摩工具等内容，反映了秦汉以前推拿医学的成就。《五十二病方》中涉及的按摩手法有按、摩、摹、靡、蚤挈、中指蚤（搔）、括（刮）、捏、抚、循（揗）等10多种，主要为摩擦类与挤压类两大类手法。手法用的器具有木椎、铁椎、筑、钱匕、羽毛等，结合器具的手法有筑冲、羽靡、采木椎和匕等。

《五十二病方·婴儿瘛》节选

【原文】

婴儿瘛[①]者，目系斜然，胁[②]痛，息[③]嘤嘤然，屎不化而青。取屋荣蔡[④]，薪燔之而治匕焉[⑤]，……因以匕周揞[⑥]婴儿瘛所，而洒[⑦]之杯水中，候之，有血如蝇羽者，而弃[⑧]之于垣，更取水，复唾匕浆以揞，如前。毋徵[⑨]，数复之，徵尽而止。

【注释】

①婴儿瘛：小儿瘛疭病。《素问·玉机真脏论》：“病筋脉相引而急，病名曰瘛。”

②胁：侧胸部。

③息：统指呼吸而言，每呼气一次和吸气一次称为一息。

④屋荣蔡：屋檐上的杂草。

⑤薪燔之而治匕焉：指在柴火堆的火焰上将屋荣蔡烧燃，将汤匙在火焰上烧灼，缺字补“治”。匕，汤匙。

⑥揞：义为摩、抚。《说文·手部》：“揞，抚也。从手，昏声。一曰摹也。”

⑦洒：淋水。《说文·水部》：“洒，涤也。从水，西声。”

⑧弃：抛开、舍去。

⑨毋徵：徵，应验，灵验。毋徵，即不灵验。

【译文】

小儿瘛疭病，表现为眼球上翻、两胁疼痛、呼吸时有鸟鸣一样的声音，大便排出未能消化的食物，颜色呈青黑色。治疗时取屋脊两头所长的杂草燃烧，将汤匙烧热，……然后用汤匙的边缘在小孩瘛疭的病患处刮摩，并且淋上地上的浆水。刮摩处出现像苍蝇翅膀一样的血水时，将其刮下，倒在墙角下。如果不见效，就重复之前的操作几次，直到有效为止。

【按语】

本条原文本是治疗小儿瘛疭病的一个祝由方（相应内容已省去），但其对此病的症状却作了简要的描述。用汤匙摩拭病所的治法是一种器具按摩法，类似于后来的刮痧法，可通过开泄皮肤腠理、疏通经络、祛除毒血而达到治病的目的。至今民间常用此法治疗感冒、中暑、小儿惊风等病证。

二、《引书》节选

《引书》共3235字，抄写在113枚竹简上，系竹简自题之名，写于首枚竹简背面。原作始于何时已经无从考查，但根据墓葬年代推断，其抄写年代不会晚于西汉吕后二年（公元前186年），故该书是迄今为止所能见到的有关导引养生的最古老的文献之一。

【原文】

失颌口不合，引之，两手奉其颐，以两手拇指口中壓[①]，穷耳而力举颐，即已矣。

【注释】

①壓：读作“yè”，（用手指）按压。

【按语】

江陵张家山医简的发现，对于中国医学史研究具有重大的意义。譬如，它改写了一些中国医学史上的最早记录，如《引书》记载下颌关节脱位整复术和叩齿术，较晋代葛洪的记录要早四五百年等。

三、《肘后备急方》节选

《肘后备急方》是在晋代葛洪著的《肘后方》的基础上，由南朝陶弘景、金代杨用道增补而成的。推拿手法发展到《肘后备急方》时代，已不再是简单的向下按压与摩擦，手指相对用力且双手协同操作的捏脊法和作用力向上的腹部抄举法等已经出现。

下文为“治卒心痛方”、“治卒腹痛方”、“治卒霍乱诸急方”、“治中风诸急方”、“治风毒脚弱痹满上气方”、“治痈疽妒乳诸毒肿方”节选。

【原文】

治卒心痛[①]……闭气忍之数十度，并以手大指，按心下宛宛中[②]，取愈。

治卒腹痛……使病人伏卧[③]，一人跨上，两手抄举其腹，令病人自纵，重轻举抄之，令去床三尺许[④]，便放之，如此二七度止。拈取其脊骨皮，深取痛引之[⑤]，从龟尾至顶乃止，未愈更为之。

卒霍乱诸急[⑥]……若转筋方……煮苦酒[⑦]三沸以摩之，合少粉尤佳[⑧]。以絮胎缚，从当膝下至足[⑨]。

治风头及脑掣痛不可禁者，摩膏主之。取牛蒡茎叶捣取浓汁二升，合无灰酒一升，盐花一匙头，火煎令稠成膏，以摩痛处，风毒散自止。亦主时行头痛，摩时须极力，令作热，乃速效。冬月无叶，用根代之亦可。

……脚气之病，先起岭南，稍来江东，得之无渐，或微觉疼痹，或两胫小满，或行起忽弱，或小腹不仁，或时冷时热，皆其候也。不即治，转上入腹，便发气，则杀人。治之多用汤酒、摩膏，种数既多，不但一剂。

……若风肿多痒，按之随手起，或隐疹方。但令痛，以手摩捋、抑按[⑩]，日数度，自消。

【注释】

①卒心痛：突发胃脘痛。心痛，胃脘痛，非“真心痛”。卒又有急迫、仓促的意思，读作“cù”，与“猝”通。

②心下宛宛中：剑突下凹陷处。此法适于虚寒证，而对食滞、虫积、误食毒物者不宜。

③伏卧：俯卧。

④两手抄举其腹，令病人自纵，重轻举抄之，令去床三尺许：让病人腹肌放松，医者两手包抄于病人腹下，然后轻轻地向上捉举使其离床面约3尺许。当时的“尺”度较现在为短。纵，缓，引为松，放松。重，再，然后。

⑤拈取其脊骨皮，深取痛引之：用力提捏脊背皮肤并向上提，提捏时应使患者有疼痛感觉。

⑥卒霍乱诸急：突发腹痛、暴呕吐等诸急症。霍乱，因其发病突然，上吐下泻，挥霍撩乱而得名，非由霍乱弧菌所致烈性传染病。

⑦苦酒：米醋。

⑧合少粉尤佳：加入少量粉剂效果尤其好。粉，以滑石粉为宜，古时有用米粉者。

⑨以絮胎缚，从当膝下至足：用厚丝或棉垫从膝到足将腿部包扎起来。

⑩但令痛，以手摩捋、抑按：只需使血脉通畅如以手按摩、推挤患处。痛，当作“通”。

【按语】

从以上数条可以看到晋代医药之某些情况。如，在当时，除《黄帝内经》时代的按法、摩法颇为流行外，张仲景时代的膏摩法更得到推广应用。“抄举其腹”，“拈取其脊骨皮、深取痛引之，从龟尾至顶”则类似后来的捏脊法。对足气病症状的描述、分类、防治等较为准确，且其记载远远早于其他国家。

四、《刘涓子鬼遗方》节选

《刘涓子鬼遗方》，晋代刘涓子著，载金疮、痈疽、疮疖、瘰疬、疥癣及其他皮肤疾患，有内治、外治处方140多个，是我国现存最早的外科专著。

（一）《刘涓子鬼遗方》节选一

【原文】

赤膏治百病方

野葛皮一两　白芷一两　蜀椒二升，去目闭口汗　大黄　芎䓖　巴豆三升，去皮心　附子十二枚　丹参一斤　猪脂六升

上九味㕮咀，以苦酒渍一宿，合微火煎三上下，白芷黄即膏成，绞去滓。

……贼风，痈疽肿，身体恶气，久温[①]痹，骨节疼痛，向火摩之。

【注释】

①温：疑为“湿”之误。

【按语】

此乃赤膏摩法治疗痈疽、湿痹、难产等病的方法。赤膏由野葛皮、白芷等药组成，熬膏摩于患处。

（二）《刘涓子鬼遗方》节选二

【原文】

治发背[1]，乳[2]口已合[3]，皮止急痛，生肉膏方。

丹参 防风 白芷 细辛 芎䓖 黄芩 芍药 甘草炙 黄芪 牛膝 槐子 独活 当归

上十三味切，以腊月脂五升，微火煎三上下，白芷黄膏成，病上摩，向[4]火，日三四。

【注释】

①发背：生于脊背部位的痈疽，属督脉及足太阳膀胱经，系火毒内蕴所致，分阴证和阳证两类，阳证又叫“发背痈”或“背痈”，阴证又叫“发背疽”。

②乳：此指生于乳部的毒疮。

③合：合拢。

④向：近，临近。

【按语】

此乃膏摩法治疗痈疽发于背部和乳部的方法。生肉膏方由丹参、防风组成，将药物切碎熬膏摩患处，每日3～4次。

五、《诸病源候论》节选

《诸病源候论》中的“伤寒病诸候”、“温病诸候”、“时气病诸候”、“腹痛病诸候”等篇，分别介绍相应病证的病因、证候及按摩导引治法。今从上述篇中将按摩条文摘出，加以阐释。

（一）时气病候节选

《诸病源候论·时气病诸候·时气候》节选

【原文】

时行病者，是春时应暖而反寒，夏时应热而反冷，秋时应凉而反热，冬时应寒而反温，此非其时而有其气，是以一岁之中，病无长少，率相似者，此则时行之气也……

《养生方·导引法》云：清旦初起，以左右手交互，从头上挽两耳，举，又引鬓发，即面气流通，令头不白，耳不聋。

又，摩手掌令热，以摩面从上下，二七止。去皯[1]气，令面有光。

又，摩手令热，从体上下，名曰干浴。令人胜风寒时气，寒热头痛，百病皆愈。

【注释】

①皯：读作“gǎn”，指皮肤黧黑枯槁。

【译文】

时行病，是由于春天应该温暖反而寒冷，夏天应该炎热反而凉爽，秋天应该凉爽反而炎热，冬天应该寒冷反而温暖，这都不在其时之气，所以一年之中，无论老少，如果病情都很相似，那就是时行之气所致。

《养生方·导引法》说：清晨起身，以左右两手交互从头上挽起对侧耳朵，拉住耳廓上端，次又以两手梳引头面两侧鬓发。这种方法能使头面血气流通，头发不白，耳亦不聋。

又法：摩擦两手掌至发热，用以按摩面部，随着面形的高低从上向下按摩 14 次。这种方法能够去除皯气，使面色有光泽。

又法：摩擦两手至发热，用以按摩身体，从上到下按摩多遍，无正限数，愈多愈佳，这种方法称为“干浴”。能够使人抵御风寒、时气的侵袭，治疗寒热头痛等证，如果坚持去做，即使身患多种疾病，都能治愈。

【按语】

自行按摩使人气血流通，可强身健体，即预防并治疗疾病。时气候，实时行病，一年四季都有，是暴感时行不正之气而病。《养生方·导引法》以拔耳、举发、摩面、干浴等方法发动阳气，防治结合，尤其对于平时养生及增强抵御外邪的能力是大有益处的。此法早见于《养性延命录》，亦见于《千金翼方》，《诸病源候论》更加推广应用，足见其为人们所欣赏而广为应用。

（二）伤寒病诸候、时气病诸候、温病诸候节选

1.《诸病源候论·伤寒病诸候·伤寒二日候》节选

【原文】

伤寒二日，阳明受病。阳明者，胃之经也，主于肌肉，其脉络鼻入目。故得病二日，肉[①]热鼻干，不得眠也。诸阳在表，表始受病，在皮肤之间，可摩膏[②]、火炙，发汗而愈。

【注释】

①肉：身也。

②摩膏：称膏摩。涂敷药膏并摩擦体表一定部位以治病的方法。

2.《诸病源候论·时气病诸候·时气候》节选

【原文】

然得时病[①]，一日在皮毛，当摩膏火炙愈。

【注释】

①时病：时气病。非其时而有其气，使老少皆可传染而症状相似的疾病。

3.《诸病源候论·时气病诸候·时气二日候》节选

时气病二日，阳明受病。阳明主于肌肉，其脉络鼻入目，故得病二日，肉热，鼻干不得眠。夫诸阳在表，始受病，故可摩膏火灸，发汗而愈。

4.《诸病源候论·温病诸候·温病二日候》节选

【原文】

温病二日，阳明受病。病在于肌肉，故肉热鼻干，不得眠，故可摩膏火灸，发汗而愈。

【按语】

伤寒、时病、温病，皆有热证，三者病因不同，发病时令不同，病名各异。然初起病位同在于表，故用摩膏或火灸发汗而可愈之。本书对伤寒的治法与《伤寒论》不尽相同，上三种疾病的治疗，不可拘泥于按日定论之说。

（三）腹胀候节选

《诸病源候论·腹痛病诸候·腹胀候》节选

【原文】

腹胀者，由阳气外虚，阴气内积故也。阳气外虚，受风冷邪气；风冷，阴气也。冷积于腑脏之间不散，与脾气相拥，虚则胀，故腹满而气微喘……

《养生方·导引法》云：蹲坐，住心[①]，卷两手，发心向下，左右手摇臂，递互欹身，尽膊势，卷头筑肚[②]，两手冲脉至脐下[③]，来去三七。渐去腹胀肚急闷，食不消化。

又云：脾主土，土暖如人肉，始得发汗，去风冷邪气。若腹内有气胀，先须暖足，摩脐上下并气海，不限遍数，多为佳。

【注释】

①住心：安心定意。

②卷头筑肚：低头向腹部。

③两手冲脉至脐下：两手沿冲脉按摩至脐下。

【按语】

腹胀，是由阳气外虚、阴气内积所导致的。阳气外虚，卫外不固，则感受风寒邪气，风冷属于阴气。冷气积于脏腑之间不散，和脾气相壅结郁滞，虚则腹胀，故见腹部肿满而微微喘气。

《养生方·导引法》说：蹲坐，安心定意，卷曲两手、握固、拳眼向上，置于胸前鸠尾穴处，手势向下。然后上下左右摇动两臂，同时上半身随摇臂而自然地向左右两侧交替倾斜，转动时两肩尽量用力，使倾斜侧势增大，如此连续 21 次。然后低头面向肚腹，两手沿冲脉按到脐下，上下反复做，亦如此连续 21 次。此法可逐渐去除肚腹胀闷、食不消化。冲脉沿人体正中线从头下行至足，贯穿全身，为总领诸经气血之要冲，故有“十二经之海”之称。按摩冲脉，有使诸经气血通利畅达之功，故可治“腹胀肚急闷，食不消化”。腹内气胀，可因脾胃不和，肝气不疏而成。脾主四肢，肝主条达，优先暖足，使脾胃之气易于畅通，再按摩运转，使肝之郁气得以行，故此法可除腹内气胀。可自摩，亦可人摩。

六、《备急千金要方》、《千金翼方》节选

《备急千金要方》书中除医药方面的贡献外，对当时的推拿疗法也作了全面总结，孙思邈倡导膏摩疗法和小儿推拿疗法，书中记载了多种疾病的推拿治疗方法，并集中介绍了“天竺国按摩法”与“老子按摩法”两套保健按摩术。

(一)《备急千金要方·妇人方中·中风》节选

【原文】

木防己膏治产后中风方。

木防己半斤　茵芋[①]五两

上二味㕮咀，以苦酒九升渍一宿，猪膏四升，煎三上三下[②]膏成，炙手摩千遍瘥[③]。

【注释】

①茵芋：芸香科植物茵芋或乔木茵芋茎叶。

②三上三下：火上熬油或药至沸腾，离火，等沸止再煎至沸腾，如此反复3次。

③炙手摩千遍瘥：炙，烤；瘥，痊愈。按摩时先把手烤热，再涂药膏在身上反复按摩，使疾病得到痊愈。

【译文】

治疗产后外中风的膏摩方是木防己膏，该方由木防己、茵芋两味药物组成，其制作方法是将这两味药物捣碎，用米醋浸泡一夜，加入四升猪油熬药，煎沸后从火上撤下，稍冷再放于火上煎，如此重复3次，膏即煎成。使用时把手烤热，涂上药膏反复按摩患处，就能痊愈。

【按语】

本段介绍治疗产后外中风的膏摩方。木防己膏由木防己和茵芋两味药物组成，其功效是祛风除湿。膏煎成后，使用时先把手烤热，涂上药膏反复按摩患处即可。孙思邈将膏摩法运用于妇科病的治疗，丰富和发展了中医外治法的内容。

(二)《备急千金要方·妇人方中·杂治》节选

【原文】

治妇人阴下脱[①]，若脱肛方。

羊脂，煎讫，适冷暖以涂上，以铁精[②]敷脂上，多少令调，以火炙布令暖，熨肛上，渐推纳之，然后末磁石，酒服方寸匕，日三。

【注释】

①阴下脱：病名，相当于产后子宫脱出、产后子宫不收等病。多因宿有虚冷，产时用力过度，其气下冲所致。症见子宫脱出或伴有阴道壁下垂等。

②铁精：为炼铁炉中的灰烬。性辛平、味苦。功效为镇惊安神，消肿解毒。主治惊痫心悸、疔毒、阴肿、脱肛。

【译文】

治疗子宫下垂和脱肛的方法是煎熬好羊脂肪，将其涂在脱出的子宫或肛门上，同时以适量的炼铁的灰屑敷铺在涂有羊脂的布上，再用火烤布使之温热，然后熨敷在脱出的子宫或肛门上，并渐渐把其推上归于原位。然后末磁石，用酒送服方寸匕，日三次。

【按语】

此为推拿与膏摩结合治疗子宫下垂和脱肛的方法。其步骤包括：煎熬—涂摩—熨敷—内推归位。

（三）《备急千金要方·少小婴孺方·初生出腹》节选

【原文】

新儿生落地不作声者，取暖水一器灌之，须臾当啼。儿生不作声者，此由难产少气故也，可取儿脐带向身却捋之①，令气入腹，仍呵②之至百度，啼声自发；亦可以葱白徐徐鞭之，即啼。

【注释】

①向身却捋之：出生无声之“假死儿”，用两手指捏住脐带向新生儿身体方向摩挤，目的是让气入腹，让其发出啼哭声。

②呵：即张口呼气。

【译文】

刚生下的新生儿如果不会啼哭，用一碗温水浇灌其头部，使其啼哭。新生儿不会啼哭，或由于出生时难产导致气少，还可用两手指捏住脐带向新生儿身体方向摩挤，让气进入其腹部，同时让其张口呼气约一百次，就会发出啼哭声了。还有一种方法是用葱白慢慢鞭打其腹部，也会发出啼哭声。

【按语】

新生儿呼吸窘迫综合征用暖水浇灌、推拿、葱白鞭打等刺激方法均有一定疗效。特别提出，孙思邈对出生无声之“假死儿”采用通阳开窍的葱白鞭法有其积极意义，这与现代采用臀部拍打刺激新生儿发声有极其相似之处。

（四）《备急千金要方·少小婴孺方·惊痫》节选

【原文】

丹参赤膏

治少小心腹热，除热方。

丹参　雷丸　芒硝　戎盐　大黄各二两

上五味㕮咀，以苦酒半升浸四钟一宿，以①成。炼猪肪②一斤煎，三上三下，去滓，乃纳芒硝，膏成，以摩心下，冬夏可用。一方但用丹参雷丸，亦佳。

五物甘草生摩膏

治少小新生肌肤幼弱，喜为风邪所中，身体壮热，或中大风，手足惊。

甘草　防风各一两　白术　桔梗各二十铢　雷丸二两半

上五味㕮咀，以不中水猪肪一斤煎为膏，以煎药，微火上煎，消息③视稠浊，膏成，去滓，取如弹丸大一枚，炙手④以摩儿百遍，寒者更热，热者更寒。小儿虽无病，早起常以膏摩囟上及手足心，甚辟风寒。

【注释】

①以：通“已”，已经。

②猪肪：又名猪膏，猪脂，猪肪膏，猪脂肪，即猪的脂肪油，性凉味甘。具有补虚、润燥、解

毒功能，主治脏腑枯涩、便秘、燥咳、皮肤皲裂。

③消息：根据具体情况斟酌。

④炙手：炙，烤，即把手烤热。

【译文】

治疗小儿心腹有热用除热丹参赤膏，该方由丹参、雷丸、芒硝、戎盐、大黄共五味药组成，其制作方法是将这五味药物捣碎，用半升米醋浸泡除芒硝外的四种药物一夜，泡透后，加入炼好的一斤猪油熬药，煎沸后从火上撤下，稍冷再放于火上煎，如此重复3次，去掉药渣，加入芒硝搅匀，膏即成。使用时将膏涂抹在手上按摩心下，心腹热就会退去，冬天和夏天皆可用此膏治疗小儿心腹有热。另外还有丹参雷丸，按摩心下退小儿心腹热的效果也不错。

治疗小儿肌肤娇弱，易外感风邪导致身体高热，或外感六淫、疫毒之邪，出现手足抽搐，这两种情况用五物甘草生摩膏，该方由甘草、防风、白术、雷丸、桔梗共五味药组成。其制作方法是将这五味药物捣碎，将不沾水的一斤猪油熬成膏后，将药放入猪油膏中，用小火慢慢熬，当膏药由稀变稠浊，去掉药物渣滓，膏药即成。使用时取如弹丸大一枚，把手烤热，涂上药膏反复按摩患儿背部，根据患儿病情的寒热变化采用相应的寒热补泻手法。另外，对于身体无病的小儿，早上起床时用五物甘草生摩膏按摩小儿囟门及手足心，可以很好地预防外感风寒之邪。

【按语】

本节介绍小儿膏摩方法。治疗小儿心腹有热，用除热丹参赤膏摩心下；治疗小儿肌肤娇弱，外感风邪，用五物甘草生摩膏。本节还特别推崇推拿预防小儿疾病，如原文“小儿虽无病，早起常以膏摩囟上及手足心，甚辟风寒”。

（五）《备急千金要方·少小婴孺方·客忤》节选

【原文】

少小中客[①]之为病，吐下青黄赤白汁，腹中痛，及反倒偃侧[②]，喘似痫状，但目不上插[③]，少睡耳，面变五色，其脉弦急，若失时不治，小久[④]则难治矣。欲疗之方：

用豉数合，水拌令湿，捣熟，丸如鸡子大，以摩儿囟及手足心，各五六遍毕，以丸摩儿心及脐，上下行转摩之，食顷[⑤]，破视其中，当有细毛，即掷丸道中[⑥]，痛即止。

【注释】

①中客：中，受到，遭受；客，客邪，即外来的邪气。意思是被外来的邪气所伤。

②反倒偃侧：偃，仰面倒下。意思是辗转反侧，烦躁不宁。

③上插：眼睛向上看。

④小久：一会儿。

⑤食顷：大约吃一顿饭所用的时间，形容较短时间。

⑥掷丸道中：将药丸丢弃到路上，意思是停止治疗。

【译文】

小儿感受外来邪气，导致呕吐、腹痛、气喘，如同癫痫样喘，但无眼球上视，少睡情况，脸色多变，脉弦急。如果不及时治疗，耽误了时机，就会有生命危险。其治疗的方法是用豆豉适量，加水拌匀后捣烂如泥，取鸡蛋大一枚，放于手上按摩小儿的囟门、手足心各五六遍，然后用药丸从上到下按摩患儿心前区、脐部，一顿饭工夫后，掰开药丸，其中可看见细毛之类的东西，就可停止治疗，疾病就会好了。

【按语】

本节介绍用药物按摩小儿身体的部位如囟门、脐部、心前区及手足心，可用于治疗小儿外感的呕吐、腹痛、气喘等急症。膏摩婴幼儿囟门、脐部及手足心，扩大了汉代摩法的范围。文中所说“破视其中，当有细毛，即掷丸道中，痛即止”不可俱信。

（六）《备急千金要方·养性·按摩法·老子按摩法》

【原文】

两手捺髀，左右捩身二七遍。两手捻髀，左右扭肩二七遍。两手抱头，左右扭腰二七遍。左右挑头二七遍。一手抱头，一手托膝，三折，左右同。两手托头，三举之。一手托头，一手托膝，从下向上三遍，左右同。两手攀头向下，三顿足。两手相捉头上过，左右三遍。两手相叉，托心前，推却挽来三遍。两手相叉，著心三遍。曲腕筑肋挽肘，左右亦三遍。左右挽，前后拔，各三遍。舒手挽项，左右三遍。反手著膝，手挽肘，覆手著膝上，左右亦三遍。手摸肩，从上至下使遍，左右同。两手空拳筑三遍。外振手三遍，内振三遍，覆手振亦三遍。两手相叉，反复搅，各七遍。摩扭指三遍。两手反摇三遍。两手反叉，上下扭肘无数，单用十呼。两手上耸三遍。两手下顿三遍。两手相叉头上过，左右申肋十遍。两手拳反背上，掘脊上下亦三遍（掘，楷之也）。两手反捉，上下直脊三遍。覆掌搦腕，内外振三遍。覆掌前耸三遍。覆掌两手交叉，交横三遍。覆手横直，即耸三遍。若有手患冷，从上打至下，得热便休。舒左脚，右手承之，左手捺脚，从上至下，直脚三遍；右手捺脚亦尔。前后捩足三遍。左捩足，右捩足，各三遍。前后却捩足三遍。直脚三遍。扭髀三遍。内外振脚三遍。若有脚患冷者，打热便休。扭髀以意多少，顿脚三遍。却直脚三遍。虎踞，左右扭肩三遍。推天托地，左右三遍。左右排山，负山拔木各三遍。舒手直前，顿伸手三遍。舒两手两膝各三遍。舒脚直反，顿伸手三遍。捩内脊、外脊各三遍。

【译文】

坐式，两手按在大腿上，身体向左右转动十四遍。坐式，两手按大腿，左右扭转两肩十四遍。坐或站式，两手抱头，左右扭转腰部十四遍。坐或站式，左右摇头十四遍。坐式，一手把头，另一手托膝，弯腰伸直三次，左右相同。坐或站式，两手掌置于头的两侧将头托住，向上拔伸三次。坐式，一手抱头，一手托膝关节后部，并将大腿从下向上提举三遍，左右相同。站式，两手攀头呈低头状，同时左右轮流跺脚三次。坐或站式，两手相握，抬手过头顶，向左右拉伸三次。坐或站式，两手交叉置胸部，前推后拉三次。坐或站式，两手交叉，轻按或拍击胸前三次。坐或站式，屈腕、肘，以肘部击肋部，左右交替三次。坐或站式，左手向左前方，右手向右后方，或左手向左后方、右手向右前方尽力伸拔，左右交替三次。坐或站式，单手拉颈项三次，左右相同。坐式，以左手背置同侧膝上，右手拉左肘部，使左手翻转，以掌心覆左膝上，再翻回原状，反复三次，左右换手亦做三次。坐或站式，以一手上下按摩对侧肩部，左右相同。坐或站式，两手握虚拳，向前捶击三次。

坐或站式，两臂向两侧上抬下落，掌心向上与向下各三次。坐或站式，两手交叉，反复扭动腕关节，左右各七遍。坐或站式，摩擦扭转十指三次。坐或站式，两手翻转，正反摇动三次。坐或站式，两手交叉于背后，使肘关节上下反复扭转，无论次数多少，同时配合呼气，以呼气十次为度。坐或站式，两手十指交叉，向上耸伸三次，向下顿按三次。坐或站式，两手十指交叉，举过头顶，左右交替拔伸胁肋十次。坐或站式，两手握拳，反手至背上，以手背部沿脊柱两侧上下往返摩擦背脊三遍。坐或站式，两手互握于背后，上下往返推脊三次。坐或站式，一手掌握另一手腕部，使腕关节内收、外展各三次，左右交替进行。坐或站式，两手掌心向下，向前上抬下落各三次。坐或站式，两臂抬起，掌心向下，两手横向交叉分开三次。坐或站式，两臂外展伸直，掌心向下，抬臂向上回落各三次，以一手自上而下拍打另一手至热，用以治疗手臂寒冷。坐式，右手托左脚并放松，以左手自上而下按压左腿脚，然后伸脚三次，换对侧手脚做同样操练。坐或站式，两脚交替前后转动各三次。两脚交替左右转动各三次，两脚再交替前后转动各三次。站式，两腿交替伸直三次。左右交替扭转大腿各三次。两腿交替外展、内收各三次。以手拍打腿脚致热，用以治疗腿脚寒冷。扭转大腿数十次，然后跺脚三次。左右交替进行。两脚再交替伸直三次。两手分开与肩同宽，两手臂支撑在地面上，两足尖着地，犹如虎踞，后做扭肩动作，左右各扭动三次。坐或站式，两手置于体侧，一手反掌，掌心向上托举过头，指端指向对侧，同时另一手下按，指端向前，左右交替各三次。坐或站式，以双手及肩背做如推山、负重、拔树木般动作，左右各三次。坐或站式，两手放松，前后交替伸直各三次。站式，放松伸展两手和屈伸两膝各三次。坐式，伸直放松双脚，双手向后伸拉三次。两手向脊背内外转动各三次。

【按语】

此按摩法据传出自老子，唐代大医学家孙思邈将其收入《备急千金要方》中。古代的按摩多属于导引按跷的范畴，起源甚早，流传甚广。清代学者郑文焯在《医故》中说："古之按摩，皆躬自运动，振捩顿拔，挼捺拗伸，通其百节之灵，尽其四肢之敏，劳者多健，譬犹户枢。"

（七）《千金翼方·养性·养老食疗》节选

【原文】

非但老人须知服食将息节度，极须知调身按摩，摇动肢节，导引行气。行气之道，礼拜一日勿住，不得安于其处以致壅滞。故流水不腐，户枢不蠹，义在斯矣。能知此者，可得一二百年。故曰：安者非安，能安在于虑亡，乐者非乐，能乐在于虑殃，所以老人不得杀生取肉以自养也。

【按语】

本段阐述了老年人群的康养之法，如按摩、导引、行气等，并且体现了"居安思危"、"未病先防"的康复预防思想。

（八）《千金翼方·退居·饮食》节选

【原文】

第一戒慎勿杀。若得肉必须新鲜，似有气息，则平旦点心饭讫，即自以热手摩腹。出门庭行五六十步，消息之。中食后，还以热手摩腹行一二百步，缓缓行，勿令气急，行讫还床偃卧，四展手足，勿睡，顷之气定，便起正坐。

【按语】

本段摩腹之法，可谓消化系统自我按摩的经典手法。认识和掌握这些规律和方法，对于日常康养是极为有益的。

（九）《千金翼方·中风上·诸膏》节选

【原文】

苍梧道士陈元膏

主风百病方：当归　丹砂各三两研　细辛　芎䓖二两　附子去皮，二十二铢　桂心一两二铢　天雄去皮，三两二铢　干姜三两七铢　乌头去皮，三两七铢　雄黄三两二铢，研　松脂半斤　大醋二升　白芷一两　猪肪脂十斤　生地黄二斤，取汁

上一十五味，切，以地黄汁大醋渍药一宿，猪肪中合煎之十五沸，膏成去滓，纳丹砂等末熟搅。无令小儿妇人六畜见之，合药切须禁之。

……

有人胁下积气如杯，摩药十五日愈。

有人苦脐旁气如手①，摩之，去②如瓜中黄穰一升许，愈。

有人患腹切痛，时引胁痛数年，摩膏下如虫三十枚，愈。

有女人苦月经内塞，无子数年，膏摩少腹，并服如杏子大一枚，十日下崩血二升，愈，其年有子。

有患风瘙③肿起，累累如大豆，摩之五日愈。

有患膝冷痛，摩之五日，亦愈。

有患头项寒热瘰疬，摩之皆愈。

【注释】

①脐旁气如手：脐旁有积气块如拳头般大小。

②去：下，拉。这里省略了一个代词“之”字，“之”代“大便”。

③风瘙：风邪所致之瘙痒。

【按语】

孙思邈集前人之经验，并结合自己丰富的临床实践创造性地将多种膏摩法运用于疾病的治疗，对今天的临床，仍不失其指导意义。文中诸方选用药物多系辛温燥热之品，故主要用于寒性病证之治疗。至于“合药切须禁”“小儿人及六畜”的说法，不可据信。

七、《外台秘要》节选

《外台秘要》又名《外台秘要方》，是由唐代王焘辑录而成的综合性医书。凡书中引用书籍都详细注明出处，保存大量唐以前医学文献，为研究中国医疗技术史及发掘中医宝库提供了极为宝贵的

资料和考察依据。

《外台秘要·古今诸家膏方四首》节选

【原文】

广济神明膏，主诸风顽痹，筋脉不利，疗癣诸疮痒方。

前胡　白术　白芷　川芎并切　椒去目　吴茱萸各一升　附子三十枚去皮切　当归　细辛　桂心各二两切

上十味以苦酒渍一宿，令浥浥然[①]，以成，炼猪膏一斗，微火煎十沸以来，九上九下，候附子白芷色黄，绞去滓，膏成，病在外摩之[②]，在内以酒服枣核大，疥癣等疮皆疗之，并去诸风病，亦摩折伤被打等。

【注释】

①浥浥然：湿润的样子。

②病在外摩之：病变部位表浅的用膏摩的方法治疗。

【按语】

本段介绍广济神明膏治疗诸风顽痹、筋脉不利、疮痒诸癣以及跌打损伤等病。同时要根据病变部位的深浅而分别以酒送服内和以膏摩法外治，充分体现了因病因人制宜的慎重态度。方中药物多系辛温通散、祛风活血者，故可治疗上述诸病。

八、《仙授理伤续断秘方》节选

《仙授理伤续断秘方》由唐代医家蔺道人著。该书是我国现存最早的骨伤科专著。该书学术思想源于《黄帝内经》和《难经》，以气血学术为立论依据。继承葛洪、孙思邈、王焘等骨伤科方面的学术成就，书中包括了骨折后损伤程度以及预后的判断，对抗牵引手法复位、清创缝合、止血敷药、夹缚固定及内服药等一系列治疗原则和方法。并强调在有效固定和不发生骨折再移位的前提下，要适当进行关节功能活动，以促进愈合和功能恢复。该书还描述了髋关节、肩关节脱位的分型和整复方法。说明在当时伤科治疗体系已初步形成，亦标志着中医伤科学在隋唐时期已达到相当高的水平。这些原则和方法，成为后世骨伤治疗的准绳。

（一）《仙授理伤续断秘方·医治整理补接次第口诀》节选一

【原文】

凡肩甲骨出[①]，相度[②]如何整[③]。用椅当圈住胁，仍以软衣被盛箪，使一人捉定，两人拔伸[④]，却坠下手腕，又着曲着手腕，绢片缚之。

【注释】

①肩甲骨出：肩胛骨脱位。

②相度：仔细检查揣摸，并作出判断。

③整：整复。

④拔伸：此指复位前的牵引。

【译文】

凡肩胛骨脱位，应该仔细检查，决定如何整复。用椅背固定其腋肋部，并用软衣被垫于圆形竹器中（放入患者腋部），一人将患者和椅子固定，两人协同进行牵引，将上肢垂下，然后屈肘屈腕，将绢带固定。

【按语】

此法为椅背复位法治疗肩关节脱位。凡肩胛骨脱位，首先仔细检查，做出诊断。整复的方法是，令病人侧身坐在有靠背的椅子上，将伤肢放到椅背外，腋肋部紧靠椅背，一人将患者扶住，两人将患侧上肢外展牵引，然后将外展的上肢向下垂，再屈肘关节至胸前，以绷带悬吊于颈部。这种复位方法和步骤完全符合生理解剖学要求，临床应用千余年，虽有不断改进与提高，但其基本原理仍然相同。

（二）《仙授理伤续断秘方·医治整理补接次第口诀》节选二

【原文】

凡胯骨①从臀上出②者，可用三两人，挺定③腿拔抻，乃用脚捺入。如胯骨从裆内出④，不可整矣。

【注释】

①胯骨：即髋骨。髋关节由髋臼和股骨头组成，此指股骨头。

②臀上出：股骨头从臀上部脱出，即髋关节后脱位。

③挺定：伸直固定。

④裆内出：股骨头从两条大腿的中间脱出，是指股骨头经髂股韧带和耻股韧带间破口处脱向前方，即髋关节前脱位。

【译文】

凡髋关节后脱位者，可采用两三人固定大腿牵引法，然后以脚蹬使髋关节复位；髋关节前脱位者则不可如此整复。

【按语】

本段指出髋关节后脱位可用手牵引、脚蹬关节使其复位；如果髋关节前脱位则无法整治。此法为手牵足蹬法整复髋关节后脱位，至今仍在临床中运用。

九、《圣济总录》节选

《圣济总录》，又名《政和圣济总录》，二百卷。宋徽宗时由朝廷组织人员编纂，内容系采辑历代医籍并征集民间验方和医家献方整理汇编而成。

（一）《圣济总录·治法·按摩》节选一

【原文】

可按可摩，时兼而用，通谓之按摩。按之弗摩，摩之弗按①，按止以手，摩或兼以药②，曰按曰摩，适所用也。《血气形志论》曰：形数惊恐，经络不通，病生于不仁，治之以按摩，此按摩之通谓也。《阴阳应象论》曰：其剽悍者，按而收之。《通评虚实论》曰：痈不知所，按之不应，乍来乍已[③]，此按不兼于摩也。华佗曰：伤寒始得一日在皮肤，当摩膏火灸即愈，此摩不兼于按，必资之药也[④]。世之论按摩，不知析[⑤]而治之，乃合导引而解之，夫不知析而治之，固已疏矣。又合以导引，益见其不思也。

【注释】

①按之弗摩，摩之弗按：按时不要摩，摩时不要按。弗，不。

②按止以手，摩或兼以药：按法只用手按于诊疗部位，摩法就可能配用药膏。止，通“只”。

③痈不知所，按之不应，乍来乍已：痈毒初起，不能确知它发生在何处，摸又摸不到，时痛时止。按，触诊。所，地点、部位。

④此摩不兼于按，必资之药也：这就是摩法不必用力按压，却要借助药膏发挥其疗效。资，助。

⑤析：分开。

【按语】

第一段引《黄帝内经》、华佗的论述，说明按摩的治疗作用，并认为应把按摩与导引区别开来。本段认为按法和摩法各不相同。按法，用力较大，范围较窄，使力量达于深层肌肉组织；摩法，用力较小，范围较广，力量仅达皮肤等表层组织，且摩法多配以药膏。摩仅是推拿手法，而按又常常用于触诊。本段还明确指出按摩不能盲目地与导引合用。这是理论认识上的重要突破和发展。

按摩是推拿的古老名称之一，按与摩是早期按摩疗法常用的手法。然而在宋以前人们并没有对这些名称解释分析，常常与导引疗法混为一谈。《圣济总录》按摩篇可以说是对前人按摩经验的总结，澄清了按摩学习中的模糊概念。“可按可摩，时兼而用，通谓之按摩。按之弗摩，摩之弗按，按止以手，摩或兼以药，曰按曰摩，适所用也。”这段话简明扼要，将以手法为主的“按”和以药物为主的“摩”区别开来，这在学术上是很有见地的。但按与摩在临床上要灵活运用，注意其协同作用的效果，否则就会出现“痈不知所，按之不应，乍来乍已”的现象，因为“此按不兼于摩也”。《圣济总录》认为按摩与导引虽有联系，但有很大的区别，有必要分别开来。“世之论按摩，不知析而治之，乃合导引而解之。夫不知析而治之，固已疏矣；又合以导引，见其不思也。”一个学科发展的必要前提，就是要弄清这个学科的内涵及其与相邻学科的区别。《圣济总录》开宗明义地指出了按摩教学中长期存在的这个要害问题，显示了编者敏锐的洞察力。

（二）《圣济总录·治法·按摩》节选二

【原文】

大抵按摩法，每以开达抑遏[①]为义。开达则壅蔽者以之发散，抑遏则剽悍者有所归宿。是故按一也，有施于病之相傳者，有施于痛而痛止者，有施于痛而无益者，有按之而痛甚者，有按之而快然者，概得陈之。风寒客于人，毫毛毕直，皮肤闭而为热，或痹不仁而肿痛。既传于肝，胁痛出食[②]，斯可按也。肝传之脾，名曰脾风。发瘅[③]腹中热，烦心出黄，斯可按也。脾传之肾，名曰疝瘕，少腹冤热而痛，出白，一名为蛊[④]，斯可按也。前所谓施于病之相传有如此者，寒气客于脉外，则脉寒。寒则缩踡，缩踡则脉络急，外引小络，卒然为痛。又与炅气相薄[5]，则脉满而痛。脉满而痛，不可按也。寒气客于肠胃之间，膜原之下，血不得散，小络急引，是痛也，按之则血气散而痛止。迨[6]夫客于侠脊之脉，其藏深矣，按不能及，故按之为无益也。风雨伤人，自皮肤入于大经脉，血气与邪并客于分腠间，其脉坚大，若可按也，然按之则痛甚。寒湿中人，皮肤不收[7]，肌肉坚紧，荣血泣[8]，卫气除，此为虚也。虚则聂辟[9]气乏。惟按之则气足以温之，快然而不痛。前所谓按之痛止，按之无益，按之痛甚，按之快然有如此者。夫可按不可按若是，则摩之所施，亦可以理推矣。

【注释】

①开达抑遏：开通闭塞，遏止急迫。达，通。抑，压制。遏，阻止。

②出食：呕吐食物。

③瘅：黄疸。瘅，通“疸”。

④蛊：古代病名。这里指的是《素问·玉机真脏论》里的“蛊”，症见少腹热痛而小便白浊。

⑤薄：通“搏”。

⑥迨：至于。

⑦收：作“仁”。

⑧泣：通“涩”。

⑨聂辟：皮肤松弛而有皱纹。聂，皱。辟，重叠。

【按语】

本段强调了要发挥“开达抑遏”的作用，须用辨证论治的原则作为指导。提及按摩有“开达抑遏”的作用，突破了自《黄帝内经》以来仅以“温通”解释按摩作用机理的理论，对后世关于推拿治疗作用的研究产生了重大影响。

（三）《圣济总录·治法·按摩》节选三

【原文】

养生法，凡小有不安，必按摩挼捺[1]，令百节通利，邪气得泄。然则按摩有资于外，岂小补哉[2]。摩之别法，必与药俱，盖欲浃[3]于肌肤，而其势快利[4]。若疗伤寒以白膏摩体，手当千遍，药力乃行，则摩之用药，又不可不知也。

【注释】

①挼捺：搓揉按摩。挼，揉搓。捺，用手按。

②按摩有资于外，岂小补哉：按摩法施于体表有增强人体组织某一功能的作用，岂止是小补？当时认为能补充人体物质之不足或增强人体组织某一功能的治疗方法，即为补法。按摩法属后一种情况，故也为补法。当然这需要通过某些特定的手法作用于某些特定的部位来实现。

③浃：湿透。

④其势快利：其势像骏马奔驰样快捷迅速。快，原为“駃”，即駃騠，古人说的一种骏马，奔跑迅速。利，快捷。

【按语】

本段指出了按摩在养生、防治疾病方面的作用以及摩法与药物结合治病的重要性。

（四）《圣济总录·小儿惊痫》节选

【原文】

论曰：小儿气血微弱，易为伤害，若猝惊动，伤乱精神，心气不定，因惊而发，则为惊痫。凡养小儿，当须持护，或闻大声，或见异类，必当安抚，无令恐怖。若初觉儿惊，急保抱之，其惊自止。若忽因惊成痫，宜按图灸，兼以摩膏，不可大下。

【按语】

本段指出小儿惊痫宜艾灸与膏摩结合治疗。

十、《太平圣惠方》节选

在按摩方面，《太平圣惠方》记载了有史以来最多的膏摩方和药摩方，数量近百首，远远超出了《备急千金要方》和《外台秘要》。膏摩的制备较唐代有了改进，对膏摩的运用部位也有了新的认识，摩顶膏、摩腰膏等得到重视。膏摩应用向专病发展，眼疾的膏摩被提及，膏摩的操作更趋细腻。此外，还出现了铁匙等按摩工具。

《太平圣惠方·治眼摩顶膏诸方》

【原文】

治一切眼疾，及生发，退热毒风，摩顶膏方。

生油二升　黄牛酥三两　莲子草汁一升　淡竹叶一握　大青一两半　葳蕤一两半　曾青一两，细研　石长生一两半　吴蓝一两　槐子一两半　川朴硝一两半　青盐二两　栀子仁一两半

上件药，细锉，绵裹，于铛中。先下油酥及莲子草汁，然后下诸药，以文火煎半日，即以武火煎之，候莲子草汁尽，其膏即成。去滓，更细澄滤过，油瓷瓶盛。每欲用时，夜间临卧时，以铁匙取少许，涂顶上，细细以匙摩。摩令消散入发孔中，顿觉清凉。轻者不过五六度，重者用膏半剂即瘥。摩膏之法，每隔三夜一度摩之，甚妙。并日，恐药驱风毒太急，乍有触动。其膏治肾虚眼暗，及五脏毒风，气上冲入脑，脑脂流下为内障，方书所不治者，此能疗之。遍除眼暗阴翳，赤眼风毒，冷热泪出，眼如针刺痛，无不瘥者。摩膏后，三两日便能生发，风毒自散也。合药取莲子草汁，须是八月九月采之，其汁方浓有力，余时不堪也。

……

治脑中[①]热毒风，除眼中障翳，镇心明目。大食国[②]胡商灌顶油法。

生油二斤　故铧铁五两，打碎择洗　寒水石一两　马牙硝半两　曾青一两

上件药，以绵裹，入油中浸一七日后，可用一钱，于顶上摩之，及滴少许入鼻中，甚妙。

【注释】

①脑中：头面部。

②大食国：唐宋时期称阿拉伯帝国为大食国。

【按语】

本段记载了摩顶膏、灌顶油的组方、制备及用法。其中，本段强调莲子草须于八九月采摘的方可入药。注意用药不可过频过量，以防不良反应。《太平圣惠方》的眼疾膏摩方，为膏摩专用治眼病的最早记载。同时，从文中还可以看出，我国与阿拉伯国家间在经济、医药等方面的交流。

十一、《素问玄机原病式》节选

《素问玄机原病式》，两卷，是刘完素最主要的医学著作。刘完素，字守真，自号通玄处士，河间（今河北河间）人，后人称其为刘河间，是金元时期的著名医家，为后世所称金元四大家中的第一位医家。

《素问玄机原病式·六气为病·火类》节选

【原文】

凡治风热结滞，宜戒热药过盛，凡破伤中风，宜早令导引摩按，自不能者，令人以屈伸按摩挽之，使筋脉稍得舒缓，而气得通行，及频以橛斡牙关，勿令口噤，若紧噤之，则常以橛当之，及频斡之，勿损牙齿，免致口噤不开，而粥药不能下也。

【按语】

本段指出风热结滞早期适宜按摩导引，延缓病情发展。

十二、《儒门事亲》节选

《儒门事亲》，张从正撰，共 15 卷。张从正，字子和，号戴人。他对于汗、吐、下三法的运用有独到的见解，积累了丰富的经验，扩充了三法的运用范围，形成了攻邪治病的独特风格，为祖国医学的病机理论和治疗方法做出贡献，被后世称为金元四大家之一，是“攻邪派”的代表。

（一）《儒门事亲·立诸时气解利禁忌式》节选

【原文】

春之温病，夏之热病，秋之疟及痢，冬之寒气及咳嗽，皆四时不正之气也，总名之曰伤寒。……欲水之人，慎勿禁水。但饮之后，频与按摩其腹，则心下自动。若按摩其中脘，久则必痛。病人获痛，复若有水结，则不敢按矣。止当禁而不禁者，轻者危，重则死；不当禁而禁者，亦然。今之士大夫，多为俗论。先锢其心，虽有正论，不得而入矣。

【按语】

本段张氏将摩腹用于伤寒病护理，同时指出单用腧穴按摩的不足，丰富了我国古代摩腹按摩之法的临床应用。

（二）《儒门事亲·乳汁不下》节选

【原文】

夫妇人有天生无乳者，不治。或因啼哭悲怒郁结，气溢闭塞，以致乳脉不行，用精猪肉清汤，调和美食，于食后调益元散五、七钱，连服三、五服，更用木梳梳乳，周回百余遍，则乳汁自下也。

【译文】

妇人产后有先天没有乳汁的，没有治疗的方法。如果是由于啼哭、悲伤、愤怒、肝气郁结或气机逆乱以致乳脉不通，用精猪肉熬汤，调和美食，食后服用益元散，每服五至七钱，连服三到五服，同时用木梳轻柔梳理乳房周围多次，则乳汁自下。

【按语】

张氏提出的乳汁不下的治疗方法包括内治及外治两方面。内治法通过服食精猪肉汤和益元散达到补益精血的效果，外治法通过木梳梳乳，发挥推拿疏通乳管，排蓄乳、腐乳，畅通血脉的作用。张氏内外同治法对乳痈有很好的临床治疗效果，被后世广泛应用。

十三、《景岳全书》节选

《景岳全书》，明代张介宾撰，博采历代医家精义，并结合作者经验，自成一家之书。

（一）《景岳全书·传忠录·论治》节选

【原文】

华元化[①]论治疗曰：夫病有宜汤者，宜丸者，宜散者，宜下者，宜吐者，宜汗者，宜灸者，宜针者，宜补者，宜按摩者，宜导引者，宜蒸熨者，宜暖洗者，宜悦愉者，宜和缓者，宜水者，宜火者，种种之法，岂唯一也。若非良善精博，难为取效。庸下浅识，每致乱投，致使轻者令重，重者令死，举世皆然。

且汤可以涤荡脏腑，开通经络，调品阴阳，祛分邪恶，润泽枯朽，悦养皮肤。养气力，助困竭，莫离于汤也。丸可以逐风冷，破坚癥，消积聚，进饮食，舒营卫，定关窍。从缓以参合，无出于丸也。散者，能驱散风邪暑湿之气。摅[②]阴寒湿浊之毒，发散四肢之壅滞，除剪五脏结伏，开肠和胃，行脉通经，莫过于散也。下则疏豁闭塞。补则益助虚乏。灸则起阴通阳。针则行营引卫。导引可逐客邪于关节。按摩可驱浮淫于肌肉。蒸熨辟冷，暖洗生阳，悦愉爽神，和缓安气。

若实而不下，则使人心腹胀满，烦乱鼓肿。若虚而不补，则使人气血消散，肌肉耗亡，精神脱失，志意皆迷。当汗而不汗，则使人毛孔闭塞，闷绝而终。合吐而不吐，则使人结胸上喘，水食不入而死。当灸而不灸，则使人冷气重凝，阴毒内聚，厥气上冲，分逐不散，以致消减。当针不针，则使人营卫不行，经络不利，邪渐胜真，冒昧而昏。宜导引而不导引，则使人邪侵关节，固结难通。宜按摩而不按摩，则使人淫归肌肉，久留不消。宜蒸熨而不蒸熨，则使人冷气潜伏，渐成痹厥。宜暖洗而不暖洗，则使人阳气不行，阴邪相害。

不当下而下，则使人开肠荡胃，洞泄不禁。不当汗而汗，则使人肌肉消绝，津液枯耗。不当吐而吐，则使人心神烦乱，脏腑奔冲。不当灸而灸，则使人重伤经络，内蓄火毒，反害中和，致不可救。不当针而针，则使人血气散失，机关细缩。不当导引而导引，则使人真气劳败，邪气妄行。不当按摩而按摩，则使人肌肉膹胀[3]，筋骨舒张。不当蒸熨而蒸熨，则使人阳气遍行，阴气内聚。不当暖洗而暖洗，则使人湿着皮肤，热生肌体。不当悦愉而悦愉，则使人气停意折，健忘伤志。

大凡治疗，要合其宜，脉状病候，少陈于后：凡脉不紧数，则勿发其汗。脉不实数，不可以下。心胸不闭，尺脉微弱，不可以吐。关节不急，营卫不壅，不可以针。阴气不盛，阳气不衰，勿灸。内无客邪，勿导引。外无淫气，勿按摩。皮肤不痹，勿蒸熨。肌肉不寒，勿暖洗。神不凝迷，勿愉悦。气不奔急，勿和缓。顺此者生，逆此者死耳。

【注释】

①华元化：华佗，字元化。本节选内容也见于《中藏经·论诸病治疗交错致于死候》中。《中藏经》为综合性临床医著，又名《华氏中藏经》，传说为华佗所作，有名邓处中者尝为该书作序，言此书系从华氏寝室遗藏中获得，然语多怪诞，颇不足信，且《隋书》及新旧《唐书》均未著录，疑为六朝人所作，特假托华佗之名而已。成书年代尚无定论。而《中藏经》的书名首见于《宋志》。但清代孙星衍认为："此书文义古奥，似是六朝人所撰。"亦有人主张，医论与附方部分成书于不同年代。除辑录在《景岳全书》外，清代《医述》亦有辑录。

②摅：疏散。

③膹胀：肿胀。

【译文】

诸病证有适宜汤药疗法的，有适宜丸药疗法的，有适宜发散、泄下、催吐、发汗、针灸、温补、按摩、引导、蒸熨法的，有适宜以药水温洗患处的，有适宜愉悦心情、舒缓情志的，有适宜水、火等各种疗法的，如果不是良善且精通医理、博学之人，难以取得疗效。医术不高明之辈见识浅薄，胡乱使用治法，致使病情轻的变重，病情重的致死。

汤药适宜于扶正补虚，可涤荡脏腑、疏通经络、调和阴阳、扶正祛邪，润养皮肤。丸药药性缓和，适宜调养身体，可祛除风湿冷痛、破除癥瘕、消除积聚、促进食欲、疏通营卫气血，使身体各关窍的功能正常。散法可驱散风寒暑湿之邪气，疏散阴寒湿浊之毒邪，使四肢壅滞得以发散，使五脏的郁结得以解除，调和肠胃，通经活络，莫过于散法。攻下法能疏通闭塞之处，补法能补益虚衰的脏腑，灸法能调和阴阳，针法能调和营卫，导引可祛除关节处邪气，按摩可祛除沉浮于肌肉中的邪气，蒸熨法可祛除寒冷，暖洗法助生阳气，悦愉法使神志舒爽，和缓法使神气安定。

如果实证不采用攻下法，则使人心腹胀满、烦乱、鼓肿。若虚证而不采用补法，则使人气血消散，肌肉耗亡，精神脱失，志意皆迷。应当用汗法而不用，则使人毛孔闭塞，闷绝而终。适合用吐法而不用，则使人结胸上喘，水食不入而死。应当用灸法而不用，则使人水湿阴毒上冲攻心，聚于分肉之间重着不散，以致死亡。应当用针法而不用，则使人营卫不行，经络不利，邪气渐渐胜过正气，使人突然昏倒。宜导引而不导引，则使邪气入侵关节，难以疏通。宜按摩而不按摩，则使人邪气驻留肌肉，久留不消。宜蒸熨而不蒸熨，则使人冷气潜伏，渐渐发展成痹证、厥证。宜暖洗而不暖洗，则使人阳气不能发挥作用，阴邪侵犯人体。

不当攻下而攻下，则使人开肠荡胃，泄下不止。不应用汗法而用汗法，则使人肌肉松弛削减，津液干枯损耗。不当用吐法而吐，则使人心神烦乱，气血上冲，不当用灸法而灸，则使人重伤经络、内蓄火毒，反害中和，致不可救。不当针而针，则使人血气散失，关节变细，其周围组织挛缩。不当导引而导引，则使人真气劳损，邪气肆意串行。不当按摩而按摩，则使人肌肉肿胀，筋骨舒张。不当蒸熨而蒸熨，则使人阳气偏行，阴气内聚。不当暖洗而暖洗，则使人湿邪留驻皮肤，热生肌体。不当悦愉而悦愉，则使人气停意折，健忘伤志。

大凡治疗方法，要适合其病证、脉象及病候，在此陈列少许：凡脉不紧数，不要发汗；脉不实数，不可以攻下；心胸不闭，尺脉微弱，不可以吐；关节不拘急，营卫不壅，不可以针；阴气不盛，阳气不衰，勿灸；内里没有邪气，勿导引；肌表没有邪气，勿按摩；皮肤不痹，勿蒸熨；肌肉不寒，勿洗；神不凝迷，勿愉悦；气不奔急，勿和缓。顺着这些守则治疗则患者生存，违背则患者死亡。

【按语】

本段记述了包括按摩在内的诸多中医康复技术的适用和禁忌情况。根据不同病证灵活选择以上治法以取得最好疗效。

（二）《景岳全书·妇人规·乳病类·吹乳妒乳》节选

【原文】

产后吹乳，因儿饮乳，为口气所吹，致令乳汁不通，壅结肿痛，不急治之，多成痈肿。速服瓜蒌散，外以南星末敷之，更以手揉散之。

【译文】

产后乳痈，被小孩口气所吹，令乳汁不通，蓄积在内，遂成肿硬，壅闭乳道，伤结疼痛。不及时治疗，大多成为乳痈。应立刻服用瓜蒌散，外敷南星末，再以手揉散。

【按语】

张氏治疗乳痈在前人内服药物、外加揉按的基础上加以药物外敷。三者结合，方法更为有效。

十四、《针灸大成·按摩经》节选

明代针灸名家杨继洲所撰的《针灸大成》中收录了一本堪称中国小儿推拿独特治疗体系形成的奠基之作，是书为《针灸大成》第十卷，书名为《保婴神术》，杨氏特标明为《按摩经》。后世因此书专论小儿推拿，遂称之为《小儿按摩经》。《针灸大成·按摩经》记述了观形察色法、认筋法、推拿手法、推拿特定穴及病证治疗等，为小儿推拿疗法的发展奠定了基础，后世诸多小儿推拿专著多源于此，并在此基础上有所发挥。

（一）《针灸大成·按摩经·手法歌》

【原文】

心经有热作痰迷，天河水过作洪池[①]。
肝经有病儿多闷，推动脾土病即除。
脾经有病食不进，推动脾土效必应。
肺经受风咳嗽多，即在肺经久按摩。
肾经有病小便涩，推动肾水即救得。

小肠有病气来攻，板门横门推可通。
用心记此精宁穴，看来危症快如风。
胆经有病口作苦，好将妙法推脾土。
大肠有病泄泻多，脾土大肠久搓摩。
膀胱有病作淋疴，肾水八卦运天河。
胃经有病呕逆多，脾土肺经推即和。
三焦有病寒热魔，天河过水莫蹉跎。
命门有病元气亏，脾上大肠八卦推。
仙师授我真口诀，愿把婴儿寿命培。
五脏六腑受病源，须凭手法推即痊。
俱有下数不可乱，肺经病掐肺经边。
心经病掐天河水，泻掐大肠脾土全。
呕掐肺经推三关，目昏须掐肾水添。
再有横纹数十次，天河兼之功必完。
头痛推取三关穴，再掐横纹天河连。
又将天心揉数次，其功效在片时间。
齿痛须揉肾水穴，颊车推之自然安。
鼻塞伤风天心穴，总筋脾土推七百。
耳聋多因肾水亏，掐取肾水天河穴。
阳池兼行九百功，后掐耳珠旁下侧。
咳嗽频频受风寒，先要汗出沾手边。
次掐肺经横纹内，乾位须要运周环。
心经有热运天河，六腑有热推本科。
饮食不进推脾土，小水短少掐肾多。
大肠作泻运多移，大肠脾土病即除。
次取天门入虎口，揉脐龟尾七百奇。
肚痛多因寒气攻，多推三关运横纹。
脐中可揉数十下，天门虎口法皆同。
一去火眼推三关，一百二十数相连。
六腑退之四百下，再推肾水四百完。
兼取天河五百遍，终补脾土一百全。
口传笔记推磨诀，付与人间用意参。

【注释】

①洪池：即曲泽，属手厥阴心包经。

【按语】

此治多用小儿五经穴等，并强调操作要有一定的次数，这是与成人按摩有差异之处。另外，胆病治脾也是其独有的特色。

（二）《针灸大成·按摩经·三关》节选

【原文】

手法治病诀

水底捞月[1]最为良，止热清心此是强，
飞经走气[2]能通气，赤凤摇头[3]助气长。
黄蜂出洞[4]最为热，阴症白痢并水泻，
发汗不出后用之，顿教孔窍皆通泄。
按弦走搓摩[5]，动气化痰多，
二龙戏珠[6]法，温和可用他。
凤凰单展翅[7]，虚浮热能除，
猿猴摘果[8]势，化痰能动气。

【注释】

①水底捞月：小儿复式手法。《针灸大成·按摩经·三关》记载："先清天河水，后五指皆跪，中指向前跪，四指随后，右运劳宫，以凉气呵之，退热可用。若先取天河水至劳宫，左运呵暖气，主发汗，亦属热。"

②飞经走气：小儿复式手法。《针灸大成·按摩经·三关》记载："先运五经，后五指开张一滚，做关中用手打拍，乃运气行气也。治气可用。又以一手推心经，至横纹住，以一手揉气关，通窍也。"

③赤凤摇头：小儿复式手法。《针灸大成·按摩经·三关》记载："以两手捉儿头而摇之，其处在耳前少上。治惊也。"

④黄蜂出洞：小儿复式手法。《针灸大成·按摩经·三关》记载："先掐心经，次掐劳宫，先开三关，后以左右二大指从阴阳处起，一撮一上，至关中离坎上掐穴。发汗用之。"

⑤按弦走搓摩：小儿复式手法。《针灸大成·按摩经·三关》记载："先运八卦，后用指搓病人手，关上一搓，关中一搓，关下一搓，拿病人手，轻轻慢慢而摇，化痰可用。"

⑥二龙戏珠：小儿复式手法。《针灸大成·按摩经·三关》记载："以两手摄儿两耳轮戏之。治惊。眼向左吊则右重，右吊则左重；如初受惊，眼不吊，两边轻重如一；如眼上则下重，下则上重。"

⑦凤凰单展翅：小儿复式手法。《针灸大成·按摩经·三关》记载："用右手大指掐总筋，四指翻在大指下，大指又起又翻，如此做，至关中，五指取穴掐之。"

⑧猿猴摘果：小儿复式手法。《针灸大成·按摩经·三关》记载："以两手摄儿螺蛳上皮，摘之，消食可用。"

【按语】

本段形象地定义了各种复式手法及其相关治疗作用。

十五、《小儿推拿广意》节选

《小儿推拿广意》，清代熊应雄编撰，重点介绍小儿推拿穴位和手法，图文并茂，手法中重点介绍推法和拿法，并提出“推拿手部次第”和“推拿面部次第”，记载了手部和头面部的小儿推拿常规操作程序。

（一）《小儿推拿广意·总论》节选

【原文】

夫人之所借以为生者，阴阳二气也。阴阳顺行，则消长自然，神清气爽；阴阳逆行，则往来失序，百病生焉。而襁褓[①]童稚，尤难调摄，盖其饥饱寒热，不能自知，全恃慈母为之鞠育[②]，苟或乳食不节，调理失常，致成寒热，颠倒昏沉。既已受病，而为父母者，不思所以得病之由，却[③]病之理，乃反疑鬼疑神，师巫祈祷，此义理之甚谬者矣。幸仙师深悯赤子[④]之夭折，多缘调御之未良，医治之无术，秘授是书，神功莫测。沉离浮坎[⑤]，而使水火既济，泻实补虚，而使五行无克，诚育婴之秘旨，保赤之弘功也。

【注释】

①襁褓：背负婴儿用的宽带和包裹婴儿的被子。襁指婴儿的带子，褓指小儿的被子。后亦指婴儿包或借指未满周岁的婴儿。

②鞠育：抚养，养育。

③却：除去。

④赤子：刚生的婴儿。

⑤沉离浮坎：降心火补肾水。

【译文】

阴阳二气是人们赖以生存的物质。人体阴阳如果遵循自然的状态此消彼长，那么人的头脑清醒，心情畅快；如果人体阴阳违背了自然规律，失去原本的秩序，那么就会出现很多疾病。刚出生的婴儿，难以调养，因为其自身不能准确表达他的饥饱寒热感受，全靠着母亲养育，如果出现饮食和生活调理不规律，可能会导致孩子出现或寒或热，日夜颠倒昏睡的情况。已经得了疾病，身为父母不考虑得病的原因，治疗疾病的方法，反而想着鬼神之说，求巫师祈祷，这样大错特错。还好有幸医术高超师父深切怜悯婴儿早夭，多是由于保养不到位，没有得到好的治疗方法，私下把治疗的经验编撰成书传授给我，其中的功夫高深莫测。其中降心火补肾水，让水火既济、心肾相交，补虚泻实，让五行平衡，实在是养育儿童的宗旨，保护儿童生命的大功德。

【按语】

本书指出婴儿不能很好表达他饥饱寒热的感受，全凭着父母的照顾，但是总会出现一些差池，一些调理不慎，导致婴儿出现疾病。道出了婴儿容易得病的其中一个原因。另外奉劝为人父母之人，小儿出现疾病后，要及时考虑得病的原因和治疗措施，不能先去依靠鬼神保佑去除疾病。

（二）《小儿推拿广意·推法》节选

【原文】

由是推手必先从三关[①]，悉从指尖上起也，而亦重虎口并合谷，而不知补脾胃培一身之根本；分阴阳分一身之寒热，亦不可缓焉。运八卦[②]，凉则多补，热则多泻，分阴阳，阳则宜重，阴则宜轻。

【注释】

①三关：自虎口至指端，第一关为风关，第二关为气关，第三关为命关。

②八卦：此指内八卦，在掌心周围，通常以内劳宫为圆心，以内劳宫至中指根横纹内 2/3 和外 1/3 交界点为半径，画一圆，八卦穴即在此圆上。分为乾宫、坎宫、艮宫、震宫、巽宫、离宫、坤宫、兑宫八宫。南（中指根下）为离宫，北为坎宫，东为震宫，西为兑宫，西北为乾宫，东北为艮宫，东南为巽宫，西南为坤宫。

【译文】

小儿推拿中，推手时，一定是先推三关，都是从指尖开始，也知道重视虎口的合谷穴，却往往不知道补益脾胃，培养一身元气的根本；另外，分辨阴阳来分辨身体的寒热状态也十分重要，不能轻视。推运内八卦，寒证的话适合用补法，热证的话适合用泻法，分辨阴阳，阳证适合用重手法，阴证适合用轻手法。

【按语】

此节重点讲解了小儿推拿中推手法，并道出了大部分的医生推拿时的弊端，医生大多知道小儿推拿的一些基本操作手法，但是往往忽略了小儿脾胃的保养，中医谓脾胃为后天之本，通过对脾胃的调养，可以提高人体正气，增加人体免疫力，从而使小儿加速疾病的康复，减少疾病的发生。此外还要重视中医辨证思维，辨清楚阴阳寒热，运用合适的手法进行治疗，可以事半功倍。

十六、《医宗金鉴》节选

《医宗金鉴》由清代吴谦等人编著。《医宗金鉴·正骨心法要旨》总结提出“正骨八法”，即“摸、接、端、提、推、拿、按、摩”，使“正骨推拿”作为一种推拿方式得到空前的提高，对清代以后正骨推拿流派的形成有重要意义。

（一）《正骨心法要旨·手法总论》节选一

【原文】

夫手法者，谓以两手安置[①]所伤之筋骨，使仍复于旧[②]也。但伤有重轻，而手法各有所宜，其痊可之迟速[③]，及遗留残疾与否，皆观乎手法之所施得宜，或失其宜，或未尽其法也。盖一身之骨体，既非一致，而十二经筋之罗列序属[④]，又各不同，故必素知其体相[⑤]，识其部位，一旦临证，机触于外，巧生于内[⑥]，手随心转，法从手出，或拽[⑦]之离而复合，或推之就而复位，或正其斜，或完其阙[⑧]，则骨之截断、碎断、斜断，筋之弛纵、卷挛、翻转、离合，虽在肉里，以手扪[9]之，自悉其情，法之所施，使患者不知其苦，方称为手法也。

况所伤之处，多有关于性命者，如七窍上通脑髓，膈近心君，四末受伤，痛苦入心者，即或其人元气素壮，败血易于流散，可以克期[10]而愈，手法亦不可乱施；若元气素弱，一旦被伤，势已难支，设手法再误，则万难挽回矣，此所以尤当审慎者也。

盖正骨者，须心明手巧，既知其病情，复善用夫手法，然后治自多效。诚以手本血肉之体，其宛转运用之妙，可以一己之卷舒，高下疾徐，轻重开合，能达病者之血气凝滞，皮肉肿痛，筋骨挛折，与情志之苦欲也。较之以器具从事于拘制者，相去甚远矣。是则手法者，诚正骨之首务哉。

【注释】

①安置：安放，置放。

②复于旧：恢复到原来的状态。

③迟速：快慢。

④罗列序属：排列顺序和连接关系。

⑤素知其体相：知道其平时的体形结构。

⑥机触于外，巧生于内：技巧触发于外界，产生于内心。

⑦拽：拉，拖。

⑧完其阙：阙，同“缺”，使缺失的复归其位。

⑨扪：触摸。

⑩克期：预期。

【译文】

手法，指用双手置于受伤的筋骨，使其恢复原状。但是受伤程度有轻重之分，且手法有各自的适应证，伤愈的快慢以及是否遗留残疾都与手法适宜与否有关，或失或宜，或者未达到手法精髓。因为每个人的骨骼各不相同，十二筋经的排列顺序和连接关系也各不相同，所以必须知道其平时的体形结构，分辨其部位，一旦遇到病证，技巧触发于外界，而生自内心，手法随着内心想法改变，内心想法由手法来体现。或者拉开使其分离后复合，或者推动使其复位，或者纠正歪斜，或者使其缺失的地方归位，而骨之截断、碎断、斜断，筋之弛纵、卷挛、翻转、离合虽然在肉里，但用手触摸后便能知道情况。在使用手法时，让患者不觉得痛苦才能称为手法。

况且受伤的地方大多关系到生命，如七窍上通脑髓，膈靠近心，四肢受伤，疼痛苦闷至心的患者，如果平时元气旺盛，瘀血容易疏散，可以预测其痊愈日期，手法也不能胡乱使用。如果平时元气虚弱，一旦受伤便难以支撑，假如再使用错误的手法就再难以挽回了，所以必须谨慎。

从事正骨的人必须心明手巧，先要熟悉其病情，还要善于使用手法，这样治病才更有效。手由血肉组成，使用的好处在于可以通过自身的卷曲舒展、抬起落下、快速缓慢、轻重开合来去除患者的气滞血瘀、皮肉肿痛、筋挛、骨折和情志之苦。相较于受限于器具条件的方法差别很大。所以练习手法才是正骨的首要任务。

【按语】

本段阐释正骨手法的使用要根据病情的不同而有所选择。手法使用得正确与否关系到骨伤愈合的快慢速度、功能完全恢复还是留有残疾的大问题，必须高度重视。本节着重说明了手法的定义、要求、作用、重要性、运用手法必须了解人体的正常结构五个方面的内容。

（二）《正骨心法要旨·手法总论》节选二

【原文】

摸法：摸者，用手细细摸其所伤之处，或骨断、骨碎、骨歪、骨整、骨软、骨硬、筋强、筋柔、筋歪、筋正、筋断、筋走、筋粗、筋翻、筋寒、筋热，以及表里虚实，并所患之新旧也。先摸其或为跌仆，或为错闪，或为打撞，然后依法治之。

接法：接者，谓使已断之骨，合拢一处，复归于旧也。凡骨之跌伤错落，或断而两分，或折而陷下，或碎而散乱，或岐[①]而傍突[②]。相其形势，徐徐接之，使断者复续，陷者复起，碎者复完，突者复平。或用手法，或用器具，或手法、器具分先后而兼用之，是在医者之通达也。

端法：端者，或两手一手擒定应端之处，酌其重轻，或从下往上端，或从外向内托，或直端、斜端也。盖骨离其位，必以手法端之，则不待旷日迟久，而骨缝即合，仍须不偏不倚，庶[③]愈后无长短不齐之患。

提法：提者，谓陷下之骨[④]，提出如旧也。其法非一，有用两手提者，有用绳帛系高处提者，有提后用器具辅之不致仍陷者，必量所伤之轻重浅深，然后施治。倘重者轻提，则病莫能愈；轻者重提，则旧患虽去，而又增新患矣。

按摩法：按者，谓以手往下抑[⑤]之也。摩者，谓徐徐揉摩之也。此法盖为皮肤筋肉受伤，但肿硬麻木，而骨未断折者设也。或因跌扑闪失，以致骨缝开错，气血郁滞，为肿为痛。宜用按摩法，按其经络，以通郁闭之气；摩其壅聚[⑥]，以散瘀结之肿，其患可愈。

推拿法：推者，谓以手推之，使还旧处也。拿者，或两手一手捏定患处，酌其宜轻宜重，缓缓焉以复其位也。若肿痛已除，伤痕已愈，其中或有筋急而转摇不甚便利，或有筋纵而运动不甚自如，又或有骨节间微有错落不合缝者，是伤虽平[⑦]，而气血之流行未畅，不宜接、整、端、提等法，惟宜推拿，以通经络气血也。盖人身之经穴，有大经细络之分，一推一拿，视其虚实，酌而用之，则有宣通补泻之法，所以患者无不愈也。

已上诸条，乃八法之大略如此。至于临证之权衡，一时之巧妙，神而明之，存乎其人矣。

【注释】

①岐：分岔，此指骨折后断骨偏离主轴。

②傍突：往旁边突起。

③庶：差不多。

④陷下之骨：断骨下垂的一端。

⑤抑：向下压。

⑥壅聚：指气血壅塞瘀积不通。

⑦平：康复，治愈。

【译文】

摸法：摸，指用手仔细触摸受伤的部位，分辨其骨头的折断、破碎、偏斜，骨头是否完整及骨的硬软程度；仔细分辨筋脉的拘急、松弛、斜正、断裂、偏离、肿胀、翻转和寒温程度，以及病情的表里、虚实、新久等。先摸清楚是跌伤、闪挫伤或者是打撞伤等不同情况，然后依据不同伤情选择不同治疗方法。

接法：接，指使已经断开的骨头合拢在一起，恢复原样。大凡跌伤骨头错落，有的断为两截分离，有的骨折一端下陷，有的骨头破碎散乱，有的骨折端向旁边刺出而突起，要根据不同的病情慢慢地接上，使断骨接续，陷下的恢复原位，破碎的复原完整，突起的使之平复。接骨时，有时用手法，有时用器具，有时须手法与器具配合使用，且分清先后次序。总之在于医者的灵活应用。

端法：端，用两手或一手拿住并固定施用端法的部位，根据患处的受损情况，有时由下往上端起，有时由外往内托送，有时直接对接，有时则要先旋转再对接。因为骨骼偏离其原来的位置，就必须用端法来矫正。不能耽误时间，拖延太久，引起骨缝愈合。接骨时须“不偏不倚”，以免出现肢体长短不齐的后遗症。

提法：提，是指针对断骨下垂的一端，使之上提，恢复原来位置的方法。提法不止一种，有的是用两只手来提，有的使用绳子和丝巾系在高处将断骨吊起恢复原位，有的则先提起，然后用辅助器械将之固定，使断骨不致再下垂。不管使用何种方法，必须先度量伤口的轻重情况和部位的深浅，然后再进行治疗。需要重提的提轻了，则疾病不能痊愈，需要轻提的提重了，则旧患虽然好了，但又增加了新患。

按摩法：按法，指用手向下按压。摩法，指慢慢地揉动按摩。按摩法常用于皮肤筋肉受伤，只出现局部肿胀硬结麻木而没有骨折的情况。或者由于跌倒扑地，扭伤筋骨而致使骨关节错位，气血瘀阻，形成肿胀疼痛，适合用按摩法按摩经络，疏通瘀阻的气血。抚摩局部的壅塞和瘀积，以消散瘀血肿胀，疾病便可以痊愈。

推拿法：推法，就是用手推动使软组织回复到原来的正常位置。拿法，就是用一手或两手捏住受伤的部位，用力大小根据患处的轻重而定，慢慢地使它回复原来的位置。如果肿痛消失，伤痕愈合，还因筋脉收缩、拘挛而转动不利，或者因筋脉收缩无力而运动不自如，或者骨节之间有微小错位而不能重合，伤虽然康复，但气血运行不畅，不适合接、整、端、提等法，只适合推拿法来通畅气血运行。人身体上的经穴有经脉络脉之分，用推法或拿法需要根据其虚实情况斟酌使用，并结合宣通补泻，患者即能痊愈。

以上是正骨八法的大致内容，至于临证的权衡，操作的巧妙，要真正明白其中的奥妙，在于个人的领会。

【按语】

《医宗金鉴》详细论述了“摸、接、端、提、推、拿、按、摩”这正骨八法，是对正骨手法的科学总结。其中的摸法为诊断手法，又称扪诊、摸诊或触诊；接、端、提主要是骨折整复手法；推拿、按摩主要是用于骨折伤愈后遗留的关节僵硬，活动受限，或筋肉等软组织损伤的治疗手法。

十七、《石室秘录》节选

《石室秘录》为清代著名医家陈士铎编著。《石室秘录》是中医古籍中唯一一部以治法为主要内容和标目的著作。

《石室秘录·摩治法》节选

【原文】

摩治者，抚摩以治之也。譬如手足疼痛、脏腑癥结、颈项强直、口眼㖞斜是也。法当以人手为之按摩，则气血流通，痰病易愈。手足疼痛者，以一人抱住身子，以两人两腿，夹住左右各足一条，轻轻捶之千数，觉两足少快，然后以手执其三里之间，少为伸之者七次，放足，执其两手，捻之者千下而后已，左右手各如是，一日之间，而手足之疼痛可已。脏腑癥结之法，以一人按其小腹揉之，不可缓，不可急，不可重，不可轻，最难之事，总以中和为主。揉之数千下乃止，觉腹中滚热，乃自家心中注定病，口微微嗽津，送下丹田气海，七次乃止。如是七日，癥结可消。颈项强直，乃风也。以一人抱住下体，以一人手拳而摇之，至数千下放手，深按其风门之穴，久之，则其中酸痛乃止。病患乃自坐起，口中微微咽津，送下丹田者，七次而后已，一日即痊。口眼㖞斜之法，令一人抱住身子，又一人桅住不歪斜之耳叶，又令一人摩其歪斜之处者，至数百下，面上火热而后已，少顷，口眼如故矣。此皆摩之之法也。

【按语】

本段记述了按摩法在"手足疼痛、脏腑癥结、颈项强直、口眼㖞斜"的病证上的临床应用。

十八、《增演易筋洗髓内功图说》节选

《增演易筋洗髓内功图说》系养生气功著作，全书共十八卷。周述官在前人《易筋经》、《洗髓经》、《内功图说》等书基础上，旁搜博引诸家气功理法编撰成该书。

清代凌延堪在《校礼堂文集·与程丽仲书》中，认为《易筋经》是明代天台紫凝道人假托达摩之名所作。当然，还有其他说法，孰是孰非，莫衷一是。《易筋经》中多是导引、按摩、吐纳等中国传统的养生功夫。来章氏辑本《易筋经》分上、下卷，后面还附有《洗髓经》。来章氏辑本《易筋经》是流传较广的刊刻本，有的即以此为底本。例如，清江苏吴县人潘霨的《卫生要术》，清人王祖源的《内功图说》，清光绪二十一年由周述官编辑的《增演易筋洗髓内功图说》等。

（一）《增演易筋洗髓内功图说·演说易筋洗髓合编·揉法》节选

【原文】

夫揉法之为用，意在磨砺其筋骨也。磨砺者，即揉之谓也。其法有三段，每段百日。

一曰揉有节候：如春月起功，功行之时，空有春寒难以裹体，只可解开襟。次行于二月中旬，取天道渐和，方能现身，下功渐暖，乃为通便，任意可行也。

二曰揉有定式：人之一身右气左血，凡揉之法，宜从身右推向左，是取推气入于血分，令其通融。又取胃居于右，令胃宽能多纳气。又取揉者，右掌有力，用而不劳。

三曰揉宜轻浅：凡揉之法，虽曰人功宜法天义，天地生物渐次不骤，至气自生，候至物成。揉若法之，但取推荡①，徐徐来往，勿重勿深，久久自得，是为合式。设令太重，必伤皮肤，恐生瘢痱②。深则伤于肌肉、筋膜，恐生热肿，不可不慎。

【注释】

①荡：原作“盪”。

②痱：原作“痈”。

【译文】

一般来说揉法的作用，主要是磨砺筋骨。磨砺，就是揉的称谓。其练习的方法有三段，每段练习一百天。

第一种说法是说揉要随季节而行。比如春月开始练功，行功的时候，恐有春寒，难以裸体，只可以将衣襟解开来练习。其次在二月中旬练功，要等到天气逐渐暖和，才能解衣裸身行功，等到天气逐渐暖和，就是最方便的行功时节，任意什么时候都可以随意行功。

第二种说法是说揉要有一定的方式和方法。人的一身，右主气而左主血，所以凡是揉的练习方法，都应该是从身体的右边推向左边，主要是起到推气入血的作用，分令左右气血通融；还有个作用是说胃在身体的右边，揉可以和胃，能多纳气；再有，一般人都是右掌比左掌有力，这样即使揉的时间长一些，也不会感觉到劳累。

第三种说法是说揉的时候应该轻而浅。练习揉功的方法，虽然是人用手掌来推揉而产生的作用，但也应该效仿天地自然的法则。天地化生万物，都有一定的次序和生长阶段而不是骤然发展的，气至则自然就会焕发出生机，节候到了自然就可生成天地万物。所以揉应效法于天地自然的规律，采取推荡的法则，慢慢地往来，推揉的时候既不能太重也不能太深，练习的时间长了自然就会产生效果，只有这样才是最正确的方法。假如揉的手法太重，必然就会伤到皮肤，时间一久，就恐怕会产生瘢痱。如果揉的手法过深，就会伤了肌肉筋膜，也恐怕会产生热肿等现象，不得不小心谨慎。

【按语】

本段原文从揉法锻炼的节候、定式、轻浅三个方面进行了阐述，特别是对揉法的动作要领进行了全面的阐述。指出揉法操作时当“徐徐来往，勿重勿深”，如果手法太重则伤皮肤；手法太深则伤肌肉、筋膜。对揉法等推拿手法的临证操作具有重要指导意义。

（二）《增演易筋洗髓内功图说·易筋洗髓支流汇纂·按摩操腹九冲图并说》节选

【原文】

凡揉腹时，须凝神净虑，于矮枕平席正身仰卧，齐足屈趾，轻揉缓动，将八图挨次做完为一度，每逢做时，连做七度毕，遂起坐摇转二十一次。照此清晨睡醒时做为早课，午申做为午课，晚间临睡时做为晚课。日三课为常，倘遇有事，早晚两课，必不可少。初做时一课二度，三日后一课五度，再三日后一课七度，无论男女皆宜，惟孕者忌之。

全图说

全图则理备，化生之微，更易见也。天地本乎阴阳，阴阳主乎动静。人身一阴阳也，阴阳一动静也，动静合宜，气血和畅，百病不生，乃得尽其天年。

如为情欲所牵，永违动静。过动伤阴，阳必偏胜；过静伤阳，阴必偏胜；且阴伤，阳无所成，阳亦伤也；阳伤而阴无所生，阴亦伤也；既伤矣，生生变化之机已塞，非用法以导之，则生化之源无由启也。

运定之法，以动化静，以静运动，合乎阴阳，顺乎五行，发其生机，神其变化。故能通和上下，分经阴阳，去旧生新，充实五脏，驱外感之诸邪，消内生之百病，补不足，泻有余。消长之道，妙应无穷，无须借烧家药，自有却病延年之效耳。

【译文】

凡是练习揉腹功的时候，需要凝聚精神，去除杂念，在矮枕平坦的席子上，正身仰卧，将两脚平齐，脚趾微屈，轻轻揉动，务要缓慢，将八个图挨次序全部做完为一度。每次练习之时，连做七度以后，就要坐起来摇转二十一次。按照这样的方法早晨睡醒的时候做，为早课；午申时做，为午课；晚间临睡时做，为晚课；每天三课，要长久坚持不断地练习。如果遇到有事情忙没法练功，那么早晚两课是必不能少的。刚开始做时，一课行二度。三日后一课行五度。再三日后一课行七度。无论男女都可以练习，但孕妇切忌练习此功。

全图说：

全图将养生的道理都包括在里面了，天地化生万物的微妙之处，则更是显而易见。天地以阴阳为本，而阴阳又主宰着动静，人的身体其实就是一个阴阳的组合，阴阳其实就是一个动静的组合，动静合宜，气血就和谐通畅，人就百病不生，于是就可以活到天赋的年寿。

人如果被情欲所牵绊，就会永远与动静的和谐相违背。过于动就会伤阴，那么阳必然会偏胜；过于静又会伤阳，阴必然也会偏胜；而且伤了阴，阳必然也无所成，阳也会随之而受到损伤；若伤了阳，那么阴也会无从生发，所以阴也会随之受到损伤；阴阳如果都受到伤害，那么天地间生生不息、互根互变的变化之机就会闭塞不通，必须用有针对性的方法来疏导，否则阴阳生生不息、互根变化的源头就没有开启的动因。

这里关于运定的操作功法，是以动来化静，以静来运动，合乎阴阳的规律，顺乎五行的法则，可以激发其潜在的生机，神运其无穷之变化。因此就可以使人体上下通和，阴阳和谐分明，促进新陈代谢而去旧生新，使五脏得到充实，同时可驱除外在侵犯身体的邪气，消灭体内滋生的各种疾病，补充身体的不足，泻除多余的病邪。阴阳消长的道理，真是妙应无穷啊，无须借助烧炼药物，自身就具有却病延年之实效。

【按语】

本段记述了自我摩腹法的习练注意事项。本段全文包含了具体操作方法以及相关图示。原文载：“佛传操腹法亦运功也。然此九冲按摩图略有变化，习内功者，多采之，常用之。若内功已得，不假外运，惟积气时亦兼用。亦遇有病时，即患处如法运之，最为神妙。又用按摩操腹法、先运后卧、先卧后运俱可。但运前睡法与运后睡法，总须于前卧身图中择一势睡之，方保无患。”却病延年法，操揉按摩图，共九图。

（三）《增演易筋洗髓内功图说·增益易筋内壮神勇图说》节选

【原文】

炼手足法

初炼量力缝做夹布口袋一个，装米沙五六十斤，悬挂架上。用功毕，常用掌推、拳击、足踢、脚蹬，务致动摇，仍用拳脚踢打、迎送。日久渐加沙袋斤重。

炼指法

量自力之大小，拣圆净一二斤重石子一个，用五指抓拿，撒手掷下，不令落地，仍用手指赶抓。如是掷抓，初惟十数次，日久渐加次数暨石子斤数，则五指自觉有力矣。

又法：每于坐时，不拘时刻，以左右五指着座，微欠身躯及指自出力。无论群居独坐，皆可行之，日久自能见效。

右功昉[①]自释门，以禅定为主。将欲行持，先须闭目冥心，握固神思，屏去纷扰，澄心调息，至神气凝定，然后依次如式行之。必以神贯意注，毋得徒具其形。若心君妄动，神散意驰，便为徒劳其形而弗获实效。

初炼时，必心力兼到，静中默数三十数，日渐加增，至百数为止；日行三次，百二十日成功；气力兼得，则可日行二次；气力能凝且坚，则可日行一次。务要意念不纷乃成。

运炼始末

运炼之法：先用木铲，擦炼皮肤，再用木杵、木槌捣炼筋骨，后用石袋，打炼周身。内气未积，运硬处避穴道。内气已积，运软处兼及穴道。至体成金刚，然后以石袋专运穴道、收闭关窍及遍体毛眼、骨缝等处。斯为合法，千万不可躐等。

木铲说

木铲取材与木杵、木槌同，用时不必拘定百日功满。壮年强盛者，行功至来复[②]可用；老病羸弱者，效验到皮着肤、肉附骨时亦可用，不必俟筋坚膜起。

用法：审势推运，遍及周身，轻重适宜，以不伤皮肤为度。行功前后用之运炼，能锁扎窍、通穴脉、和气血、炼皮肉。后加木杵、木槌、石袋炼之，更收全功。但木铲用之最宽，修炼家宜常佩之，随时俱可推进。

【注释】

①昉：始也。

②来复：七日曰来复。《易·复》："反覆其道，七日来复，天行也。"谓阳气经七日已由剥尽而开始复生。

【译文】

炼手足法：

初练手足功法要量力而行，自己来缝制夹布口袋一个，内装米粒大小的沙子五六十斤，悬挂在架子上。每次练习完功夫后，经常用掌推、拳击、足踢、脚蹬等方式来对沙袋进行攻击性练习，务必要让沙袋摇动起来，趁摇晃未定时用拳脚踢打、迎送。练习时间久了就可以逐渐把沙袋的重量增加。

炼指法：

先衡量自己力气的大小，拣圆形干净的一到二斤重的石头一个，用五指来抓拿，拿起后撒手掷下，不等其落地，就快速用手指来赶抓。按照这样的方法来进行掷抓练习，刚开始十多次，日子久了可以逐渐增加次数和所用石头的重量，那么五个指头就会逐渐感觉变得有力起来。

另外一个练习方法是，每当坐的时候，不管什么时间，以左右两个手的五指着地，微微欠下身躯则指头自然就会受力，无论是和很多人在一起还是独自一个人坐，都可以随时进行练习，时间长了就自然可以见到功效。

这个功夫原本出自佛门，主要是以禅定为主，在准备练功的时候，先要将眼睛微微闭合，保持心理宁静，双手握固，同时要摒弃掉纷扰的思绪，澄心调息，等到神气凝聚安定，然后按照次序和方法来练习。但必须要做到神贯而意注，而不是徒具其形。如果心里有杂念，神散意驰，便是徒劳其形，而难以获得实际的效应。

刚开始练习的时候，必须要心力兼到，时间以默数三十个数字为准，日久则逐渐增加，以数到一百个数为止，每天练习三次，一百二十天可以练习成功；气力兼得之时，就可以每天练习两次；等到气力能够凝聚并且达到坚固，就可以每天练习一次。但练习的时候务必要意念集中才可以练习成功。

运炼始末：

运炼之法，先用木铲擦炼皮肤，再用木杵和木槌来捣炼筋骨，最后用石袋打炼周身上下。在内气没有积聚的时候，运炼到硬的地方要尽量注意避开穴道。等到内气已经积聚，运炼到软的地方就可以兼顾到穴道。等到练至金刚不坏之体，然后就可以用石袋专门来运炼穴道，用以收闭周身关窍及遍体毛眼、骨缝这些地方。这才是合理的练习方法，但练习过程中要循序渐进，千万不要出现随意逾越练习次序等情况。

木铲说：

木铲取材与木杵、木槌相同，应用来练功不必拘泥于百日功满。身体强壮的年轻人，行功到来复就可以用了；老人、身体有疾病或者身体不太好的人，功夫练到皮肤不松弛，肌肉可附着于骨的状态时也可以应用此法，而不必等到筋坚实膜腾起时再用。

在使用方法上要掌握好正确的姿势来推运，运时要遍及周身上下，轻重也要适宜，总的原则是以不伤着皮肤为标准。在练功的前后用木铲来运练，可以起到锁孔窍、通穴脉、和气血、炼皮肉的作用。此后再增加木杵、木槌、石袋等工具来练习，那么效果就会更加全面。木铲的适用范围最宽泛最常用，所以修炼这个功夫的人应该经常随身佩戴，任何时候都可以推进练习。

【按语】

易筋经，是我国民间早已流传的健身锻炼方法，也是推拿医家常用的练功方法之一。推拿练功源自古代的导引之法。本段记载了推拿练功之法以及相关器械用具的使用之法。

第三节 医 案 选

一、《医说》节选

（一）《医说·头风》节选

【原文】

有人苦头眩，头不得举，目不得视，积年。华佗使悉解衣，倒悬令头去地三寸，濡布拭身体，令周匝视诸脉尽出五色。佗令弟子以铍刀决脉，五色血尽，视赤血出，乃下以膏摩，被覆汗出，周匝饮以葶苈散而愈。

【按语】

本段记载了华佗用铍针、膏摩再饮葶苈散治疗头眩。

（二）《医说·针灸·扪腹针儿》节选

【原文】

朱新仲祖居桐城时，亲戚间一妇人妊娠将产，七日而子不下，药饵符水，无不用，待死而已。名医李几道偶在朱公舍，朱引至妇人家视之。李曰："此百药无可施，惟有针法，然吾艺未至此，不敢措手也。"遂还。而几道之师庞安常适过门，遂同谒朱。朱告之故，曰："其家不敢屈公，然人命至重，公能不惜一切救之否？"安常许诺，相与同往。才见孕者，即连呼曰："不死。"令家人以汤温其腰腹间。安常以手上下拊[①]摩之。孕者觉肠胃微痛，呻吟间生一男子，母子皆无恙。

【注释】

①拊：读作"fǔ"，《说文》："拊，揗也。"注："揗者，摩也。"

【按语】

本段记述了按摩法在妇产科的应用。

二、《儒门事亲》节选

《儒门事亲·痃气》节选

【原文】

王亭村一童子，入门，状如鞠恭而行。戴人曰：痃[①]气也。令解衣揣之，二道如臂。其家求疗于戴人。先刺其左，如刺重纸，剥然有声而断。令按摩之，立软，其右亦然。观者感嗟异之，或问，曰：石关穴也。

【注释】

①痃：读作"xuán"，亦称痃气。一说为腹部两侧筋脉杠起急痛的疾患。由气滞血瘀，食滞寒凝，痰火互结所致。另说为皮肉间的积块。

【按语】

本段记述了针刺与按摩石门穴相结合治疗小儿痃气的方法。

三、《医学衷中参西录》节选

《医学衷中参西录·治痰点天突穴法》节选

【原文】

点天突穴以治痰厥，善针灸者，大抵知之。而愚临证体验，尤曲尽点法之妙。穴在结喉（颈间高骨）下宛宛中。点时屈手大指（指甲长须剪之）以指甲贴喉，指端着穴，直向下用力（勿斜向里），其气即通。指端，当一起一点，令痰活动，兼频频挠动其指端，令喉痒作嗽，其痰即出。

一妇人，年二十许。数日之前，觉胸中不舒，一日忽然昏昏似睡，半日不醒。适愚自他处归，过其村。病家见愚喜甚，急求诊治。其脉沉迟，兼有闭塞之象，唇瞤动。凡唇动者，为有痰之征。脉象，当系寒痰壅滞上焦过甚。遂令人扶之坐，以大指点其天突穴，俾其喉痒作嗽。约点半点钟，咳嗽十余次，吐出凉痰一碗，始能言语。又用干姜六钱，煎汤饮下而愈。

岁在甲寅，客居大名之金滩镇。时当孟春，天寒，雨且雪，一兵士衣装尽湿，因冻甚，不能行步，其伙舁之至镇，昏不知人。呼之不应，用火烘之，且置于温暖之处，经宿未醒。闻愚在镇，曾用点天突穴法，治愈一人，求为诊治。见其僵卧不动，呼吸全无。按其脉，仿佛若动。以手掩其口鼻，每至呼吸之顷，微觉有热，知犹可救。遂令人扶起俾坐，治以点天突穴之法，兼捏其结喉。约两点钟，咳嗽二十余次，共吐凉痰碗半，始能呻吟。亦饮以干姜而愈。

【按语】

此法类似于言语康复治疗技术，可诱发咳嗽。

思维导图

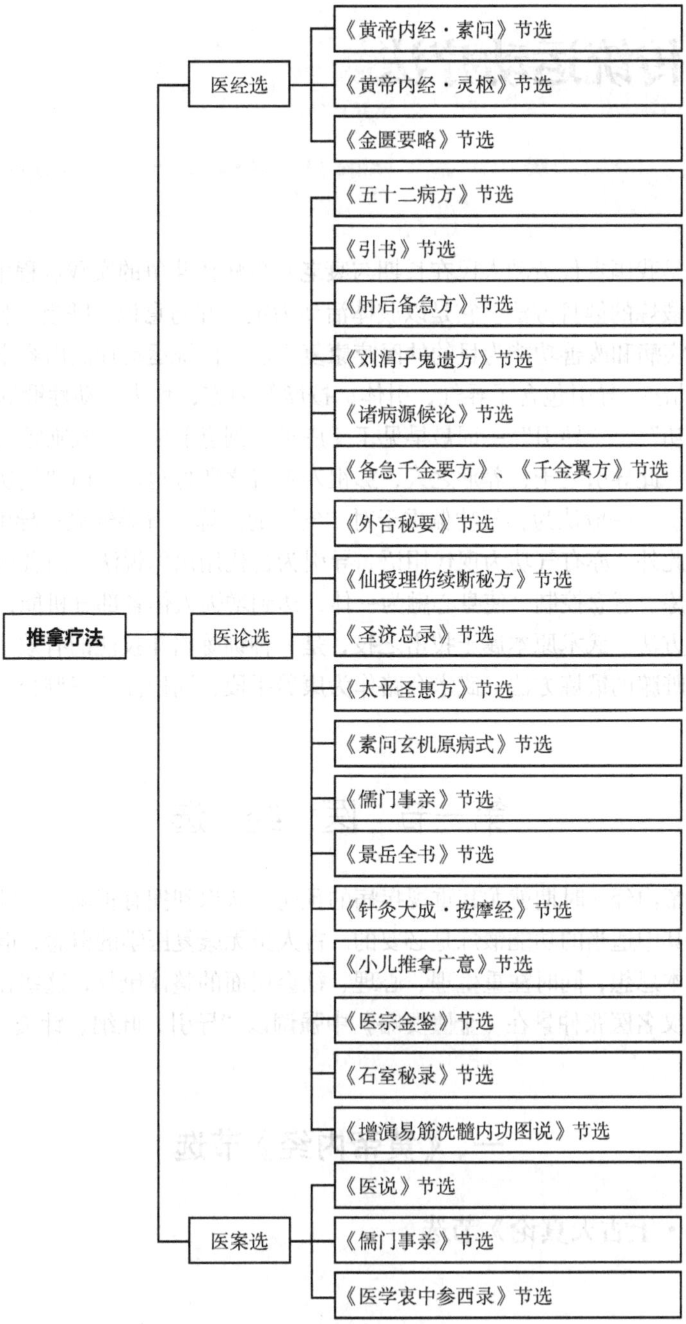

- 推拿疗法
  - 医经选
    - 《黄帝内经·素问》节选
    - 《黄帝内经·灵枢》节选
    - 《金匮要略》节选
  - 医论选
    - 《五十二病方》节选
    - 《引书》节选
    - 《肘后备急方》节选
    - 《刘涓子鬼遗方》节选
    - 《诸病源候论》节选
    - 《备急千金要方》、《千金翼方》节选
    - 《外台秘要》节选
    - 《仙授理伤续断秘方》节选
    - 《圣济总录》节选
    - 《太平圣惠方》节选
    - 《素问玄机原病式》节选
    - 《儒门事亲》节选
    - 《景岳全书》节选
    - 《针灸大成·按摩经》节选
    - 《小儿推拿广意》节选
    - 《医宗金鉴》节选
    - 《石室秘录》节选
    - 《增演易筋洗髓内功图说》节选
  - 医案选
    - 《医说》节选
    - 《儒门事亲》节选
    - 《医学衷中参西录》节选

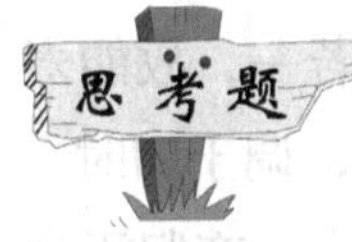

1. 简述《素问·举痛论》中推拿疗法的作用。
2. 简述《诸病源候论》“伤寒病诸候”、“温病诸候”、“时气病诸候”中的推拿应用。
3. 简述《圣济总录》中“按摩”、“导引”的区别。
4. 简述《儒门事亲》摩腹法在伤寒养护调摄中的应用。
5. 总结《景岳全书》中按摩的临床应用。
6. 简述《医宗金鉴》正骨八法。

（方　磊　孙　岩　王树东　侯惠玲　叶　涛　杨茜芸）

第五章 传统运动疗法

传统运动疗法是我国古代劳动人民在长期与衰老及疾病作斗争的实践过程中，逐渐认识、创造和总结的自我身心锻炼的健身方法。它是以肢体活动为主，并与意识、呼吸、自我按摩密切结合，以保养身心、防治疾病和改善功能为目的的医疗康复方法。传统运动疗法内容丰富，主要包括导引（气功）、武术等功法。导引包含了导气、引体、按摩等内容，均为主动性锻炼手段和方法。“导引”一词先于“气功”。“导引”一词最早见于《庄子·刻意》中：“吹呴呼吸，吐故纳新，熊经鸟申，为寿而已矣。此导引之士，养形之人，彭祖寿考者之所好也。”而“气功”一词最早见于晋代许逊的《灵剑子》。一般认为，气功偏重于对“气”的锻炼，宣导气血；导引偏重于肢体运动，舒筋活络的功效。此外，亦有气功为现代用语、导引为古代用语的说法。两者均为通过人体自身的姿势调整、呼吸锻炼、意念控制，使身心融为一体，达到增强人体各部分机能，诱导和启发人体内在潜力的康复治疗方法。武术原本属于技击之技，是一种训练格斗技能的有效手段。同时，武术又是一种强筋骨、理脏腑的锻炼方法。武术套路作为康养手段，同样注重三调合一，如太极拳、形意拳、八卦掌等。

第一节 医 经 选

古人早在《黄帝内经》时期就尤其重视疾病的预防，认识到拥有正确的、顺应自然的日常生活规律尤为重要，而其中适当的功能锻炼是必要的。古人虽无康复医学的概念，但早就有预防功能障碍发生、发展的基本思想，同时注重生理、心理、社会层面的整体康复，这些在《黄帝内经》中均有体现。同时，东汉名医张仲景在《金匮要略》中强调以“导引、吐纳、针灸、膏摩”治疗疾病，预防疾病加重。

一、《黄帝内经》节选

（一）《素问·上古天真论》节选

【原文】

余闻上古有真人者，提挈天地，把握阴阳，呼吸精气，独立守神，肌肉若一，故能寿敝天地，无有终时，此其道生。中古之时，有至人者，淳德全道，和于阴阳，调于四时，去世离俗，积精全神，游行天地之间，视听八达之外，此盖益其寿命而强者也，亦归于真人。其次有圣人者，处天地之和，从八风之理，适嗜欲于世俗之间，无恚嗔之心，行不欲离于世，被服章，举不欲观于俗，外不劳形于事，内无思想之患，以恬愉为务，以自得为功，形体不敝，精神不散，亦可以百数。其次有贤人者，法则天地，象似日月，辨列星辰，逆从阴阳，分别四时，将从上古合同于道，亦可使益寿而有极时。

【按语】

中华民族有句古语“我命由我不由天”，是在强调人的主动性在认知世界、改造世界过程中发挥的作用，真人、至人、圣人、贤人的生活方式虽不尽相同，但原则上都是顺应自然规律，避开内外邪气的侵扰，主动锻炼自己的身心功能，而锻炼可从锻炼意识、呼吸、身体三方面入手，即导引功法之调心、调息、调身之三调合一。

（二）《素问·四气调神大论》节选

【原文】

春三月，此谓发陈，天地俱生，万物以荣。夜卧早起，广步于庭，被发缓形，以使志生，生而勿杀，予而勿夺，赏而勿罚，此春气之应，养生之道也。逆之则伤肝，夏为寒变，奉长者少。

夏三月，此谓蕃秀，天地气交，万物华实。夜卧早起，无厌于日，使志无怒，使华英成秀，使气得泄，若所爱在外，此夏气之应，养长之道也。逆之则伤心，秋为痎疟，奉收者少，冬至重病。

秋三月，此谓容平，天气以急，地气以明。早卧早起，与鸡俱兴，使志安宁，以缓秋刑，收敛神气，使秋气平，无外其志，使肺气清，此秋气之应，养收之道也。逆之则伤肺，冬为飧泄，奉藏者少。

冬三月，此谓闭藏，水冰地坼，无扰乎阳。早卧晚起，必待日光，使志若伏若匿，若有私意，若已有得，去寒就温，无泄皮肤，使气亟夺，此冬气之应，养藏之道也。逆之则伤肾，春为痿厥，奉生者少。

【按语】

详细论述了一年四季的导引康复原则，人要遵循春生、夏长、秋收、冬藏的自然规律去进行日常生活，这样才能有效地预防疾病的发生。而进行各种导引康复时也应遵循春夏养阳、秋冬养阴的基本原则，这一原则，也是人与天地相参思想的集中体现。

（三）《素问·异法方宜论》节选

【原文】

黄帝问曰：医之治病也，一病而治各不同，皆愈何也？岐伯对曰：地势使然也。……中央者，其地平以湿，天地所以生万物也众，其民食杂而不劳，故其病多痿厥寒热，其治宜导引按跷，故导引按跷者，亦从中央出也。故圣人杂合以治，各得其所宜，故治所以异而病皆愈者，得病之情，知治之大体也。

【按语】

本文体现了因人、因地制宜的康复治疗原则。康复医学中，针对不同的功能障碍也会采取不同的治疗原则，与中医“杂合以治，各得其所宜”的基本思想相契合。

（四）《素问·奇病论》节选

【原文】

帝曰：病胁下满气逆，二三岁不已，是为何病？岐伯曰：病名曰息积，此不妨于食，不可灸刺，积为导引服药，药不能独治也。

【按语】

息积这种慢性疾病不能通过药物、针灸等外力治疗手段治愈，必须药物配合适当的导引才能治愈，以此为例说明部分疾病必须加以适当的功能锻炼才能康复并回归正常生活。

（五）《灵枢·九针论》节选

【原文】

形乐志苦①，病生于脉，治之于灸刺。形苦志乐，病生于筋，治之以熨②引③。形乐志乐，病生于肉，治之以针石④。形苦志苦，病生于咽喝⑤，治之以甘⑥药。形数惊恐，筋脉不通，病生于不仁，治之以按摩醪药。

【注释】

①形乐志苦：形，指形体；乐，这里身体安逸；志，指精神；苦，这里指精神苦闷。形乐志苦，指形体安逸而情志郁苦的人。

②熨：以药熨。

③引：谓导引。

④石：砭石也。

⑤咽喝：《素问·血气形志》作“咽嗌”，指咽喉。

⑥甘：旧作“百”，《灵枢·九针论》作甘药者是，今改从之。

【按语】

以上是形体和精神方面发生的五种类型的疾病。本段简述五种形志之人生病时各自所具有的特点和治法，形体劳苦但精神愉悦者，病发生于筋时宜用热熨及导引法治疗。

二、《金匮要略》节选

《金匮要略·脏腑经络先后病脉》节选

【原文】

若人能养慎，不令邪风干忤经络，适中经络，未流传脏腑，即医治之，四肢才觉重滞，即导引、吐纳、针灸、膏摩①，勿令九窍闭塞；更能无犯王法、禽兽灾伤，房室勿令竭乏，服食②节其冷、热、苦、酸、辛、甘，不遗形体有衰，病则无由入其腠理。

【注释】

①膏摩：用药膏在外摩擦以治疗疾病。

②服食：衣服、饮食。

【按语】

在“养慎”方法上，仲景指出要节制房事，以固护先天之本，注意衣着、饮食、起居等方面的保养，以保护后天之本。同时采用导引、吐纳、针灸、膏摩等方法，防病健体。总之，认识和掌握这些规律和方法，对于顺应四时，内养正气，避其外邪，是极为有益的。仲景提及的膏摩之法对后世影响颇深。

第二节 医论选

一、《诸病源候论》节选

《诸病源候论》成书于隋代，自“风病诸候”第十三候“风偏枯候”起，正文后多附有“养生导引法”，凡 278 条导引治法，是以主动的肢体运动为主，并配合呼吸运动或自我推拿而进行的一种锻炼身体、防治疾病的方法，故在传统运动疗法发展史上具有举足轻重的地位。该书导引所用的典籍，如《养生方·导引法》、《养生方》、《养生禁忌》、《无字经》等，现已失传。

（一）《诸病源候论·风病诸候·风偏枯候》

【原文】

风偏枯者，由血气偏虚，则腠理开，受于风湿，风湿客于半身，在分腠之间，使血气凝涩，不能润养，久不瘥，真气去，邪气独留，则成偏枯。其状半身不随，肌肉偏枯，小而痛，言不变，智不乱是也。邪初在分腠之间，宜温卧取汗，益其不足，损其有余，乃可复也。

诊其胃脉沉大，心脉小牢急，皆为偏枯。男子则发左，女子则发右。若不喑，舌转者可治，三十日起。其年未满二十者，三岁死。又左手尺中神门以后脉足太阳经虚者，则病恶风偏枯，此由愁思所致，忧虑所为。其汤熨针石，别有正方，补养宣导，今附于后。

《养生方·导引法》云：正倚壁，不息行气，从头至足止。愈疽、疝、大风、偏枯、诸风痹。以背正倚壁，展两足及趾，瞑心，从头上引气，想以达足之十趾及足掌心，可三七引，候掌心似受气止。盖谓上引泥丸，下达涌泉是也。

又云：仰两足指，五息止。引腰背痹、偏枯，令人耳闻声。常行，眼耳诸根，无有罣碍①。

又云：正住②倚壁，不息行气，从口趣③令气至头始④止，治疽、痹、大风偏枯。

又云：一足踏地，足不动，一足向侧相⑤，转身欹势⑥，并手尽急回，左右迭互二七，去脊风冷、偏枯不通润。

【注释】

①罣碍：罣，同“挂”。罣碍，与障碍义同。

②正住：住，通“柱”，“住，立也”。住与坐是两种导引姿势，古坐多为“跪”。

③趣：义同“促”。

④始：义通“乃”。

⑤相：如“丁字样”，丁字步。

⑥欹势：身体取侧向姿势。

【按语】

风偏枯主要指因风湿而致的偏枯证，症见半身不遂，肌肉枯瘦而痛，言语不变，神智不乱。对于风偏枯的治疗方法，《诸病源候论》记载了《养生方·导引法》，本候列举了以下四种引导法：顶踵行气法、仰指五息法、闭气调息法、斜身旋转法。通过自身的运动来达到舒筋通络、活血化瘀的效果。从现代康复学的角度来看，这几种引导法与关节活动度训练、肌肉牵伸训练、肌力训练、转移训练、步态训练等物理治疗都有着密不可分的联系。总而言之，风偏枯候治以养生导引法，安定心神，摈除杂念，使六根清净，不为物欲所扰，要从思想和导引两方面着手，使气血流通，肌肉得以濡养，从而改善偏枯。

（二）《诸病源候论·腰背病诸候·腰痛候》

【原文】

肾主腰脚，肾经虚损，风冷乘之，故腰痛也。又，邪客于足太阴之络，令人腰痛引少腹，不可以仰息。

诊其尺脉沉，主腰背痛。寸口脉弱，腰背痛。尺寸俱浮，直上直下，此为督脉腰强痛。

凡腰痛有五：一曰少阴，少阴申也，七月万物阳气伤，是以腰痛。二曰风痹，风寒著腰，是以痛。三曰肾虚，役用伤肾，是以痛。四曰臂腰[①]，坠堕伤腰，是以痛。五曰寝卧湿地，是以痛。其汤熨针石，别有正方，补养宣导，今附于后。

《养生方》云：饭了勿即卧，久成气病，令腰疼痛。

又曰：大便勿强努，令人腰疼目涩。

又云：笑多，即肾转腰痛。

又云：人汗次，勿企床悬脚，久成血痹，两足重及腰痛。

《养生方·导引法》云：一手向上极势，手掌四方转回，一手向下努之，合手掌努指，侧身欹形，转身向似看，手掌向上，心气向下，散适，知气下缘上，始极势，左右上下四七亦然。去髆井、肋、腰脊疼闷。

又云：平跪，长伸两手，拓席向前，待腰脊须转，遍身骨解气散；长引腰，极势，然始却跪使急，如似脊内冷气出许，令臂搏痛，痛欲似闷痛，还坐，来去二七。去五脏不和，背痛闷。

又云：凡人常觉脊强，不问时节，缩咽髆内，仰面努搏井向上也。头左右两向挼之，左右三七，一住，待血行气动定，然始更用，初缓后急，不得先急后缓。若无病人，常欲得旦起、午时、日没三辰如用，辰别三七。除寒热，脊、腰、颈痛。

又云：长舒两足，足趾努向上；两手长舒，手掌相向，手指直舒；仰头努脊，一时极势，满三通。动足相去一尺，手不移处，手掌向外，七通。更动足二尺，手向下拓席，极势，三通。去遍身内筋脉虚劳，骨髓疼闷。长舒两足，向身角上，两手捉两足趾急搦，心不用力，心气并在足下，手足一时努纵，极势，三七。去踹、臂、腰疼，解溪蹙气，日日渐损。

又云：凡学将息人，先须正坐，并膝头足，初坐，先足趾趾向对，足跟外扒，坐上少欲安稳；须两足跟向内相对，坐上，足趾外扒，觉闷痛，渐渐举身似款便[②]，坐足上，待共两坐相似不通，始双竖足跟向上，坐上，足趾并反向外。每坐常学，去膀胱内冷，面冷风、膝冷、足疼，上气腰痛，尽自消适也。

【注释】

①腎腰：突然坠堕，腰部受伤而疼痛。腎，通“溃”。

②渐渐举身似款便：慢慢抬起身体，似乎登坑排便姿势。

【按语】

本候首先提出了腰痛的原因主要是肾经虚损，随后提出了五种不同病因病机导致的腰痛。腰痛需分虚实论治，虚者以补肾壮腰为主，兼调养气血；实者祛邪活络为要，针对病因，施之以活血化瘀，散寒除湿，清泻湿热等法。虚实兼夹者，分清主次，标本兼顾治疗。腰痛的预防，注重劳动时腰部用力应适当，不可强力举重，不可负重久行，坐、卧、行走保持正确姿势，若需做腰部用力或弯曲的工作，应定时做松弛腰部肌肉的体操，注意避免跌、仆、闪、挫，本候提出的引导法与现代康复中腰部康复训练有着相似之处。

本文将腰痛分为五类，体现了中医康复辨证观念。附后的康复方法也较为全面，从饮食、二便、日常、休息、导引、体态等方面整体调理。首先是从预防的角度进行了记述，符合康复一级预防的观念。随后又记载了五种针对腰痛的传统运动疗法。从现代康复角度看，动作包含了腰部力量、互动度、柔韧性的训练。同时还体现了中医康复整体观念，脊强者治以“缩咽髆内，仰面努搏并向上”等，腰痛治颈项。此外，第五条导引法又从姿势体态角度改善腰痛。总而言之，本文体现了传统康复学的整体康复、全面康复学术思想。

（三）《诸病源候论·腕伤病诸候·腕伤初系缚候》

【原文】

夫腕伤重者，为断皮肉、骨髓，伤筋脉，皆是卒然致损，故血气隔绝，不能周荣，所以须善系缚，按摩导引，令其血气复。

【按语】

此段说明扭转挨伤，是由于气血运行的突然受阻，要求及时进行包扎、固定或托起，使伤势得到稳定。同时还指出进行按摩导引可促进血液的循环。这与现代运动创伤之后进行“加压”、“固定”、“康复”的原则相似，体现了当时骨伤康复较为先进的学术思想。

（四）《诸病源候论·消渴病诸候·消渴候》

【原文】

夫消渴者，渴不止，小便多是也。由少服五石诸丸散，积经年岁，石势结于肾中，使人下焦虚热。及至年衰，血气减少，不复能制于石。石势独盛，则肾为之燥，故引水而不小便也。其病变多发痈疽，此坐热气，留于经络不引，血气壅涩，故成痈脓。

诊其脉，数大者生，细小浮者死。又沉小者生，实牢大者死。

有病口甘者，名为何，何以得之？此五气之溢也，名曰脾瘅。夫五味入于口，藏于胃，脾为之行其精气。溢在脾，令人口甘，此肥美之所发。此人必数食甘美而多肥，肥者令人内热，甘者令人中满，故其气上溢，转为消渴。

厥阴之病，消渴重，心中疼，饥而不欲食，甚则欲吐蛔。其汤熨针石，别有正方，补养宣导，今附于后。

《养生法》云：人睡卧，勿张口，久成消渴及失血色。

《养生方·导引法》云：赤松子云：卧，闭目不息十二通，治饮食不消。

法云：解衣惔[①]卧，伸腰，瞋少腹，五息止，引肾气，去消渴，利阴阳。解衣者，无使罣碍。惔卧者，无外想，使气易行。伸腰者，使肾无逼见蹙。瞋者，大努使气满小腹者，即摄腹牵气使上，息即为之。引肾者，引水来咽喉，润上部，去消渴枯槁病。利阴阳者，饶气力也。此中数虚，要与时节而为避，初食后、大饥时，此二时不得导引，伤人。亦避恶日，时节不和时亦避。导已，先行一百二十步，多者千步，然后食之。法不使大冷大热，五味调和。陈秽宿食，虫蝎馀残，不得食。少眇著口中，数嚼少湍咽，食已，亦勿眠。此名谷药[②]，并与气和，即真良药。

【注释】

①惔：安静，恬静。

②谷药：指通过饮食调理和起居调摄来防治疾病的方法。

【按语】

本候论述了消渴多饮、多食、多尿、形体消瘦的症状，现代医学认为消渴病是一种发病率高、病程长、并发症多，严重危害人类健康的疾病，其病机主要在于阴津亏损，燥热偏盛，而以阴虚为本，燥热为标，两者互为因果，阴愈虚则燥热愈盛，燥热愈盛则阴愈虚。消渴病变的脏腑主要在肺、胃、肾，尤以肾为关键。三脏之中，虽可有所偏重，但往往又互相影响。

本病除药物疗法外，现代康复中的饮食疗法和运动疗法也具有十分重要的意义。其中，尤其是节制饮食，具有基础治疗的重要作用。在保证机体合理需要的情况下，应限制粮食、油脂的摄入，忌食糖类，饮食宜以适量，避免大吃大喝。保持情志平和，制定并实施有规律的运动处方。

（五）《诸病源候论·伤寒病诸候·伤寒候》节选

【原文】

夫伤寒病者，起自风寒，入于腠理，与精气交争，荣卫否隔[①]，周行不通。病一日至二日，气在孔窍皮肤之间，故病者头痛恶寒，腰脊强重，此邪气在表，洗浴发汗即愈。病三日以上，气浮在上部，胸心填塞，故头痛、胸中满闷，当吐之则愈。病五日以上，气深结在脏，故腹胀身重，骨节烦疼，当下之则愈。

……

《养生方·导引法》云：端坐伸腰，徐以鼻纳气，以右手持鼻，闭目吐气。治伤寒头痛洗洗，皆当以汗出为度。

又云：举左手，顿左足，仰掌，鼻内气四十息之。除身热背痛。

【注释】

①否隔：痞塞阻隔。

【按语】

本节选所论“伤寒候”当为感受风寒邪气所引起的狭义伤寒。治疗则是以导引的方法使身体发汗，以驱邪外出。

（六）《诸病源候论·风病诸候·风四肢拘挛不得屈伸候》

【原文】

此由体虚腠理开，风邪在于筋故也。春遇痹为筋痹，则筋屈，邪客关机，则使筋挛。邪客于足太阳之络，令人肩背拘急也。足厥阴肝之经也。肝通主诸筋，王[①]在春。其经络虚，遇风邪，则伤于筋，使四肢拘挛，不得屈伸。诊其脉急细如弦者，筋急足挛也。若筋屈不已，又遇于邪，则移变入肝。其病状，夜卧惊，小便数。其汤熨针石，别有正方，补养宣导，今附于后。

《养生方·导引法》云：手前后递[②]互拓，极势，三七，手掌向下，头低面心，气向下，至涌泉，仓门。却努，一时取势，散气，放纵，身气平，头动，髆前后欹侧，柔髆二七。去髆井冷血，筋急，渐渐如消。

又云：两手抱左膝，伸腰，鼻内气七息，展右足，除难屈伸拜起，胫中痛萎。

又云：两手抱左膝，著膺，除下重难，屈伸。

又云：踞，伸右脚，两手抱左膝头，伸腰，以鼻内气，自极，七息，展右足著外。除难屈伸拜起，胫中疼痹。

又云：立，身上下正直，一手上拓，仰手如似推物势，一手向下，如捺物，极势。上下来去，换易四七。去髆内风，两髆井内冷血，两掖筋脉挛急。

又云：踞，伸左脚，两手抱右膝，伸腰，以鼻内气，自极，七息，展左足著外。除难屈伸拜起，胫中疼痹。

【注释】

①王：通“旺”，当旺。

②手前后递：交替、顺次更迭。

【按语】

四肢拘挛不得屈伸主要是指关节四肢活动不利的病症，相当于现代的风湿、类风湿疾病所造成的关节变形、肌肉萎缩等一类症状，属于中医里的“痹证”范畴。《诸病源候论》认为，造成这种病症的原因是身体本来虚弱，因运动或劳动等出汗后毛孔张开，风邪进入，留于筋而成。中医认为

“宗筋主束骨而利机关”，筋受邪侵引起挛缩、屈曲，则关节活动不利。另外，足太阳膀胱经行走人体后背，若是受邪，也会引起肩背部发紧，导致疼痛或活动受限。同时“肝主筋”，足厥阴肝经若气血亏虚，则邪气易伤于筋，也会引起四肢关节挛缩，活动不利。本候提出了抱膝导引法等治疗方法使自身活动不利的关节得以舒展，现代康复中也提出了关节松动术的理念，让受限关节在生理范围内完成运动，既可以主动完成，也可以被动完成，来促进关节液流动，增加关节软骨和软骨盘的营养，缓解疼痛，防止关节退变。

（七）《诸病源候论·虚劳病诸候·虚劳候》

【原文】

夫虚劳者，五劳、六极、七伤是也。五劳者：一曰志劳，二曰思劳，三曰心劳，四曰忧劳，五曰瘦劳。又，肺劳者，短气而面肿，鼻不闻香臭。肝劳者，面目干黑，口苦，精神不守，恐畏不能独卧，目视不明。心劳者，忽忽喜忘，大便苦难，或时鸭溏[①]，口内生疮。脾劳者，舌本苦直，不得咽唾。肾劳者，背难以俯仰，小便不利，色赤黄而有余沥，茎内痛，阴湿，囊生疮，小腹满急。

六极者，一曰气极，令人内虚，五脏不足，邪气多，正气少，不欲言。二曰血极，令人无颜色，眉发堕落，忽忽喜忘。三曰筋极，令人数转筋，十指爪甲皆痛，苦倦不能久立。四曰胃极，令人酸削，齿苦痛，手足烦疼，不可以立，不欲行动。五曰肌极，令人羸瘦，无润泽，饮食不生肌肤。六曰精极，令人少气噏噏然，内虚，五脏气不足，发毛落，悲伤喜忘。

七伤者，一曰阴寒，二曰阴萎，三曰里急，四曰精连连，五曰精少、阴下湿，六曰精清，七曰小便苦数，临事不卒。又，一曰大饱伤脾，脾伤善噫，欲卧，面黄。二曰大怒气逆伤肝，肝伤少血目暗。三曰强力举重，久坐湿地伤肾，肾伤少精，腰背痛，厥逆下冷。四曰形寒寒饮伤肺，肺伤少气，咳嗽鼻鸣。五曰忧愁思虑伤心，心伤苦惊，喜忘善怒。六曰风雨寒暑伤形，形伤发肤枯夭。七曰大恐惧不节伤志，志伤恍惚不乐。

男子平人，脉大为劳，极虚亦为劳。男子劳之为病，其脉浮大，手足烦，春夏剧，秋冬差，阴寒精自出，酸𤺺[②]。寸口脉浮而迟，浮即为虚，迟即为劳，虚则卫气不足，劳则荣气竭。脉直上者，迟逆虚也。脉涩无阳，是肾气少；寸关涩，无血气，逆冷，是大虚。脉浮微缓，皆为虚；缓而大者，劳也。脉微濡相搏，为五劳；微弱相搏，虚损，为七伤。其汤熨针石，别有正方，补养宣导，今附于后。

《养生方》云：唯欲嘿气养神，闭气使极，吐气使微。又不得多言语，大呼唤，令神劳损。

亦云：不可泣泪，及多唾洟。此皆为损液漏津，使喉涩大渴。

又云：鸡鸣时，叩齿三十六通讫[③]，舐唇漱口，舌聊上齿表，咽之三过。杀虫，补虚劳，令人强壮。

《养生方·导引法》云：两手拓两颊，手不动，搂肘使急，腰内亦然，住定。放两肘头向外，肘髆腰气散尽势，大闷始起，来去七通。去肘臂劳。

又云：两手抱两乳，急努，前后振摇，极势，二七。手不动摇，两肘头上下来去三七。去两肘内劳损，散心向下，众血脉遍身流布，无有壅滞。

又云：两足跟相对，坐上，两足指向外扒；两膝头拄席，两向外扒使急；始长舒两手，两向取势，一一皆急，三七。去五劳、腰脊膝疼，伤冷脾痹。

又云：跪一足，坐上，两手髀内卷足，努踹向下。身外扒，一时取势，向心来去，二七。左右亦然。去五劳，足臂疼闷，膝冷阴冷。

又云：坐，抱两膝下，去三里二寸急抱向身，极势，足两向身起，欲似胡床。住势，还坐。上下来去，二七。去腰、足、臂内虚劳，膀胱冷。

又云：两足相踏，向阴端急蹙，将两手捧膝头，两向极势，捺之二七，竟；身侧两向取势，二七；前后努腰七。去心劳，痔病，膝冷。调和未损尽时，须言语不瞋喜。

偏跏，两手抱膝头，努膝向外，身手膝各，两向极势，挽之三七。左右亦然。头须左右仰扒。去背急臂劳。

又云：两足相踏，令足掌合也，蹙足极势。两手长舒，掌相向脑项之后，兼至髆，相挽向头，髆，手向席，来去七；仰手七，合手七，始两手角上极势。腰正，足不动。去五劳七伤，脐下冷暖不和。数用之，常和调适。

又云：一足踏地，一足屈膝，两手抱犊鼻下，急挽向身极势。左右换易四七。去五劳，三里气不下。

又云：蛇行气，曲卧以正身，复起踞，闭目，随气所在向之，不息十二通。服气为食，以舐为浆，春出冬藏，不财不养以治五劳七伤。

又云：虾蟆行气，正坐，自动摇两臂，不息十二通。以治五劳七伤，水肿之病也。

又云：外转两足，十遍引。去心腹诸劳。内转两足，十遍引，去身一切诸劳疾疹。

【注释】

①鸭溏：大便泄泻，清稀如水，状如鸭屎之证。

②酸㾷：酸楚疼痛，与酸削同义。㾷，读作“sī”。

③讫：完结。

【按语】

本候提出虚劳主要是由五劳、六极、七伤造成的。其中五劳指志劳、思劳、心劳、忧劳、瘦劳，六极指气极、血极、筋极、骨极、肌极、精极，七伤指阴寒、阳痿、里急、精连连、精少、精清、小便频数。另有七伤指过饱伤脾、大怒伤肝、久坐湿地伤肾、受寒或饮食生冷伤肺、忧思过度伤心、风雨寒暑伤形、恐惧过度伤志。

本候提出的两种导引法皆是模仿动物的动作，通过肢体的一张一收，产生一松一紧的动力，配合呼吸，可促进气血在体内运行，让脏腑之气得以补充，从而治疗五劳、七伤所致的相关症状。如今，随着全民健康的普及，太极拳、五禽戏等传统功法也在康复领域起到了重要的作用。

二、《备急千金要方》节选

《备急千金要方》简称《千金要方》或《千金方》，是综合性中医典籍。另有《千金翼方》，以补早期巨著《千金要方》之不足，故名“翼方”。此二书的“养性”篇，对导引功法传统运动疗法的发展卓有贡献。

（一）《备急千金要方·养性·调气法》节选

1.《备急千金要方·养性·调气法》节选一

【原文】

彭祖曰：道不在烦[①]，但能不思衣食，不思声色，不思胜负，不思曲直，不思得失，不思荣辱，心无烦，形勿极[②]。而兼之以导引、行气不已，亦可得长年，千岁不死。凡人不可无思，当以渐遣除之。

彭祖曰：和神导气之道，当得密室，闭户安床暖席枕高二寸半。正身偃卧，瞑目，闭气于胸中，以鸿毛着鼻上而不动。经三百息，耳无所闻，目无所见，心无所思，如此则寒暑不能侵，蜂虿[③]不能毒，寿三百六十岁。此邻于真人也。

【注释】

①烦：烦琐，通繁杂。

②极：形体过度疲劳之意。

③虿：读“chài”，蛇、蝎类的毒虫的古称。

【按语】

此段讲述彭祖认为，长寿之道并不是那么艰难复杂，只需要做到摒弃杂念，没有对外界各种事物的过度追求，不贪图荣华富贵，不计较荣辱得失，心中没有烦恼，形体上也没有极度劳累，同时配合导引炼气。但是普通人不可能没有这些追求，应该逐渐减轻这种对事物的欲望，将其遣散。彭祖认为，想要通过导引养气来达到长寿的目的，应该配合良好的室内条件，不能有外界的干扰，经过呼吸吐纳调节，放空自身，使身心得到静养以达到忘我无我的境界，这样就能够“寿三百六十岁，临于真人”。

2.《备急千金要方·养性·调气法》节选二

【原文】

若患心冷病，气即呼出[①]；若热病，气即吹出；若肺病，即嘘出；若肝病，即呵出；若脾病，即唏出；若肾病，即呬出。夜半后，八十一；鸡鸣，七十二；平旦，六十三；日出，五十四；辰时，四十五；巳时，三十六。欲作此法，先左右导引三百六十遍。

【注释】

①呼出：此为陶弘景《养性延命录》中的六字诀，是呼气默念“呼”字。以下同。

【按语】

本段为陶弘景《养性延命录》的六字诀。以“六字诀”祛病，并介绍了修炼之法，以不同时辰对应不同的次数。同时配合肢体导引与自我按摩，活动关节。三百六十遍是应周天数的大约数，不必拘泥。

（二）《备急千金要方·养性·按摩法·天竺国按摩法》

【原文】

天竺国[①]按摩此是婆罗门法。法一：两手相捉，纽捩[②]如洗手法。两手浅相叉，翻覆向胸。两手相捉共按胫，左右同。两手相重，按髀徐徐捩身，左右同。以手如挽五石[③]力弓，左右同。作拳向前筑，左右同。如拓石[④]法，左右同。作拳却顿，此是开胸，左右同。大坐，斜身偏欹，如排山，左右同。两手抱头，宛转髀上，此是抽胁。两手据地，缩身曲脊，向上三举。以手反捶背上，左右同。大坐，伸两脚，即以一脚向前虚掣[⑤]，左右同。两手拒地回顾，此虎视法，左右同。立地反拗[⑥]身三举。两手急相叉，以脚踏手中，左右同。起立，以脚前后虚踏，左右同。大坐，伸两脚，用当相手勾所伸脚著膝中，以手按之，左右同。上十八势，但是老人日别能依此三遍者，一月后百病除，行及奔马，补益延年，能食、眼明、轻健，不复疲乏。

【注释】

①天竺国：古印度国名，婆罗门是印度教名。

②纽捩：即扭捩，扭转之急。

③五石：古代重量单位，120 斤为一石。此五石指重量，形容力大。

④拓石：拓石刻碑帖。

⑤掣：拽，拉，抽。

⑥拗：折、弯。

【按语】

这套方法，由于理解不同，各家设计动作多不一致，但其作用均为调畅气血，柔筋健骨。

（三）《备急千金要方·养性·道林养性》节选

【原文】

养性之道，常欲小劳，但莫大疲及强所不能堪耳。且流水不腐，户枢不蠹，以其运动故也。养性之道，莫久行久立，久坐久卧，久视久听。盖以久视伤血，久卧伤气，久立伤骨，久坐伤肉，久行伤筋也。仍莫强食，莫强酒，莫强举重，莫忧思，莫大怒，莫悲愁，莫大惧，莫跳踉[①]，莫多言，莫大笑。勿汲汲[②]于所欲，勿悁悁[③]怀忿恨，皆损寿命。若能不犯者，则得长生也。

【注释】

①跳踉：跋扈、强横。

②汲汲：急切的样子。
③悁悁：忧闷、忿怒的样子。

【按语】

在康复视域下，本文提及了运动处方的概念，强调了运动强度、运动时间的重要性。同时，还强调了饮食、情志、日常生活等注意事项。

三、《圣济总录》节选

《圣济总录》中有关导引功法的内容，如“神仙导引”、“神仙服气”、“神仙服饵”等，与中医康复学息息相关。

（一）《圣济总录·神仙导引上》节选

【原文】

淘气诀[①]：闭目仰面，举腰脊，鼓气海中气，使内外转，吐而去之，不使耳闻，一九二九[②]止。若五脏三焦壅[③]，即以六气治之，所谓嘘呵呼呬吹嘻是也。嘘属肝，呵属心，呼属脾，呬属肺，吹属肾，嘻属三焦。导引家不经师授，大月从嘘为顺行，小月从嘻为逆行，以理推之，不应如是。大抵六字泻而不补，但觉壅即行，本脏疾已即止，岂可逐日行之，古人有言，六气出不可过，过则伤正气。

【注释】

①淘气诀：淘是淘洗、淘汰之意，即吐故纳新，除脏腑浊气的诀窍。
②一九二九：即 9 次或 18 次。
③壅：壅滞、壅塞之意。

【按语】

此淘气诀可视为六字诀，但五行配属不同于《养性延命录》、《备急千金要方》所载，目前的六字诀五行配属宗于此。除五行配属不同之外，还指出六字诀习练时要注意不可发声，不能久习。

（二）《圣济总录·神仙服气上》节选

【原文】

凡内气[①]则气上升，吐气则气下流，久自觉气周于身中。若行气未定，意中疲倦，便炼气以九十息为一节，三九二百七十息为一周。行气令胕胕满脏[②]，无令气大出，闭气于内，九十息一咽。咽未足者，复满九十息，三九自足，无顿数也[③]。当念气使随发际上极[④]，及流四肢，四肢自热，下至三里。经曰：行气常以月一日至十五日，念气从手十指出，十六日至三十日，念气从足十趾出，久自觉气通手足。行之不止，身日轻强，气脉柔和，荣卫调畅。长生之道，在于行气，灵龟所以长存，服气故也。诸行气之后，或还欲食者，初饮米汁粥，日增一口，以渐加之，十日以后，可食淖饭[⑤]，勿致饱也。

【注释】

①内气：内即“纳”，内气即吸气也。

②胓胓满脏：胓，读作“pēng”，原意为腹胀，此指腹部隆起，即顺腹式呼吸。

③顿数也：顿，为困顿、疲乏之意；数，屡次之意。此句意为不用过多以致疲惫。

④上极：即颠顶，头顶百会穴。

⑤淖饭：稀烂的米饭。

【按语】

本段为调息行气之法，尤其闭气是炼胎息的基础，但不可勉强。

（三）《圣济总录·导引》节选

【原文】

一气盈虚，与时消息。万物壮老，由气盛衰，人之有是形体也。因气而荣，因气而病，喜怒乱气，情性交争，则壅遏而为患，炼阳消阴，以正遣邪，则气行而患平。矧[①]夫中央之地，阴阳所交，风雨所会，其地平以湿，其民食杂而不劳，其病多痿厥寒热，故导引按跷之术，本从中央来，盖斡旋气机，周流营卫，宣摇百关，疏通凝滞，然后气运而神和。内外调畅，升降无碍，耳目聪明，身体轻强，老者复壮，壮者益治。圣人谓呼吸精气，独立守神，然后能寿敝天地，调和阴阳，积精全神，然后能益其寿命，盖大而天地。小而人物，升降出入，无器不有，善摄生者，惟能审万物出入之道，适阴阳升降之理，安养神气，完固形体，使贼邪不得入，寒暑不能袭，此导引之大要也。

【注释】

①矧：读作“shěn”，另外，况且，何况。

【按语】

本段指出导引按摩可用于康养保健。

（四）《圣济总录·治宜》节选

【原文】

人生天地中，随气受病，医之治病，从气所宜，统论之，阴阳殊化，有东南西北之异气，《内经》所谓地有高下，气有温凉，高者气寒，下者气热。故曰：气寒气凉，治以寒凉，气温气热，治以温热。又曰：东方之民治宜砭石，西方之民治宜毒药，北方之民治宜灸焫，南方之民治宜微针，中央之民治宜导引按跷。然则从气所宜而治之，固可知也。至如岭南多瘴，江湖多湿，山阴水野沙石之气，生病悉异，为治之方，安可一概，又况《内经》论一州之气，生化寿夭各不同。则知地有小大，小者小异，大者大异，唯圣人能杂合以治，各得其所宜。

【按语】

本段继承并发扬了《素问·异法方宜论》的康养思想，提出了三因制宜的原则，尊古不泥古。

四、《素问病机气宜保命集》节选

《素问病机气宜保命集·原道论》节选

【原文】

故曰：精有主、气有元、呼吸元气，合于自然，此之谓也，智者明乎此理。吹嘘呼吸，吐故纳新，熊经鸟伸，导引按跷，所以调其气也；平气定息，握固凝想，神宫内视，五脏昭彻，所以守其气也；法则天地，顺理阴阳，交媾坎离，济用水火，所以交其气也。

【按语】

刘完素重视气、神、精、形的调养，但尤其强调气的保养。对于养气方法，他认为当从调气、守气、交气三方面着手。这种调养之法可起到舒畅阴阳，灌溉五脏，调畅气血的作用。

五、《修龄要旨》节选

《修龄要旨》在《黄帝内经》中天人合一的理论基础上，结合人体脏腑生理功能特点，详细论述了中医康复的具体方法，包括多种吐纳、导引之术，所收集方法大多简便易行、应用广泛，在防治疾病、养生康复上有着重要的指导意义和使用价值。

（一）《修龄要旨·延年六字诀》

【原文】

嘘肝气诀：肝主龙涂位号心，病来还觉好酸辛。眼中赤色兼多泪，嘘之立去病如神。

呬肺气诀：呬呬数多作生涎，胸膈烦满上焦痰。若有肺病急须呬，用之目下自安然。

呵心气诀：心源烦躁急须呵，此法通神更莫过。喉内口疮并热痛，依之目下便安和。

吹肾气诀：肾为水病主生门，有病尪[②]羸气色昏。眉蹙耳鸣兼黑瘦，吹之邪妄立逃奔。

呼脾气诀：脾宫属土号太仓，痰病行之胜药方。泻痢肠鸣并吐水，急调呼字免成殃。

嘻三焦诀：三焦有病急须嘻，古圣留言最上医。若或通行土壅塞，不因此法又何知。

【按语】

本文介绍了古代六字诀的具体锻炼方法，六字诀采用鼻吸口呼、呼气发音配合相应肢体动作的锻炼方法，以嘘、呬、呵、吹、呼、嘻分别对应肝、肺、心、肾、脾、三焦，预防并治疗相应脏腑疾病，恢复其正常功能。

（二）《修龄要旨·长生一十六字诀》

【原文】

一吸便提，气气归脐；一提便咽，水火相见。

上十六字，仙家名曰十六锭金，乃至简至易之妙诀也。无分于在官不妨政事，在俗不妨家务，在士商不妨本业。只于二六时中，略得空闲，及行住坐卧，意到一处，便可行之。口中先须漱津三、五次，舌搅上下腭，仍以舌抵上腭，满口津生，连津咽下，汩然有声。随于鼻中，吸清气一口，以意会及心目寂地，直送至腹脐下一寸三分丹田元海之中，略存一存，谓之一吸；随用下部，轻轻如忍便状，以意力提起使归脐，连及夹脊双关肾门[①]一路提上，直至后顶玉枕关[②]，透入泥丸顶内[③]，其升而上之，亦不觉气之上出，谓之一呼。一呼一吸，谓之一息，无既上升，随又似前。汩然有声，咽下，鼻吸清气，送至丹田，稍存一存。又自下部如前轻轻提上，与脐相接而上，所谓气气归脐，寿与天齐矣。凡咽下，口中有液愈妙，无液亦要汩然有声。咽之如是，一咽一提，或三、五口，或七、九，或十二，或二十四口。要行即行，要止即止，只要不忘作为，正事不使间断，方为精进。

【注释】

①夹脊双关肾门：后背督脉上的三个关窍。夹脊约在第7～8胸椎处，双关约在第3～4胸椎处，肾门在第2～3腰椎处，亦称命门。

②玉枕关：在枕外隆凸处。

③泥丸顶内：指脑。

【按语】

本文详细介绍了“长生一十六字诀”的锻炼方法。“长生一十六字诀”又称“十六锭金”，是一种以提肛呼吸、吞咽津液配合意念导引为锻炼手段的中医传统养生康复方法，因其简便易行，不受时间、空间限制，适用于现代快节奏的生活。

（三）《修龄要旨·十六段锦》

【原文】

庄子曰：吹嘘呼吸，吐故纳新，熊经鸟申[①]，为寿而已矣。此导引之法，养形之秘，彭祖寿考之所由也。其法自修养家所谈，无虑数百端，今取其要约切当者十六，修参之诸论，大概备矣。凡行导引，常以夜半及平旦将起之时，此时气清腹虚，行之益人。先闭目握固[②]，冥心端坐，叩齿三十六通。即以两手抱项，左右宛转二十四，以去两胁积聚风邪。复以两手相叉，虚空托天，按项二十四，以除胸膈间邪气。复以两手掩两耳，却以第二指压第三指，弹击脑后二十四，以除风池邪气。复以两手相提，按左膝左捩[③]，按右膝右捩身二十四，以去肝家风邪。复以两手，一向前一向后，如挽五石弓状，以去臂腋积邪。复大坐[④]展两手扭项，左右反顾，肩膊随转二十四，以去脾家积邪。复两手握固，并拄两肋，摆撼两肩二十四，以去腰肋间风邪。复以两手交捶臂，及膊上连腰股各二十四，以去四肢胸臆之邪。复大坐斜身偏倚，两手齐向上，如排天状二十四，以去肺间积邪。复大坐伸脚，以两手向前，低头扳脚十二次，却钩所伸脚屈在膝上，按摩二十四，以去心包络邪气。复以两手据地，缩身曲脊，向上十三举，以去心肝中积邪。复起立据状，扳身向背后，视左右二十四，以去肾间风邪。复起立齐行，两手握固，左足前踏，左手摆向前，右手摆向后；右足前踏，右手摆向前，左手摆向后二十四，去两肩之邪。复以手向背上相捉，低身徐徐宛转二十四，以去两胁之邪。复以足相扭而行前数十步，复高坐伸腿，将两足扭向内，复扭向外各二十四，以去两足及两腿间风邪。复端坐闭目，握固冥心，以舌抵上腭，搅取津液满口，漱三十六次，作汩汩声咽之。复闭息想丹田火自下而上，遍烧身体内外，热蒸乃止。能日行一二遍，久久身轻体健，百病皆除，走及奔马，不复疲乏矣。

【注释】

①熊经鸟申：像熊一样攀树枝，像鸟一样伸腿。

②握固：拇指在内其余四指在外的握拳的姿势。

③捩：扭转。

④大坐：两臀着席，两腿平伸的坐法。

【按语】

本文所述十六段锦以活动肢体为主要康复锻炼手段，不同的动作有着不同的功效与用途，整套功法从清心宁神排除杂念开始，再通过不同的动作去除不同部位的邪气，接着以舌搅取口中津液咽下，最后以意念导引收功。

六、《遵生八笺》节选

《遵生八笺》从衣食住行、导引行气、药饵疗法、先贤经验等多个方面对养生康复详加论述，书中收集整理了我国古代上百种防治疾病、强身健体的导引康复技术，教人如何通过顺应自然规律达到延年益寿的目的，书中既有医、道、儒、佛兼备的指导思想，又集导引、气功、药物、食疗等多种操作方法，整本书内容广博，实践性强，值得借鉴。

（一）《遵生八笺·导引却病歌诀》节选一

【原文】

水潮除后患

平明睡醒时，即起端坐。凝神息虑，舌舐上腭，闭口调息，津液自生，渐至满口。分作三次，以意送下，久行之则五脏之邪火不炎，四肢之气血流畅，诸疾不生，永除后患，老而不衰。

诀曰：

津液频生在舌端，寻常漱咽下丹田。

于中畅美无凝滞，百日功灵可驻颜。

【按语】

导引功法锻炼到一定程度口中会自然出现一种清凉淡甜的不同寻常的津液，将这种津液咽入腹中，以意送至下丹田，下丹田的津液炼为气，上升到口中又化为津液，再次咽下，循环往复，能达到扶正祛邪、延年益寿的作用。

【原文】

起火得长安

子午二时，存想真火自涌泉穴起，先从左足行上玉枕，过泥丸[①]，降入丹田，三遍。次从右足亦行三遍。复从尾闾[②]起又行三遍。久久纯熟，则百脉流通，五脏无滞，四肢健而百骸理也。

诀曰：

阳火须知自下生，阴符上降落黄庭。

周流不息精神固，此是真人大炼形。

【注释】

①泥丸：指脑内。

②尾闾：脊柱最后一节。

【按语】

本功法为道家存想真火运行周天之法，分别以左足涌泉、右足涌泉、尾闾为起点，想真火沿身体运行一周，最后降入下丹田，长期锻炼可疏通全身经络，去除五脏积滞，四肢百骸健康无病。

【原文】

梦失封金匮

欲动则火炽，火炽则神疲，神疲则精滑而梦失也。寤寐时调息神思，以左手搓脐二七，右手亦然；复以两手搓胁，摆摇七次，咽气纳于丹田，握固，良久乃止，屈足侧卧，永无走失。

诀曰：

精滑神疲欲火攻，梦中遗失致伤生。

搓摩有诀君须记，绝欲除贪是上乘。

【按语】

精、气、神为人身三宝。精枯则气散，气散则神亡，肾精亏损则百病生，节制房事尤其重要，部分医家认为不但要断绝房事还需预防遗精。本文介绍专门用来治疗遗精、滑精的功法，包括睡前搓脐、搓胁、咽气、握固，睡时侧卧等。

【原文】

形衰守玉关[①]

百虑感中，万事劳形，所以衰也。返老还童，非金丹不可，然金丹岂易得哉？善摄生者，行住坐卧，一意不散，固守丹田，默运神气，冲透三关[②]，自然生精生气，则形可以壮，老可以耐也。

诀曰：

却老扶衰别有方，不须身外觅阴阳。

玉关谨守常渊默，气足神全寿更康。

【注释】

①玉关：指丹田。

②三关：指尾闾、夹脊、玉枕。

【按语】

形体衰弱者可在日常生活中时时意守丹田，丹田元气充足冲透尾闾、夹脊、玉枕三关则为成功。值得注意的是意守不是死守，而是似守非守。

【原文】

鼓呵消积聚

有因食而积者，有因气而积者，久则脾胃受伤，医药难治。孰若节饮食，戒嗔怒，不使有积聚为妙。患者当以身闭息，鼓动胸腹，俟其气满，缓缓呵出。如此行五七次，便得通快即止。

诀曰：

气滞脾虚食不消，胸中膨闷最难调。

徐徐呵鼓潜通泰，疾退身安莫久劳。

【按语】

因饮食情志失调引起的食积气聚，可通过闭气鼓腹、缓缓呵气来治疗，鼓腹时须仰卧弓腹，本功法讲究中病则止，不可长期习练。

【原文】

兜礼治伤寒

元气亏弱，腠理不密，则风寒伤感，患者端坐盘足，以两手紧兜外肾[①]，闭口缄息，存想真气自尾闾升过夹脊，透泥丸，逐其邪气。低头屈抑如礼拜状，不拘数，以汗出为度，其疾即愈。

诀曰：

跏趺端坐向蒲团，手握阴囊意要专。

运气叩头三五遍，顿令寒疾立时安。

【注释】

①外肾：指阴囊。

【按语】

本功法适用于气虚外感风寒之证，功法操作中兜外肾可起到补益元气的作用，存想真气自尾闾上至脑、前后屈伸腰背可加快任督二脉真气的运行，起到发汗解表的功效。

（二）《遵生八笺·导引却病歌诀》节选二

【原文】

叩齿牙无疾

齿之有疾，乃脾胃之火熏蒸。每侵晨睡醒时，叩齿三十六遍，以舌搅牙龈之上下，不论遍数。津液满口，方可咽下，每作三次乃止。及凡小解之时，闭口咬牙，解毕方开，永无齿疾。

诀曰：

热极风生齿不宁，侵晨叩漱自惺惺。
若教运用常无隔，还许他年老复钉[①]。

【注释】

①钉：这里指叩齿。

【按语】

本文主要介绍了两种治疗牙齿疾病的简便易行的导引康复技术，一是清晨睡醒起来叩齿并以舌搅牙龈使口中分泌津液，将津液咽下可消脾胃上炎之虚火，这种方法还可帮助人清醒；二是小便时咬紧牙关，可以补益肾气使牙齿更坚固。

【原文】

升观鬓不斑

思虑太过，则神耗气虚，血败而斑矣。要以子午时握固端坐，凝神绝念，两眼令光上视泥丸，存想追摄二气自尾闾间上升下降，返还元海[①]。每行九遍。久则神全，气血充足，发可返黑也。

诀曰：

神气冲和精自全，存无守有养胎仙。
心中念虑皆消灭，要学神仙也不难。

【注释】

①元海：元气之海，指下丹田。

【按语】

本文提及内视的方法，用意念去想身体的某个部位。上丹田脑内是藏神之府，内视脑内使真气沿着督、任二脉小周天运行，久之神全气血充足，发为血之余，头发会由白变黑。

【原文】

运睛除眼翳

伤热伤气，肝虚肾虚，则眼昏生翳，日久不治，盲瞎必矣。每天睡起时，趺坐凝息，塞兑[①]垂帘[②]，将双目轮转十四次，紧闭少时，忽然大睁，行久不替，内障外翳自散。切忌色欲并书细字。

诀曰：

喜怒伤神目不明，垂帘塞兑养元精。

精生气化神来复，五内阴魔自失惊。

【注释】

①塞兑：兑指人的口舌，塞兑指闭口舌抵上腭。

②垂帘：双眼轻轻闭合，微露一丝光线，呈似闭非闭状态，以能看到鼻尖为度。

【按语】

眼翳病是肝肾阴虚、虚火上炎所致。有火者开目，故在转完双目时忽然大睁眼。由于肝肾亏虚故必须节制性欲，保养肾精；避免读写细小文字是出于预防用眼过度。

【原文】

掩耳去头旋

邪风入脑，虚火上攻，则头目昏旋，偏正作痛，久则中风不语。半身不遂，亦由此致。治之须静坐，升身[①]闭息，以两手掩耳，折头[②]五七次，存想元神逆上泥丸以逐其邪，自然风邪散去。

诀曰：

视听无闻意在心，神从髓海逐邪气。

更兼精气无虚耗，可学蓬莱境上人。

【注释】

①升身：指腰背保持竖直。

②折头：指颈部前屈至极限，并维持一段时间。

【按语】

中医讲“眩晕者，中风之渐也”，眩晕往往是中风的前兆，故治疗眩晕尤其重要。本功法采用掩耳闭眼的方式集中精神，通过低头至极限助真气逆行将脑中风邪驱散，结束时须注意引气归元。

（三）《遵生八笺·导引却病歌诀》节选三

【原文】

托踏应轻骨

四肢亦欲得小劳，譬如户枢终不朽。熊鸟演法，吐纳导引，皆养生之术也。平时双手上托如举大石，两脚前踏如履平地，存想神气，依按四时嘘呵二七次，则身轻体健，足耐寒暑。

诀曰：

精气冲和五脏安，四肢完固骨强坚。

虽然未得刀圭饵，且住人间作地仙。

【按语】

“户枢不蠹，流水不腐”，身体需要适当强度的活动才能保持健康。此文所述导引康复技术，以两手上举如托重物，相当于康复医学物理治疗中的等长收缩训练；结合存想神气、依季节配合呼气发音，暗含导引功法三调合一的锻炼宗旨。

【原文】

搓涂自美颜

颜色憔悴，所由心思过度，劳碌不谨。每晨静坐闭目，凝神存养，神气冲澹，自内达外，以两手搓热，拂面七次，仍以嗽津涂面，搓拂数次。行之半月，则皮肤光润，容颜悦泽，大过寻常矣。

诀曰：

寡欲心虚气血盈，自然五脏得和平。
衰颜仗此增光泽，不羡人间五等荣。

闭摩通滞气

气滞则痛，血滞则肿，滞之为患，不可不慎。治之须澄心闭息，以左手摩滞七七遍，右手亦然。复以津涂之。勤行七日，则气血通畅，永无凝滞之患。修养家所谓干沐浴者，即此义也。

诀曰：

荣卫流行不暂休，一才凝滞便堪忧，
谁知闭息能通畅，此外何须别讨求。

【按语】

这两节都是讲用手去摩搓身体，搓拂脸部又称干洗脸，摩搓身体称为干沐浴，可配合在干沐浴的部位涂抹口中津液增强通畅气血的作用，起到美容养颜、散除凝滞的作用。

【原文】

凝抱固丹田

元神一出便收来，神返身中气自回。如此朝朝并暮暮，自然赤子产真胎。此凝抱之功也。平时静坐，存想元神入于丹田，随意呼吸，旬日丹田完固，百日灵明渐通，不可或作或辍也。

诀曰：

丹田完固气归根，气聚神凝道合真。
久视定须从此始，莫教虚度好光阴。

【按语】

这是意守丹田的道家特色的导引康复技术，是道家内丹术的基本功夫，从调心操作入手，强调自然呼吸。

【原文】

无心得大还

大还之道，圣道也。无心者，常清常静也。人能常清静，天地悉皆归，何圣道之不可传，大还之不可得哉？清静经已备言之矣，修真之士，体而行之，欲造夫清真灵妙之境，若反掌耳。

诀曰：

有作有为云至要，无声无臭语方奇。
中秋午夜通消息，明月当空造化基。

【按语】

大道至简，这个简单是相对复杂而言，不是相对困难而言。康养的关键是心要清静，并不需要多么复杂的方法；但是人受到诸多欲望的诱惑，要做到清静却是相当困难。所以本节所言清静、无心可看作是心身锻炼所要达到的高境界。

七、《类修要诀》节选

《类修要诀》，作者胡文焕，字德甫，号全庵、洞玄子、抱琴居士、西湖醉渔，钱塘（今浙江杭州）人，明代医学家。该书为传统运动疗法气功养生著作。书中收集了古人有关修身明性、养生却病的论述，认为康养之关键在于慎寒暑、节口腹、寡嗜欲。此外，对饮食起居、四时调摄、劳逸房室、七情忌宜、导引按摩，以及内丹术等方面的内容均有论述。

（一）钟离祖师八段锦导引法

【原文】

闭目冥心坐，握固静思神。叩齿三十六，两手抱昆仑。左右鸣天鼓，二十四度闻。微摆撼天柱，赤龙搅水浑。漱津三十六，神水满口喷。一口分三咽，龙行虎自奔。闭气搓手热，背摩后精门。尽此一口气，想火烧脐轮。左右辘轳转，两脚放舒伸。叉手双虚托，低头攀足频。以候逆水上，再漱再吞津。如此三度毕，神水九次吞。咽下汩汩响，百脉自调匀。河车搬运讫，发火遍烧神。邪魔不敢近，梦寐不能昏。寒暑不能入，灾病不能迯。子后午前作，造化合乾坤。循环次第转，八卦是良因。

【按语】

八段锦出现于两宋时期。据宋洪迈《夷坚乙志》载："北宋政和年间有李似炬仿熊经鸟申之术，尝以夜半时起坐，嘘吸按摩，行所谓八段锦者。"另见于曾慥在其作《临江仙》丹词中的附注："钟离先生八段锦，吕公手书石壁上，因传于世。"钟离祖师八段锦导引法为坐功八段锦，明代冷谦《修龄要旨》、朱权《活人心法》、胡文焕《类修要诀》中的八段锦导引法等，基本上都沿引用了这套功法。

（二）许真君导引诀

【原文】

仰托一度理三焦，左肝右肺如射雕。东肝单托西通肾，五劳回顾七伤调。游鱼摆尾通心脏，手攀双足理于腰。次鸣天鼓三十六，两手掩耳后头敲。

【按语】

《许真君导引诀》出自明代胡文焕的《类修要诀》，其内容源自晋代许逊《灵剑子引导子午记》中的《引导诀》，为立式八段锦“双手托天理三焦；左右开弓似射雕；调理脾胃需单举；五劳七伤往后瞧；摇头摆尾去心火；两手攀足固肾腰；攒拳怒目增气力；背后七颠百病消”的雏形。

八、《寿世保元》节选

《寿世保元》，明代龚廷贤撰著，共10卷。龚廷贤，字子才，号云林，著作有《万病回春》、《寿世保元》、《种杏仙方》、《鲁府禁方》等。

《寿世保元·老人·衰老论》节选

【原文】

夫二五之精，妙合而凝。两肾之间，白膜之内，一点动气，大如筋头，鼓舞变化，开阖周身，熏蒸三焦，消化水谷，外御六淫，内当万虑，昼夜无停。八面受攻，由是神随物化，气逐神消，荣卫告衰，七窍反常。啼号无泪，笑如雨流，鼻不嚏而涕，耳无声蝉鸣。吃食口干，寐则涎溢，溲不利而自遗，便不通而或泄。由是真阴妄行，脉络疏涩，昼则对人瞌睡，夜则独卧惺惺。故使之导引按摩，以通彻滞固，漱津咽液，以灌溉焦枯。

【按语】

龚氏认为导引按摩，能通彻滞固，具有抗衰老的作用。其理论源自华佗五禽戏之“流水不腐，户枢不蠹”理论。

九、《医学入门》节选

《医学入门》，中医全书。8卷，卷首1卷。明代李梴撰。此书以《医经小学》为蓝本。用歌赋形式为正文，以注文补充阐述。内容有医学略论、医家传略、经络、脏腑、诊法、针灸、本草、外感病、内伤病、内科杂病、妇人病、小儿病、外科病、各科用药及急救方等。

《医学入门·保养说》节选

【原文】

内动运任督脉者，久则生痈；运脾土者，久则腹胀；运丹田者，久则尿血；运顶门者，久则脑泄，内动固不然矣。至于六字气，虽能发散外邪，而中虚有汗者忌；八段锦虽能流动气血，而中虚有火者忌。

【按语】

古代医家早就认识气功的副作用。气功的异常反应轻重不一，轻者为练功而产生的一般性不良反应，一旦停止练功，或经专业人士处理，大多很快能消除。严重的副作用称为“气功偏差”，简称“偏差”。古人对气功偏差的记载，最早见于曹丕的《典论》，谓：“军祭酒弘农董芬，学甘始鸱视鸟顾、呼吸吐纳，为之过差，气闭不通，良久乃苏。”

十、《老老恒言》节选

清朝曹廷栋所著《老老恒言》，共五卷，是老年康养的专著。该书延续了《黄帝内经》的康养思想，并形成了鲜明的康养风格。其康养思想主要体现在“首在养静”、“贵在养心”、“善于遣兴”、“慎饮食起居”、“顺应自然”等几个方面。

（一）《老老恒言·散步》

【原文】

坐久则络脉滞，居常无所事，即于室内时时缓步，盘旋数十匝，使筋骸活动，络脉乃得流通。习之既久，步可渐至千百，兼增足力。步主筋，步则筋舒而四肢健；懒步则筋挛，筋挛日益加懒。偶展数武，便苦气乏，难免久坐伤肉之弊。欲步先起立，振衣定息，以立功[①]诸法，徐徐行一度。然后从容展步，则精神足力，倍加爽健。《荀子》曰：“安燕而气血不惰，此之谓也。”

饭后食物停胃，必缓行数百步，散其气以输于脾，则磨胃而易腐化。《蠡海集》曰：“脾与胃俱属土，土耕锄始能生殖，不动则为荒土矣，故步所以动之！”《琅环记》曰：“古之老人，饭后必散步，欲摇动其身以消食也，故后人以散步为消摇。”

《遵生笺》曰：“凡行步时，不得与人语，欲语须住足，否则令人失气。”谓行步则动气，复开口以发之，气遂断续而失调也。虽非甚要，寝食而外，不可言语，亦须添此一节。

散步者，散而不拘之谓。且行且立，且立且行，须得一种闲暇自如之态。卢纶诗：“白云流水如闲步”是也。《南华经》曰：“水之性不杂则清。”郁闭而不流，亦不能清，此养神之道也，散步所以养神。

偶尔步，欲少远，须自揣足力，毋勉强。更命小舟相随，步出可以舟回，或舟出而步回，随其意之所便。既回，即就便榻眠少顷，并进汤饮以和其气。元微之[②]诗云：“僶俛[③]还移步，持疑又省躬。”即未免涉于勉强矣。

【注释】

①立功：指代本书二卷《导引》内的功法。

②元微之：元稹，字微之，别字威明，河南洛阳（今属河南）人。唐朝大臣、文学家。

③僶俛：读“mǐnmiǎn”，古同“黾勉”，勉强之意。

【按语】

散步作为中国传统运动疗法之一，已有几千年的历史。散步运动可以防治多种疾病。本篇详细论述了散步的重要性以及具体方法。

（二）《老老恒言·导引》

【原文】

导引之法甚多，如八段锦、华佗五禽戏、婆罗门十二法、天竺按摩诀之类，不过宣畅气血，展舒筋骸，有益无损。兹择老年易行者附于左，分卧功、立功、坐功三项；至于叩齿咽津，任意为之可也。修炼家有纳气①通三关结胎成丹②之说，乃属左道③，毋惑。

仰卧，伸两足，竖足趾，伸两臂，伸十指，俱着力向下，左右连身牵动数遍。

仰卧，伸左足，以右足屈向前，两手用力攀至左，及胁，攀左足同，轮流行。

仰卧，竖两膝，膝头相并，两足身外，以左右手各攀左右足，着力向外数遍。

仰卧，伸左足，竖右膝，两手兜住右足，底用力向上，膝头至胸，兜左足同，轮流行。

仰卧，伸两足，两手握大拇指，首着枕，两肘着席，微举腰摇动数遍。

正立，两手叉向后，举左足空掉数遍，掉右足同，轮流行。

正立，仰面昂胸，伸直两臂向前，开掌相并，抬起，如抬重物，高及首，数遍。

正立，横伸两臂，左右托开，手握大拇指，宛转顺逆摇动，不计遍。

正立，两臂垂向前，近腹，手握大拇指，如提百钧重物，左右肩俱耸动，数遍。

正立，开掌，一臂挺直向上，如托重物，一臂挺直向下，如压重物，左右手轮流行。

趺坐④，擦热两掌，作洗面状，眼眶鼻梁耳根，各处周到，面觉微热为度。趺坐，伸腰，两手置膝，以目随头左右瞻顾，如摇头状，数十遍。

趺坐，伸腰，两臂用力，作挽硬弓势，左右臂轮流互行之。

趺坐，伸腰，两手仰掌，挺肘用力，齐向上，如托百钧重物，数遍。

趺坐，伸腰，两手握大拇指作拳，向前用力，作捶物状，数遍。

趺坐，两手握大拇指向后托实坐处，微举臀，以腰摆摇数遍。

趺坐，伸腰，两手置膝，以腰前纽后纽，复左侧右侧，全身着力，互行之，不计遍。

趺坐，伸腰，两手开掌，十指相义，两肘拱起，掌按胸前，反掌推出，正掌挽来，数遍。

趺坐，两手握大拇指作拳，反后捶背及腰，又向前左右交捶臂及腿，取快而止。

趺坐，两手按膝，左右肩，前后交纽，如转辘轳，令骨节俱响，背觉微热为度。

【注释】

①纳气：内丹术术语，即服气。

②三关结胎成丹：三关，内丹术术语，即十二重楼，亦即喉管。结胎，内丹术术语，谓结内丹。成丹：内丹术中谓炼成内丹。

③道：邪门旁道，多指非正统的巫蛊、方术等。

④趺坐：趺，读作“fū”。趺坐，佛教中修禅者的坐法，即双足交叠而坐。

十一、《寿世青编》节选

《寿世青编》是清代名医尤乘所撰一部康养专著，又名《寿世编》。全书分为上下两卷，上卷收载用药须知，总结儒、释、道三家有关调心、调身、调息的康养经验。下卷收载服药须知，列食治秘方117首，按风、寒、暑、湿、燥、火、调理脾胃、气、血、痰以及阴虚、阳虚、诸虚十三门分类论述，颇切实用。所列十二段动功、十六则（即十六段锦）健身方法，极有价值。

（一）《寿世青编·导引却病法》

【原文】

老子曰：天有三宝，日月星；人有三宝，精气神。此其旨可得而知也……后为情欲所蔽不知保养……于是古圣人传授教人修补之法，呼吸吐纳，存神运想，闭息按摩。虽非大道，然能勤行积久，乃可却病延年。

【按语】

《导引却病法》说人有三样宝物，即精、气、神，但是后来却被情欲所蒙蔽而不知如何保养它们。然而，古人已经得出怎么可以保养它们的办法，那就是呼吸、吐纳、存神运气、闭息、按摩等，以此做到坚持不懈可延年益寿。此处，按摩非单纯的推拿按摩，其包含了肢体运动和自我按摩。

（二）《寿世青编·十二段动功》

【原文】

叩齿一：齿为筋骨之余。常宜叩击，使筋骨活动，心神清爽。每次叩击三十六数。

咽津二：将舌舐上腭，久则津生满口，便当咽之。咽下啯[①]然有声，使灌溉五脏，降火甚捷。咽数以多为妙。

浴面三：将两手自相摩热，覆面擦之，如浴面之状，则须发不白。即升冠鬓不斑之法，颜如童矣。

鸣天鼓四：将两手掌掩两耳窍，先以第二指压中指，弹脑后骨上，左右各二十四次，去头脑疾。

运膏肓五：此穴在背上第四椎下，脊两旁各三寸，药力所不到。将两肩扭转二七次，治一身诸疾。

托天六：以两手握拳，以鼻收气，运至泥丸。即向天托起，随放左右膝上，每行三次，去胸腹中邪气。

左右开弓七：此法要闭气，将左手伸直，右手作攀弓状。以两目看右手，左右各三次。泻三焦火，可以去臂腋风邪积气。

摩丹田八：法将左手托肾囊，右手摩丹田，三十六次。然后左手转换如前法，暖肾补精。

擦内肾穴九：此法要闭气，将两手搓热，向背后擦肾堂及近脊命门穴。左右各三十六次。

擦涌泉穴十：法用左手把住左脚，以右手擦左脚心。左右交换，各三十六次。

摩夹脊穴十一：此穴在背脊之下，肛门之上，统会一身之气血。运之大有益，并可疗痔。

洒腿十二：足不运则气血不和，行走不能爽快。须将左足立定，右足提起，洒七次。左右交换如前。

右十二段，乃运导按摩之法，古圣相传，却病延年，明白显易，尽人可行。庄子曰："呼吸吐纳，熊经鸟申，为寿而已矣。此导引之士，养形之人，彭祖寿考者之所好也。"由是传之至今，其法自修养家书及医经所载，种数颇多，又节取要约。切近者十六则[②]，合前十二段参之，各法大概备矣。

【注释】

①咽：拟声词，一般指喝汤水等的下咽声。

②十六则：指代附后的十六段锦。

【按语】

本段言明十二段动功乃是导引按摩之法，相传已久，可以却病延年，简单易行，适合大众。结合庄子和彭祖这些长寿之人的健身办法，得出各种方法大概都具有相通之处。十二段动功言明了每一段动作的方法、要求、次数以及效果。

第三节 典 籍 选

一、《黄庭经》节选

《黄庭经》又名《太上黄庭内景玉经》，被道教奉为修炼内丹的经典。《黄庭经》将人体脏腑比喻成各种各样的神，用隐喻的方式解释人体的生命规律，以调息、漱津、存神为主要锻炼手段，对养生康复具有参考价值。

（一）《黄庭经·上有章》

【原文】

上有魂灵[①]下关元[②]，左为少阳右太阴[③]，后有密户[④]前生门[⑤]，出日入月呼吸存。元气所合列宿分，紫烟上下三素云。灌溉五华植灵根，七液洞流冲庐间。回紫抱黄入丹田，幽室内明照阳门。

【注释】

①魂灵：指心神。

②关元：脐下三寸。

③少阳、太阴：此处为左阳右阴之意。

④密户：指命门，位于第二腰椎下。

⑤生门：肚脐。

【按语】

“黄庭”中的“黄”为土色，指中央，“庭”为中央的空地，“黄庭”是中空之意。此处写出上、下、左、右、前、后，隐喻六个方位之间的中空之地黄庭位于肚脐内空处。“出日入月”为互文的手法，日月代指阴阳，“出日入月呼吸存”指通过呼吸外界阴阳之气影响体内阴阳之气，而呼吸的关键在于肚脐内空处。本章主要是在讲脐呼吸这种呼吸锻炼方式的练法及功效，对康复医学中的呼吸训练有很大参考价值。

（二）《黄庭经·口为章》

【原文】

口为玉池①太和宫②。漱咽灵液灾不干。体生光华气香兰，却灭百邪玉炼颜。审能修之登广寒。昼夜不寐乃成真，雷鸣电激神泯泯③。

【注释】

①玉池：清洁之池。

②太和宫：保和之地。

③神泯泯：凝神入静之意。

【按语】

本章讲述漱咽津液之妙，后世的咽液法大概起源于此。普通人不知吐纳之法，清气不能升、浊气不能降，故口中储满浊气，如果能吐浊纳清、升清降浊，就能使口中储满清洁之津液，漱咽口中津液能起到很好的预防疾病、美容养颜的养生康复保健作用。

（三）《黄庭经·心神章》

【原文】

心神丹元字守灵，肺神皓华字虚成，肝神龙烟字含明，翳郁导烟主浊清。肾神玄冥字育婴，脾神常在字魂停，胆神龙曜字威明。六腑五脏神体精，皆在心内运天经①，昼夜存之自长生。

【注释】

①运天经：指五脏六腑的周天运行规律。

【按语】

《黄庭经》把人体各个脏腑比喻成各种各样的神，而这些神的命名往往与其生理功能密切相关。《黄庭经》提出了存神的调心锻炼方法，存神指的是神自存，而不是借他力而后存，存神不是存想，存想需要想象具体的画面，而存神只是将神凝聚在一点使神不散漏，相当于后世的意守。

（四）《黄庭经·肺部章》

【原文】

肺部之宫似华盖，下有童子[①]坐玉阙。七元之子主调气，外应中岳[②]鼻齐位，素[③]锦衣裳黄[④]云带。喘息呼吸体不快，急存白元[⑤]和六气[⑥]，神仙久视无灾害，用之不已形不滞。

【注释】

①童子：指心。
②中岳：肺开窍于鼻，人面分五岳，鼻为中岳。
③素：纯洁之意。
④黄：中和之意。
⑤白元：指肺神。
⑥六气：风、寒、暑、湿、燥、火之气。

【按语】

本章开篇讲肺主呼吸的生理功能，而心主神明，道家注重以神驭气，调节呼吸时心要纯洁气要中和，使呼吸达到细细绵绵若存若亡的境界，患病而喘息时可应用这种锻炼呼吸的康复技术。

二、《抱朴子》节选

《抱朴子》是晋代葛洪编著的一部道教典籍，分为内、外篇。内篇主要讲述神仙方药、鬼怪变化、养生延年，禳灾却病，属于道家范畴。外篇则主要谈论社会上的各种事情，属于儒家的范畴。

（一）《抱朴子·内篇·微旨》节选

【原文】

凡养生者，欲令多闻而体要，博见而善择，偏修一事，不足必赖也……明吐纳之道者，则曰唯行气可以延年矣；知屈伸之法者，则曰唯导引可以难老矣；知草木之方者，则曰唯药饵可以无穷矣；学道之不成就，由乎偏枯之若此也。浅见之家，偶知一事，便言已足，而不识真者，虽得善方，犹更求无已，以消工弃日，而所施用，意无一定，此皆两有所失者也。

【按语】

本篇体现了葛洪综合众术以康养的主张。原文将导引、行气、服气等各类方法融会贯通，取其所长，汇于一个康养体系中。

（二）《抱朴子·内篇·别旨》节选

【原文】

夫导引不在于立名众物，粉绘表形著图，但无名状也，或伸屈，或俯仰，或行卧，或倚立，或踯躅，或徐步，或吟，或息，皆导引也。不必每晨为之，但觉身有不理则行之。

皆当闭气：闭气，节其气冲以通也亦不待立息数，待气似极，则先以鼻少引入，然后口吐出也。缘气闭既久则冲喉，若不更引，而便以口吐，则气不一，粗而伤肺矣。但疾愈则已，不可使身汗，有汗则受风，以摇动故也。凡人导引，骨节有声，如大引则声大，小引则声小，则筋缓气通也。夫导引疗未患之疾，通不和之气，动之则百关气畅，闭之则三宫血凝，实养生之大律，祛疾之玄术矣。

【按语】

抱朴子别旨，原题晋葛洪撰，疑为后人所出。南宋《秘目》及《通志·艺文略》均著录作一卷。今本收入《正统道藏》太清部，附于《抱朴子·内篇》之后。本段指出导引旨在锻炼身体，不是模仿某种形状或者某种状态，而是专注于动，即会增强体质。此外，本段也记述了导引行气的注意事项。

三、《养性延命录》节选

《养性延命录》是陶弘景“略取要法，删弃繁芜，类聚篇题”后的作品，其目的是“庶补助于有缘，冀凭以济物耳”。该书辑录了上自炎黄、下至魏晋之间的导引养生理论与方法，共分上下两卷六篇。其中，“服气疗病”篇讲行气术；“导引按摩”篇讲导引按摩术。

（一）《养性延命录·序》节选

【原文】

夫禀气含灵，唯人为贵。人所贵者，盖贵为生。生者神之本，形者神之具。神大用则竭，形大劳则毙。若能游心虚静，息虑无为，服元气于子后，时导引于闲室，摄养无亏，兼饵良药，则百年耆寿，是常分也。

【按语】

精神气为人之三宝，用多则竭，需按时按量使用并配以呼吸、劳作等有助于精气运转的动作来延缓流失。

（二）《养性延命录·服气疗病》节选

【原文】

凡行气，以鼻纳气，以口吐气，微而引之，名曰长息。纳气有一，吐气有六。纳气一者谓吸也，吐气有六者，谓吹、呼、唏、呵、嘘、呬，皆出气也。凡人之息，一呼一吸元有此数。欲为长息吐气之法，时寒可吹，时温可呼。委曲治病，吹以去风，呼以去热，唏以去烦，呵以下气，嘘以散滞，呬以解极[①]。凡人极者，则多嘘呬。道家行气，率不欲嘘呬。嘘呬者，长息之心也，此男女俱存法，法出于《仙经》。

【注释】

①极：通“亟”，急也。

【按语】

"六字诀"呼吸法，是千古流传的一种可养生却病的传统运动疗法。陶弘景对六朝以前的呼气方法作了总结，提出了"吐气有六"，后世皆宗其说，并将其理论及练法作了进一步的发展。

（三）《养性延命录·导引按摩》节选

【原文】

常每旦啄齿三十六通，能至三百尔佳，令人齿坚不痛。次则以舌搅，漱口中津液，满口咽之，三过止。次摩指少阳令热，以熨目，满二七止，令人目明。每旦初起，以两手叉两耳极，上下热挼[①]之，二七止，令人耳不聋。次又啄齿，漱玉泉三咽，缩鼻闭气，右手从头上引左耳二七，复以左手从头上引右耳二七止，令人延年不聋。次又引两鬓发举之一七，则总取发两手向上极势，抬上一七，令人血气通，头不白。又法，摩手令热，以摩面，从上至下，去邪气，令人面上有光彩。又法，摩手令热，雷摩身体，从上至下，名曰乾浴，令人胜风寒、时气热、头痛，百病皆除。

【注释】

①挼：通"挪"，揉搓。

【按语】

本节收录的导引按摩法是实践证明行之有效的康养之法，后世的坐式八段锦、十六段锦、保健功等，皆源于此。

四、《太清导引养生经》节选

《太清导引养生经》，道教经书，道家气功养生法著作，作者不详。一卷。内收慎修内法，记载赤松子、宁先生、彭祖、王子乔等导引行气法，以延年益寿除百病。另有《王乔导引图》、《彭祖导引图》、《淘气诀》、《咽气诀》，述导引及服气。全篇记录了许多具体的导引行气功法，可以养生，可以治病，可以延年，为研究道教养生学的参考资料。收入《正统道藏》洞神部方法类。

（一）《太清导引养生经·王子乔八神导引法》

【原文】

法曰：枕当高四寸，足相去各五寸，手去身各三寸，解衣被发[①]，正偃卧，勿有所念，定意，乃以鼻徐纳气，以口出之，各致其藏所，竟而复始，欲休先极之而止，勿强长息，久息乃自长矣。气之往来，勿令耳闻鼻知，微而专之，长遂推之，伏兔股胻，以省为贵，若存若亡，为之百遍，动腹鸣气，有外声，足则得成功。成功之士，何疾而已。喉咙如白银环一十二重，系膺，下去得肺，其色白泽，前两叶高，后两叶卑。心系其下，上大下锐，率率赤如莲华未开，倒悬着肺也。肝系其下，色正青如凫翁头也。六叶抱胃，前两叶高，后四叶卑。胆系其下，如绿绨囊，脾在中央，亦抱正黄，如金铄铄然也。肾如两伏鼠，夹脊直脐肘而居，欲得其居高也，其色正黑，肥肪络之，白黑昭然。胃如素囊，念其屈折右曲，无污秽之患。肝藏魂，肺藏魄，心藏神，脾藏意，肾藏精，此名曰神舍。神舍修则百脉调，邪病无所居矣。小肠者，长九尺，法九州也②。

诸欲导引，虚者闭目，实者开目。以所苦行气，不用第，七息止。徐徐往来，度二百步所，却坐，小咽气五六，不瘥，复如法引，以愈为效。诸有所苦，正偃卧，被发，如法，徐以口纳气填腹，自极，息欲绝，徐以鼻出气数十所。虚者补之，实者泻之，闭口温气，咽之三十所，腹中转鸣乃止。往来二百步，不愈，复为之。病在喉中、胸中者，枕高七寸；病在心下者，枕高四寸；病在脐下者，去枕。以口纳气，鼻出气者，名曰补；闭口温气咽之者，名曰泻。

【注释】

①被发：发不束而披散，本指披散着头发。

②小肠者，长九尺，法九州也：一云九土，小肠者，长二丈四尺。

【按语】

王子乔八神导引法，简称王子乔导引法，是托名王子乔编练的以闭气法为主的导引法。本段介绍了导引行气之法的体位、修炼之法，注重“三调”。同时，本段描述了人体脏腑解剖，虽然与现代解剖有所偏差，但足以表明古人对解剖的重视。这说明了传统运动疗法在发展中是形神共养的，践行了“精神气”理论。

（二）《太清导引养生经·导引图》节选

【原文】

王乔导引图一在彭祖中①

七日②伸左脚，屈右膝内压之，五息止，引脾气，去心腹寒热、胸臆邪胀。

彭祖导引图

导引，服③，解发，东向坐，握固，不息一通，举手左右导引，以手掩两耳，以指掐两脉边，五通④。令人目明，发黑不白，治头风。

【注释】

①一在彭祖中：《王乔导引图》文，与原书彭祖谷仙卧引法第二条同。

②七日：疑“又日”之误。

③服：即导引服气，原书此后有专列一章。

④五通：以指掐两脉边。五通可参见《诸病源候论》“头面风候”养生方导引法、“白发候”养生方导引法均作“以手复捋头五，通脉也”。

【按语】

此段记述了不同导引法的功效。

五、《易筋洗髓经》节选

易筋经源于我国古代中医导引术，具有强健体魄、预防疾病的效果，长期以来在佛家及民间习武人士之间广为流传。《易筋经》是一部介绍强身健力导引法的专著，晚至清道光间始有刻本。亦有说法《易筋经》系明代天台紫凝道人托名达摩所作。来章氏辑本《易筋经》是流传较广的刊刻本，其分为分上、下卷，后面还附有《洗髓经》。《易筋经》与《洗髓经》相辅相成，《易筋经》壮外，《洗髓经》养心，《易筋洗髓经》将二者结合起来习练，体现了心身并重的导引康复思想。

（一）《易筋经·总论》

【原文】

译曰：佛祖大意，谓登正果者，其初基有二，一曰清虚，一曰脱换。能清虚则无障，能脱换则无碍。无碍无障，始可入定出定矣。知乎此，则进道有其基矣。所云清虚者，洗髓是也；脱换者，易筋是也。

其洗髓之说，谓人之生感于情欲，一落有形之身，而脏腑肢骸悉为滓秽所染，必洗涤净尽，无一毫之瑕障，方可步超凡入圣之门，不由此则进道无基。所言洗髓者，欲清其内；易筋者，欲坚其外。如果能内清静、外坚固，登圣域在反掌之间耳，何患无成？

且云易筋者，谓人身之筋骨，由胎禀而受之，有筋弛者、筋挛者、筋靡者、筋弱者、筋缩者、筋壮者、筋舒者、筋劲者、筋和者，种种不一，悉由胎禀。如筋弛则病，筋挛则瘦，筋靡则痿，筋弱则懈，筋缩则亡，筋壮则强，筋舒则长，筋劲则刚，筋和则康。若其人，内无清虚而有障，外无坚固而有碍，岂许入道哉？故入道莫先于易筋，以坚其体，壮内以助其外，否则，道亦难期。

【译文】

佛祖所说这部经典的主旨大意，是说要想修得正果，其初步修炼的基础有两方面：一是内在心境上的清虚，一是外在身体上的脱换。能保持心境上的清静虚无就可以在思想上没有迷惑，能做到身体的脱胎换骨那么进修大道就可以没有任何妨碍了。只有身心无碍无障，才可以入定出定、出入随己。明白了这个道理，那么进一步修道也就算有了基础。这里所说的清虚，其实就是洗髓的功夫；所谓的脱换其实就是易筋的功夫。

其中洗髓经所讲的道理，是说人是受情欲所感而生，一旦形成有形的身体，身心就都会受到物质世界不干净的各类物质所污染，所以必须先全部洗涤干净，没有一丝一毫的瑕疵和障碍，只有这样才能进入超凡入圣的门径，不经过这个过程，那么修道就会没有基础。这里所说的洗髓的道理，其目的是要清洗内在无形的思想和心境。这里所说的易筋的道理，其目的是要坚固充实外在有形的躯体。如果能达到内在心境的清静和外在身体的坚固，那获得长寿简直就是易如反掌的事情，又何必会担心没有成就呢？

说到易筋这个问题，是说人身体上的筋骨，都是由每个人不同的先天禀赋所赋予的，所以就会有筋松弛的人，筋蜷曲的人，筋靡散的人，筋软弱的人，筋萎缩的人，筋强壮的人，筋舒展的人，筋有力的人，筋柔和的人，这些种种的不同，全都是每个人不同的先天禀赋所决定的。比如筋松弛的人，就会生病；筋蜷曲的人，就会身体瘦弱；筋靡散的人，就会得各种痿证；筋软弱的人，身体就会松散无力；筋萎缩的人，就会最终死亡；筋粗壮的人，就会身体强壮；筋舒展的人，生命就会很长；筋有力的人，身体就会很刚强；筋柔和的人，身体就会很健康。如果一个人，内在的思想不能达到清虚而有迷惑，外在的身体不能达到坚固而不健康，又怎么能有入道的基础和条件呢？所以说要想步入大道，莫过于先从易其筋骨入手，用以坚固身体，充实内在以辅助外在，否则即使修道也很难达到预期的目的。

【按语】

易筋要通过各种身体锻炼，练成金刚不坏之体，脱胎换骨；洗髓要排除杂念，克制心中过盛的欲望，做到人常清静，洗涤身上的糟粕。易筋洗髓实际上涵盖了道家性命双修的养生康复思想。

（二）《易筋经·内壮论》节选

【原文】

凡炼内壮，其则有三，一曰守此中道。守中者，专于积气也。积气者，专于眼、耳、鼻、舌、身、意也。其下手之要，妙于用揉，其法详后。凡揉之时，宜解襟仰卧，手掌着处，其一掌下胸腹之间，即名曰中。惟此中乃存气之地，应须守之。守之之法，在乎含其眼光，凝其耳韵，匀其鼻息，缄其口气，逸其身劳，锁其意驰，四肢不动，一念冥心，先存想其中道，后绝其诸妄念，渐至如一不动，是名曰守。斯为合式。盖揉在于是，则一身之精气神俱注于是。久久积之，自成庚方一片矣。设如杂念纷纭，驰想世务，神气随之而不凝，则虚其揉矣，何益之有。

二曰勿他想。人身之中，精神气血不能自主，悉听于意，意行则行，意止则止。守中之时，意随掌下，是为合式。若或驰意于各肢，其所凝积精气与神，随即走散于各肢，即成外壮，而非内壮矣。揉而不积，又虚其揉矣，有何益哉。

三曰待其充周。凡揉与守，所以积气。气既积矣，精神血脉悉皆附之守之不驰，揉之且久，气惟中蕴而不旁溢。气积而力自积，气充而力自周。此气即孟子所谓至大至刚，塞乎天地之间者，是吾浩然之气也。设未及充周，驰意外走，散于四肢，不惟外壮不全，而内壮亦属不坚，则两无是处矣。

【译文】

凡是习练内壮的功夫，其修炼的准则主要有三个方面。一是守此中道。守中的作用，主要是积气。积气主要是为了使眼、耳、鼻、舌、身、意专于一处。其下手练习的要点，妙在于用揉，揉的方法在后面会有详细介绍。凡是习练揉功的时候，应该把衣服扣子解开，然后仰卧在床上，手掌揉的地方，是把一个手掌放在胸腹之间，这就叫作“中”。唯有此中乃是人体存气之地，所以应当守之。守的方法，在于将眼光含摄内敛，同时耳朵也要凝聚内收，什么也不要去听，将鼻中呼吸调匀，嘴也要闭合，不使其漏气，身体放松不要过于紧张，锁住心中的杂念不让其外驰，四肢也尽量保持不动，以一念代万念，先存想其中道，然后断绝其他的诸般意念纷争，渐渐就可达到身心合一的境界，这就叫作“守”，也只有这样才算是合乎法度。一般来说揉在何处，则人一身的精气神都要全部集中贯注到何处；通过长期的练习积累，精气神自然就会浑然一体打成一片。假如心中杂念纷纭，意念总去驰想世间的各类俗务，那神气也会随着纷驰的意念驰散而不能凝聚，则徒有揉的动作而毫无实际的效验，那又能获得什么益处呢？

二是不要有杂念。人的身体中，精神气血都不能自主独立运行，全都要听从于意的指挥，意行则行，意止则止。守中的时候，意念要随着手掌来运行，这才是意与气融合的最佳状态和方式。假如这时意念纷争驰散于四肢，那么所凝聚的精气与神，随即也就会走散于各肢，那么就成了外在的强壮，而不是内在的充实。只揉而不能使精气神凝聚积蓄，不过是没有作用的虚揉而已，又会有什么益处呢？

三是待气充满周身。通过揉和守这些修炼方法，就会使气得到积蓄。气既得到了蕴蓄，那么精神血脉也都会依附在上面，这时就须用守的方法使之不驰散，随着揉功练习的时间久了，气只在中道蕴藏而不旁溢，气得到积累的同时力量也会随之而积累，气充实了力量也会遍及周身。这里说的气就是孟子所说的：至大至刚，塞乎天地之间者，是吾浩然之气也。假如还没有使气充满周身，而思想又驰意外走，散于四肢，这样不只外壮没有得到完整的效应，而内壮也必然不够坚实，那么内壮和外壮就都没有达到预期的效果。

【按语】

“内壮论”介绍了揉法的操作要领，揉的部位在中丹田附近，揉腹时需意守所揉部位，如此才能使精气神凝积于内，起到内壮的作用，中丹田气足则自然充斥全身，则金刚之体可成。

（三）《洗髓经·洗髓还原》

【原文】

易筋功已毕，便成金刚体。外感不能侵，饮食不为积。犹恐七情伤，元神不自持。虽具金刚相，犹是血肉躯。须照《洗髓经》，食少多进气。搓摩干沐浴，按眼复按鼻。摸面又旋耳，不必以数拘。闭眼常观鼻，合口任鼻息。度数暗调和，身定神即定。每日五更起，吐浊纳清煦。开眼即抽解，切勿贪酣睡。厚褥趺跏坐，宽解腰中系。右膝包左膝，调息舌抵腭。胁腹运尾间，摇肩手推肚。分合按且举，握固按双膝。鼻中出入绵，绵绵入海底①。有津续咽之，以意送入腹。叩牙鸣天鼓，两手俱掩脐。伸足扳其趾，出入六六息。两手按摩竟，良久方盘膝。直身顿两足，洗髓功已毕。徐徐方站起，行稳步方移。忙中恐有错，缓步为定例。三年并九载，息心并涤虑。浃骨更洽髓，脱壳飞身去。渐几浑化天，末后究竟地。

【注释】

①海底：会阴窍，密宗亦叫海底轮。

【译文】

易筋经的功夫修炼成功后，便可具有犹如金刚一般坚固的躯体，外感之邪风不能侵入，日常饮食也不会形成积滞，虽然如此，但还是会担心因为喜、怒、忧、思、悲、恐、惊这七种情志的影响，元神不能做到自我调摄和固守，虽然具备了金刚之外表，但依然还是血肉组成的躯体。因此还是需要按照《洗髓经》里的修炼内容，减少饮食并多进行服气的修炼，搓摩双手进行干沐浴等功的练习，按摩完眼睛再按摩鼻子，接下来还要按摩面部和耳朵。练习时可不必拘泥于次数的多少，双眼垂帘静观鼻准，把嘴合上，着意于鼻息出入是否自然。将呼吸的缓急和度数慢慢调整匀和，身体稳固则心神自然也就可以达到安定平和。每天五更的时候就要起床，醒来第一件事便是吐故纳新，吐出体内浊气，纳入清新空气。开眼醒来就要立刻把大小便排干净，切莫过分贪恋睡眠。要用厚一点的褥子垫在身体下面，然后将双腿盘起来行坐功，同时把腰带也要放宽松，用右膝包左膝，调整呼吸，舌抵上腭，把气由胁腹运至尾闾，摇动肩膀并反复用手来推揉肚腹，双手动作要有分有合、按下又举上，然后将两手握固按放在双膝之上。鼻中呼吸要出入绵绵，将气绵绵沉入会阴窍。如果感觉口中有津液就可以分三次徐徐咽下，咽时要汩汩有声，以意念送入腹部。轻叩牙齿三十六下，双手掩耳，左右鸣天鼓二十四次，然后将双手放下按于脐部，把腿伸开使两脚十趾对抵，记出入呼吸三十六息。两手按摩完毕后，要缓歇一段时间，方可把腿盘起来静坐。然后站起身来行震脚几次，洗髓的功夫就算练习完毕了。但要注意的是，站起身的时候要缓慢，走路的时候站稳脚跟后方可移动身体，因为太急恐怕忙中出错，所以每次行功完毕后，缓步要作为一个长久坚持的固定准则。这样通过三年筑基、九年面壁的修炼，就可以使妄心止息，并将思虑烦恼一并洗涤干净，经过修炼，浃骨洽髓，就可以摆脱对五谷的依赖，将重浊的肉体修炼成清轻的气体飞而上升；逐渐粉碎虚空与天地浑然一体，最终证得佛果。

【按语】

传统导引功法通常认为动功是静功的基础，静功是动功的高级阶段。此处可见易筋经是洗髓经的基础，身体强壮不受外邪侵害之后再去进行清心寡欲的锻炼会效果更好。洗髓经偏重于先命后性的修习次序。

（四）《练功歌诀·呼吸诀次第》

【原文】

一呼水生，一吸火聚，再吸再呼，火腾水起。三度交关，坎离相济。吸七呼七，周而复始。二七十四，重复不已。三七二一，三复功毕。九九八一，纯阳至极。运行三百六十五气，往来不穷，周天之纪，先吸后呼，达摩真谛。图曰呼吸，俗语如此。导引内功，呼吸第一。无多无少，不徐不疾。气不可凑，志不可移。亦不可馁，无过不及。出入不闻，定气调息。

【译文】

一呼肾水生，一吸心火聚，再吸再呼，则火腾水起；三度交关，就可以使心肾相交。而达到水火既济；吸七呼七，周而复始；二七一十四，重复不已；三七二十一，三次重复的呼吸修炼功夫完成，行九九八十一次呼吸之功，就可以将真气淬炼至纯阳至极；运行三百六十五气，使真气往来没有穷尽，与周天之纪暗合。先吸后呼，这是达摩祖师呼吸之法的真谛。在图说中虽然称之为呼吸，那是因为俗语一般是这样的叫法，所以就沿袭了俗语的语言习惯。导引内功，呼吸的修炼是第一位的。在呼吸的锻炼过程中要做到既不要多也不可少，既不要太慢也不能太快；呼吸的气数既不要刻意去凑，练习成功的志向也别轻易就动摇；同时更要对自己保持信心，不可气馁，既不可太过亦不可不及；呼吸之气的进出，要以耳朵听不到自己呼吸的声音为得法，然后定气调息，按照这些要领循序渐进，慢慢就会使锻炼呼吸的效果显现出来。

【按语】

本段提示呼吸调和的重要性。呼吸之间，水火相济，心肾相交。内功导引尤以呼吸为重，呼吸往来之间，气血畅达，周而复始殷殷循环。

六、《太极拳术十要》节选

《太极拳术十要》选自王宗岳《太极拳论》，原题《拳术十要》。本典籍阐述了杨氏太极拳习练的要领，语言简洁，理论精辟，为习练太极拳术的要旨。

（一）《太极拳术十要》节选一

【原文】

虚灵顶劲：顶劲者，头容正直，神贯于顶也。不可用力，用力则项强，气血不能通流，须有虚灵自然之意。非有虚灵顶劲之意，则精神不能提起也。

含胸拔背：含胸昔，胸略内含，使气沉于丹田也。胸忌挺出，挺出则气拥胸际。上重下轻，脚跟易于浮起。拔背者，气贴于背也。能含胸则自能拔背，能拔背则能力由脊发，所向无敌。

【按语】

太极拳是中华之瑰宝，是中华武术中的著名拳种之一，是极具强身健体价值的功法。太极拳主要把拳术中的手眼身法步的协调动作与导引吐纳有机地结合起来，使之成为内外统一的内功拳运动。

（二）《太极拳术十要》节选二

【原文】

内外相合：太极拳所练在神，故云："神为主帅，身为躯使。"精神能提得起，自然举动轻灵。架子不外虚实开合。所谓开者，不但手足开，心意亦与之俱开；所谓合者，不但手足合，心意亦与之俱和。能内外合为一气，则浑然无间矣。

相连不断：外家拳术，其劲乃后天之拙劲，故有起有止，有续有断，旧力已尽，新力未生，此时最易为人所乘。太极用意不用力，自始至终，绵绵不断，周而复始，循环无穷，拳论所谓如长江大河，滔滔不绝。又曰：运劲如抽丝。皆言其贯串一气也。

动中求静：外家拳术，以跳掷为能，用尽气力，故练习之后，无不喘气者。太极以静御动，虽动犹静，故练架子愈慢愈好，慢则呼吸深长，气沉丹田，自无血脉贲张之弊。学者细心体会，庶可得其意焉。

【按语】

太极拳运动也遵循传统运动疗法的锻炼要领，即形、气、意并炼，逐渐至三调合一。太极拳习练实质上是以动练形，又兼养神，以静养神，又兼练形，以达到形神共养、强身健体的目的。

思维导图

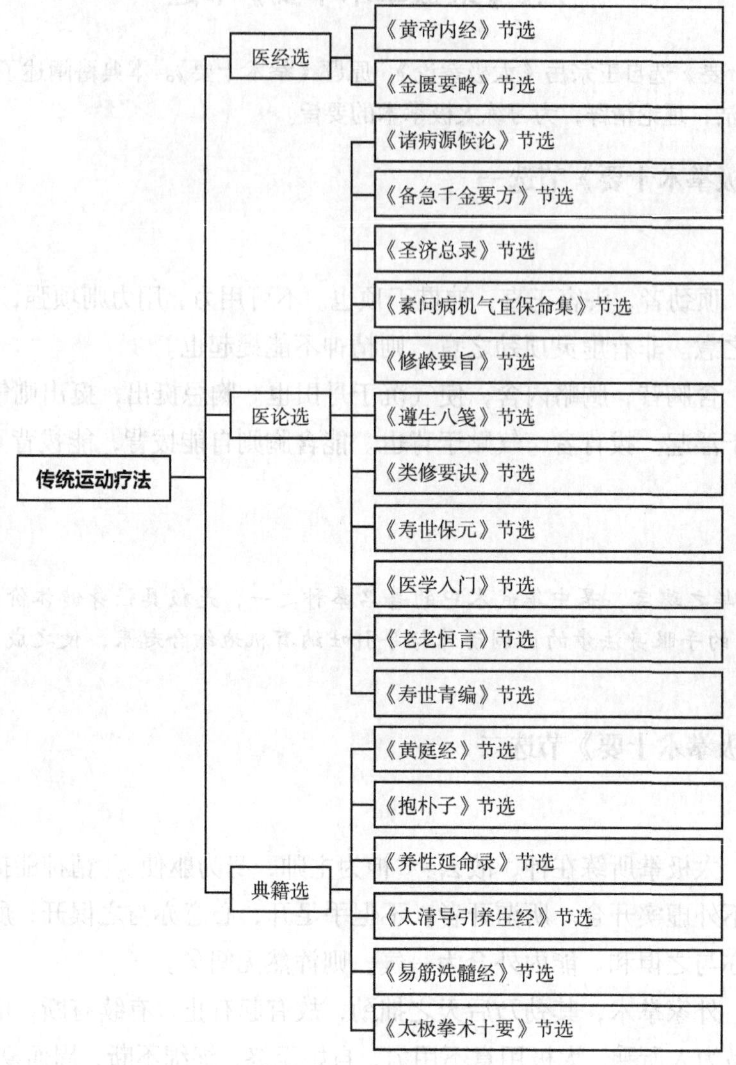

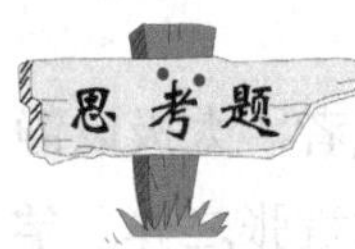

1. 简述何谓传统运动疗法。
2. 简述《黄庭经》对中医康复的参考价值。
3. 简述《养性延命录》六字诀的发音与主要作用。
4. 简述《诸病源候论》腰痛的预防之法。
5. 概括《遵生八笺》的《导引却病歌诀》。
6. 简述“导引”和“气功”的联系与区别。
7. 简述《黄帝内经》关于“五形志”的治疗。

（龙　专　张海波　李保龙）

第六章　外　治　法

病从外入，故有外治之法。古代医籍对外治法的论述较多，除针灸、推拿、导引外，早在马王堆汉墓出土的《五十二病方》中就记载了“外洗”、“温烫”的方法，张仲景则在《金匮要略》中开辟了药浴外治的先河，《黄帝内经》、《伤寒论》等也记载了许多外治法，如“熨法”、“渍法”等。针对不同疾病，外治法在疾病治疗中体现了简、便、廉、验之特点。

第一节　水　疗　法

“药补不如食补，食补不如水补”，水作为药用已经有几千年的历史了。东汉张仲景的《伤寒杂病论》针对不同疾病，采用不同的水煎煮和调制药方，明代李时珍在《本草纲目》中将水分为天水、地水，并阐述了40余种水的应用。

一、《温泉赋》

【原文】

阳春之月，百草萋萋。余在远行，顾望有怀。遂适骊山，观温泉，洛神井，风中峦，壮厥类之独美，思在化之所原，美洪泽之普施，乃为赋云：

览中域之珍怪兮，无斯水之神灵。控汤谷于瀛洲兮，濯日月乎中营。荫高山之北延，处幽屏以闲清。于是殊方交涉，骏奔来臻。士女晔其鳞萃兮，纷杂遝其如烟。

乱曰：天地之德，莫若生兮；帝育蒸人，懿厥成兮。六气淫错，有疾疠兮；温泉汩焉，以流秽兮；蠲除苛慝，服中正兮。熙哉帝载，保性命兮。

【按语】

《温泉赋》是东汉时期张衡所作的一篇汉赋。自古以来温泉就被认为是一种健康的水疗之法。温泉自地下自然涌出，温度常高于30℃，四季不变，既可保健疗养，又可陶冶情操。温泉含有多种具有活性作用的微量元素及大量阴、阳离子，有一定的矿化度，水疗时取其微量矿物质的化学成分直接作用于身体局部，避免了药物对胃肠道的刺激，如氯化物泉、碳酸氢钠泉、硫酸盐泉、碘泉等。

二、《备急千金要方》节选

【原文】

治小儿忽寒热，雷丸汤浴方。

雷丸二十枚　大黄四两　苦参三两　黄芩一两　丹参二两　石膏三两

上六味㕮咀[①]，以水二斗，煮取一斗半，浴儿，避目及阴，浴讫[②]以粉粉之，勿厚衣，一宿复浴。

【注释】

①㕮咀：原指用牙齿磨碎食物，现指用捣或刀切将药物粉碎。

②讫：完。

【按语】

雷丸汤方，中医方剂名，出自《备急千金要方》卷五，具有清热解表之功效，主治小儿突发寒热。药浴是将药物煎煮或浸泡后按照一定的比例加入水中，直接用药汁浸泡或熏洗患病部位的治疗方法，治疗多取其药物的作用，通过水的温热及压力作用，使药物成分更好地被吸收，是中医常用的外治法之一。

三、《外科精义》节选

【原文】

夫溻渍[①]疮肿之法，宣通行表、发散邪气，使疮内消也，盖汤水有荡涤之功。古人有论：疮肿初生，经一二日不退，即须用汤水淋射之。其在四肢者溻渍之，其在腰腹背者淋射之，其在下部委曲者浴渍之。此谓疏导腠理，通调血脉，使无凝滞也。且如药二两，用水二升为则，煎取一升半，以净帛或新绵蘸药水，稍热溻其患处，渐渐喜溻淋浴之，稍凉则急令再换，慎勿冷用。夫血气得寒则凝涩，得热则淖泽。日用五七次，病甚者日夜不住，或十数次，肿消痛止为验也。治疮肿神良之法也。

【注释】

①溻渍：溻，将浸泡药液的纱布或者毛巾敷于患处。渍，将患处浸泡于药液之中。

【按语】

元代齐德之所著《外科精义》总结了前人应用水疗法治疗疮肿的经验，对不同部位疮肿的治疗，也进行了详细的讲解，认为水疗法是“治疮肿神良之法”。

四、《本草纲目·水部》节选

《本草纲目·水部·温汤》节选

【原文】

释名　温泉、沸泉。

气味　辛、热、微毒。

主治　诸风筋骨挛缩，及肌皮顽痹，手足不遂，无眉发，疥癣诸疾，在皮肤骨节者，入浴。浴讫，当大虚惫，可随病与药，及饮食补养。非有病人，不宜轻入。

【按语】

《本草纲目》对水疗的应用及各种不同成分的水均有详细的阐述。水浴多以水为介质，是利用水温、压力、浮力、冲击力和所含的特殊药物成分（或化学成分）对人体产生作用的治疗手段。张介宾认为“血得热则行，得寒则凝”，因此水的温度刺激起到了重要的作用。水温在34～36℃具有镇静止痒的作用；37～39℃能缓解疲劳；40～45℃具有发汗镇痛的作用。中医亦认为水温过高，则腠理开，易耗气伤津。病人可根据自身需求选择不同的温度洗浴，完成后大多有疲惫感，可选择饮食加以调养。

五、《老老恒言》节选

《老老恒言·盥洗》节选

【原文】

《清閟录》载香水洗身诸方，香能利窍，疏泄元气。但浴犹虑开发毛孔，复以香水开发之可乎？愚按：《记》言沐稷醴粱[①]，不以稷与粱洗身者，盖贵五谷之意。凡上品诸香，为造化之精气酝酿而成，似亦不当亵用。藏器[②]云：“樟木煎汤，浴脚气疥癣[③]风痒[④]。”按：樟辛烈香窜，尤不可无故取浴。

【注释】

①沐稷醴粱：《礼记·玉藻》：“日五盥，沐稷而醴粱。”孔颖达疏：“沐稷而醴粱者，沐，沐发也；醴，洗面也。取稷粱之潘汁，用将洗面沐发，并须滑故也。然此大夫礼耳。又人君沐醴皆粱也。”醴粱，读音为“huìliáng”。

②藏器：陈藏器，唐代大医药学家，著《本草拾遗》。

③疥癣：一种传染性皮肤病，非常刺痒，由疥虫寄生而引起。

④风痒：中医病名。多由卫虚风邪侵袭，皮肤郁热生风作痒所致。

【译文】

《清閟录》中记载辛香药物烧汤浸水洗浴的一些方药，辛香的药物能通利窍道，疏泄人体阳气。但是洗浴都害怕开发扩张，更何况是用香水使毛孔扩张，这样可行吗？我认为：《礼记》中所言洗头用稷，洗脸用粱，而不用稷粱洗浴的原因，是以五谷为贵的意思。凡是上品辛香的药物，均是大自然的精气酝酿而成的，似乎也不应滥用。陈藏器说：“樟木煎汤外洗，可以用来治疗脚气、疥癣、风痒。”按：樟木性味辛香走窜，尤其不可以无缘无故用来洗浴。

【按语】

中医认为药浴具有发汗解表、祛风除湿、行气活血、舒筋通络等功效，通过辨病辨证，利用药物的性味归经而治疗疾病。

第二节 泥 疗 法

“土地各以类生人”又“各以类治病”，用来治病的泥土主要有温泉泥、井泥、河泥、田泥、蚯蚓泥、黄土、白土、灶心土、壁土、燕窝土、蜂窝土等。晋代葛洪《肘后备急方》、唐代孙思邈《备急千金要方》等对泥疗均有较多的论述。

一、《五十二病方》节选

【原文】

犬筮[①]人伤者：取丘引矢[②]二升，以井上瓮继处土[③]与等，并熬[④]炒之，而以美醯[⑤]合挠而调[⑥]之，稍垸[⑦]，以熨其伤。犬毛尽[⑧]，傅[⑨]伤而已。

【注释】

①筮：古通"噬"，咬也。

②丘引矢：蚯蚓屎。

③瓮继处土：覆盖在井口瓦瓮底部的黄土。瓮，旧作"雍"。继，旧作"䥫"。

④熬：指将某物加水煎煮。

⑤醯：读作"xī"。《说文》："醯，即醋。"

⑥合挠而调：为原文所缺四字。从本方分析，主药三味，即蚯蚓屎、井上瓮底土以及醋，后文应为调配方法。

⑦垸：古通"丸"。稍垸，即将用醋挠合好的热泥逐渐捏成丸状，以熨其伤。

⑧犬毛尽：将上述热泥丸在犬咬伤处做滚动式熨烫，可以吸出部分丝状物质。

⑨傅：古通"敷"。

【译文】

治疗非狂犬咬伤的病人，其方法是取蚯蚓屎二升和井上瓮底土等量，将两物合并在一起熬炒成粉，立即用好醋调和，做成丸状，用热泥丸在犬咬伤处做滚动式熨烫。滚动吸尽丝状物质时，再用热泥丸碾平，贴敷在伤口上就可以了。

【按语】

马王堆汉墓出土的《五十二病方》即有关于黄土、土、井中泥、冻土的记载。本方中用醋调制的热泥丸在咬伤处反复滚动熨疗，将附着在伤口的杂物吸尽，是该方法治疗犬咬伤的关键。

二、《备急千金要方》节选

（一）《备急千金要方》节选一

【原文】

作泥饼子[①]，厚薄如馄饨皮，覆耳上四边，勿令泄气，当耳孔上以草刺泥饼，穿作一小孔，于上以艾灸之百壮，候耳中痛不可忍即止，侧耳泻却黄水，出尽，即瘥。当灸时，若泥干数易之。

【注释】

①泥饼子：由入地三尺以下的黄土制作而成。取黄色泥土，除净杂质，和水为泥饼，厚约 0.6cm，

宽约 5cm，用粗针在泥饼中间扎数孔。施灸时，将泥饼放置于患处。

【按语】

本法属于隔饼灸之黄土灸，又属于现代康复物理因子的泥疗法。泥土中含有丰富的矿物质和微量元素，特别是含有各种盐类，对皮肤能够起到杀菌、消毒的作用，敷于身体或浸泡，可达到养生祛病的效果。黄土含有较多的矿物质、微生物，具有改善血液循环、镇痛等功效。本法可就地取材，操作简便，适于推广。

（二）《备急千金要方》节选二

【原文】

治蝎毒方。凡蝎有雌雄，雄者痛只在一处，雌者痛牵诸处。若是雄者，用井底泥涂之，温则易。雌者用当瓦屋沟下泥敷之。若值无雨，可用新汲水从屋上淋下取泥。

【按语】

井底泥是指井底挖出来的冷泥浆。《本草经集注》记载井底泥为淤积在井底的灰黑色泥土。《本草经疏》："井底泥禀地中至阴之气，味甘而大寒者也，故《本经》主汤火烧疮用。"井底泥"能祛大热汤火之毒"，可用来治疗妊娠胎热导致的胎动不安、风热头痛等。井底泥疗法相当于现代的腐植酸钠浴，腐植酸钠即有机物质腐败之后的产物，这种物质具有一定的离子交换、氧化还原、螯合能力及生理活性，能调节机体内分泌、增加激素、抑制有害物、提高机体免疫力。

（三）《备急千金要方》节选三

【原文】

壁土散，治肛门滞出方。故屋东壁土①一升，研　皂荚三挺，各长一尺二寸，上二味，先捣土为散，挹粉肛头出处，次取皂荚炙暖更递熨，取入则止。

【注释】

①东壁土：古旧房屋东边墙上的土。

【按语】

东壁土是指老房子、土城墙、土建筑东侧墙面的土，搜刮下来之后，即可入药。东壁土接受晨起日光的照射，经年累月的风吹日晒，具备了一定的药效，其性味甘温、无毒，《本草从新》认为其可治霍乱烦闷、泄痢温疟、下部疮、脱肛、小儿风脐、摩干湿二癣等。

三、《本草纲目·土部》节选

《本草纲目·土部·蚯蚓泥》节选

【原文】

释名　蚓蝼，六一泥。

气味　甘、酸、寒，无毒。

主治　赤白久热痢，取一升炒烟尽，沃汁半升，滤净饮之藏器。小儿阴囊忽虚热肿痛，以生甘草汁入轻粉末调涂之。以盐研傅疮，去热毒，及蛇犬伤日华。傅狂犬伤，出犬毛，神效苏恭。

【按语】

李时珍《本草纲目》中曾提及泥与人体的关系，曰："诸土皆能胜湿补脾。"中医理论认为，脾属土，后天之本，自然界的泥土敷于人体，即为"同气相召"，脾引起的疾病，泥疗疗效明显。

四、《寿世保元》节选

《寿世保元·疝》节选

【原文】

一周少峰亲家患疝气，偏坠肿痛不可忍者，遇一秀才传一方，用黄土水和作干泥，拍作大饼，火炷柱架火上烘热，熨痛处，冷则再易，立愈。

【按语】

《寿世保元》用黄土饼作为熨疗的工具，黄土结合热疗，既有黄土的治疗作用，又有热疗的作用，与艾灸具有相似之处，可温阳散寒、补虚通络。

第三节 光 疗 法

在我国，古人很早就开始研究光学。如《墨子》记载了世界上最早的针孔成像实验，也记载了反射镜（平面的、凹面的、凸面的）成像现象以及生理光学和颜色光学知识。光疗，古称"晒疗"，《列子》中曾记载"负日之暄"，后世《千金翼方》、《本草纲目》、《老老恒言》等均对光疗法的重要作用有所论述。

一、《千金翼方》节选

《千金翼方·养小儿》节选

【原文】

凡小儿始生，肌肤未成，不可暖衣，暖衣则令筋骨缓弱，宜时见风日。若不见风日，则令肌肤脆软，便易中伤。皆当以故絮衣之，勿用新绵也。天和暖无风之时，令母将儿于日中嬉戏，数令见风日，则血凝气刚，肌肉牢密，堪耐风寒，不致疾病。若常藏在帏帐中，重衣温暖，譬犹阴地之草，不见风日，软脆不堪当风寒也。

【译文】

刚出生的婴儿，皮肤娇嫩，不能穿太厚的衣服，穿太暖和会让他们筋骨发育缓慢，身体也会变得柔弱，而应该要时时出来吹吹风晒晒太阳。如果不能吹风晒太阳，则会使皮肤脆弱，容易生病。不要穿新衣服，最好用旧棉絮。凡是天气暖和、风和日丽的时候，可以让母亲带着孩子在阳光下玩耍。经常吹风晒太阳的孩子，气血旺盛，肌肉强壮，能够抵御风寒，不会生病。如果经常躲在家中，穿很多衣服，就像是阴暗地方的草木一样，不能吹风晒太阳，以至于变得软弱而不能抵挡风寒的侵袭。

【按语】

小儿脏器娇弱，形气未充，不耐攻伐，需要经常出来晒太阳才能强壮筋骨，这一思想与现代康复物理因子中光疗法对防治小儿佝偻病、促进生长发育是一致的。

二、《本草纲目·火部》节选

《本草纲目·火部·灯火》节选

【原文】

小儿诸惊仰向后者，灯火[①]焠其囟门、两眉际之上下。眼翻不下者，焠其脐之上下。不省人事者，焠其手足心、心之上下。手拳不开，目往上者，焠其顶心、两手心。撮口出白沫者，焠其口上下、手足心。

【注释】

①灯火：指用胡麻油或苏子油点燃的灯火。

【译文】

小儿诸惊中，病孩仰向后者，以灯火照灼其囟门和两眉间的上下方。眼睛翻上不下者，应照灼脐的上下。不省人事的，应照灼手足心和胸部；手紧握、目往上翻者，应照灼囟门部位和两手心。口吐白沫者，应照灼口部和手足心。

【按语】

本法为灯火灸法，通过温热之性，达到扶正祛邪、疏通经脉、调节脏腑、通达内外的作用。李时珍在《本草纲目》中指出："火者五行之一，有气而无质，造化两间，生杀万物，显仁藏用，神妙无穷，火之用其至矣哉。""火曰炎上"，火具有炽热、上升等属性，火为纯阳之气，而无有形之质，在阴阳变化、生死之间都发挥重要的作用，既能够温煦、生养、推动变化，也能够耗散、遏制生命。

三、《老老恒言》节选

《老老恒言·晨兴》节选

【原文】

清晨略进饮食后，如值日晴风定，就南窗下，背日光而坐，《列子》所谓负日之暄[①]也。脊梁得有微暖，能使遍体和畅。日为太阳之精，其光壮人阳气，极为补益。过午阴气渐长，日光减暖，久坐非宜。

【注释】

①负日之暄：背对着太阳晒太阳。负，背对着。暄，温暖。

【译文】

早晨吃完饭后，如果碰上风和日丽的日子，靠在南窗下背着日光而坐，这就是《列子》所说的负日之暄。脊柱得到微微暖和，能够使全身都感觉舒适畅快。阳光是太阳散发出来的精气，可以温壮人体的阳气，补益作用非常大。但是过了中午，阴气渐渐生长，阳光也慢慢减弱，不适宜久坐。

【按语】

日光浴的方法是选择“日晴风定”之日就南窗背光而坐，时间以上午为宜；日光浴的时间不要太长，否则反而不利。日光可促进维生素 D_3 的生成，促进钙的吸收，能强身健骨，对儿童生长发育及老人防病健体具有良好的效果。采用日光浴时，要根据季节、阳光强弱、疾病特点选择适宜的治疗时间及时长，如夏季以上午 8～10 时为宜，冬季以中午 11～13 时为宜，春秋以上午 9～12 时、下午 14～16 时为宜。

四、《本草纲目拾遗·火部》节选

【原文】

太阳火，除湿，止寒澼，舒经络痼冷，以体曝之，则血和而病去。冬月以旧帛晒，受阳气，覆体，皆能却疾。补脾养胃作酱日晒，受日气多，人食之，多补脾胃。久服长生养生家有服日光法。

【按语】

“冬晒太阳，胜喝参汤。”古代利用“日光浴”，大多选择冬季或初春时，也主要在于防治寒湿之证和虚证，尤其适用于老人和儿童，这与《黄帝内经》关于四时阴阳养生的思想相一致。

五、《修昆仑证验》节选

《修昆仑证验·晒说》节选

【原文】

凡男妇头风、脑漏、牙疼、耳肿、脚气、臁疮、手足腰背筋骨疼痛、风寒、湿热、虚弱、酸软等症，于三伏日巳、午、未时，赤身于烈日中晒之，不论新旧大小病症，概能痊愈除根，即妇女月事，亦可晒，通天地化育神工，难以殚述。第不可遮盖著衣，乃致受热也。

【按语】

《修昆仑证验》力倡“揉”、“晒”二法，其中“晒以分阴阳，而清升浊降，皮肉筋骨更换一番，庶不负此生矣”，作者认为该法“既不借人之力，又不费己之财”。晒太阳在三伏天三个时辰效果最好，即巳时（上午 9～11 时）、午时（中午 11～13 时）、未时（下午 13～15 时），赤身暴露在太阳光下晒。调节女性月经周期，也可以用此法。

第四节 热砂疗法

热砂疗法归属于“熨烫”法。

一、《本草纲目·石部》节选

《本草纲目·石部·食盐》节选

【原文】

尸疰鬼疰：下部蚀疮，炒盐布裹，坐熨之……

病后胁胀：天行病后，两胁胀满，熬盐熨之……

下痢肛痛：不可忍者，熬盐包坐熨之……

风病耳鸣：盐五升蒸热，以耳枕之，冷复易之。

【按语】

盐之气味咸腥，人之血亦咸腥，咸走血，血病之人不能多食盐，多食则脉凝泣而变色。盐之味微辛，辛走肺，咸归肾，盐又有“百病之主”、“百病无不用之”之说。粗盐热敷是很古老的“熨烫法”。作为外治法，加热的盐放进袋子里面，进行颈、肩、腰、腿、关节部位的热敷，温热作用持久，局部皮温升高，肌肉放松，毛细血管扩张，起到驱寒、行气、活血、止痛等作用。

二、《证类本草》节选

《证类本草·六月河中诸热砂》

【原文】

六月河中诸热砂，主治风湿顽痹不仁，筋骨挛缩，脚痛，冷风掣，瘫缓，血脉断绝。取干砂日暴令极热，伏坐其中，冷则更易之，取热彻通汗，然后随病进药，及食忌风冷劳役。

【译文】

六月河中的热砂，主要治疗风湿所致的顽固性的肢体麻木、筋骨挛缩、脚痛怕冷、瘫痪、血脉不通。可以取干燥的河砂暴晒使之非常热。患者可以躺在或者坐在热砂中，砂冷了就需要更换，等到热透出汗。然后就可以对症服药和进食，避免冷风和劳累。

【按语】

唐代就有“西域埋沙热，除祛风寒诸疾”的记载。以清洁的干海沙、河沙作为介质，将日光中的热量或人工加热的热量均匀地渗入体内，符合中医“热者寒之，寒者热之”的治疗原则。现代砂浴治疗利用天然磁性矿物沙的温热作用、磁性作用、矿物质渗透及沙粒的天然按摩作用促进血液循环，增强人体的新陈代谢。

第五节 冷 疗 法

古籍中关于冷疗的记载较多，如《本草纲目》记载以冰块冷敷退热的治疗技术，《儒门事亲》

有雪水洗眼治目赤肿痛之说，《后汉书》记载华佗冷水治热病。一般说来，用冷水、冷泥、冷风、雪水、冰等冷疗有清热消肿止痛之效。

一、《黄帝内经·素问》节选

《素问·刺热论》节选

【原文】

诸治热病，以饮之寒水，乃刺之；必寒衣之，居止寒处，身寒而止也。

【译文】

凡治疗热病，应让病人饮用凉饮，以解里热之后，再行针刺之法；必须让病人身着单薄衣物，居住于清凉的地方，以解除表热，这样才能使表里热退，身凉而病愈。

【按语】

《黄帝内经》强调了对热病患者的生活护理。"饮之寒水"，为以寒治热之法，属于现代康复物理因子治疗冷疗法的饮服法。

二、《黄帝内经·灵枢》节选

《灵枢·周痹》节选

【原文】

黄帝曰：善。此痛安生？何因而有名？

岐伯对曰：风寒湿气，客于外分肉之间，迫切而为沫①，沫得寒则聚，聚则排分肉而分裂也，分裂则痛，痛则神归②之，神归之则热，热则痛解，痛解则厥，厥则他痹发，发则如是。此内不在脏，而外未发于皮，独居分肉之间，真气不能周，故命曰周痹。故刺痹者，必先切循其下之六经，视其虚实，及大络之血结而不通，及虚而脉陷空者而调之，熨而通之，其瘛坚，转引而行之。

【注释】

①沫：津液被邪气所逼迫而产生的异物。

②神归：指卫气灌注于患处之意。马元台："神归即气归也。"神，此处指卫气。

【译文】

黄帝说：很好。这种疼痛是如何产生的？是根据什么命名的呢？

岐伯答道：风、寒、湿三气，侵袭到体表分肉之间，逼迫该部津液形成汁沫，汁沫遇到寒气而凝聚，汁沫凝聚处的分肉被排挤而分裂，分肉裂开则产生疼痛，痛时卫气就灌注到局部而发热，痛遇热就能缓解，痛势缓解后，就会厥气上逆，厥气上逆遇到其他部位，其他部位的痹痛又发作，发作时的情况也是这样。这种病既不在内脏，又不在外表的皮肤，仅仅留在分肉之间，使人身的真气不能正常周行，所以命名为"周痹"。针刺这种痹证时，要依次循查痹痛在上下哪一经，并分析其虚实属性，以及大络之间有无瘀血凝结不通，或因虚弱而脉塌陷，然后再调治，并采取熨法，疏通经络。如果肢体痉挛僵硬，可牵引运动病人肢体，帮助气血运行。

【按语】

中医理论指出，寒则血凝，损耗阳气，阳气受损，机体失于温煦。寒冷之气作用于人体，既可以作为致病因素，又可作为治疗手段。康复治疗中的冷疗法就是取其治疗特性，作用于皮肤组织、肌肉骨骼、循环系统、神经系统、消化系统等。

三、《外台秘要》节选

《外台秘要·饵寒食五石诸杂石等解散论并法》节选

【原文】

又若腹胀欲裂者，为久坐下热，衣温失食故也。宜数冷食、冷洗，当风取冷，须臾即瘥。又心痛如刺者，为应食不食，应洗不洗，寒热相击，气结不通，填于心中故也。宜数饮热酒，任性多少，酒气行，经络通达，淋以冷水，又冷淹手中搭著苦处，温复易之，须臾解也。解后仍速与冷食，食多益善。于诸痛之中，心痛最急，宜速救之，法在下卷心痛法中。

【译文】

如果腹部胀满，是因为长时间坐着引发热邪，衣服太暖和、饮食不调所致，应该多吃冷食，多用冷水洗，多吹冷风，一会儿就好了。如果心痛像针刺一样，该进食而不进食，该洗不洗，寒热互相斗争，气滞不通，阻塞于心口，应该多次饮用热酒，不限多少，酒气通畅，则经络通达，用冷水沐浴，再用浸泡过冷水的手放在发病处，热了再换，不久病便好了。病好后，需要快速进冷食，多吃为好。在所有的痛症中，心痛是最危急的，要快速抢救，治疗方法在下卷的心痛法中。

【按语】

不论是“冷食”、“冷洗”还是“当风取冷”，均属冷疗法。现代冷疗法治疗方式包括冷敷法、浸泡法、喷射法、灌注法和饮服法，与古代冷疗法基本一致。

四、《儒门事亲》节选

《儒门事亲·疮肿丹毒》节选

【原文】

夫大人小儿，疮肿丹毒，发热疼痛不止者，又有一法：面北端，想北海雪浪滔天，冰山无际，大寒严冷之气，取此气一口，吹在疮肿处，立止。用法之人，大忌五辛之菜，五厌之肉。所病之人，切忌鸡、猪、鱼、兔、酒、醋、湿面等物。无药之处，可用此法救之。

【按语】

人体皮肤对冷刺激比较敏感，“大寒严冷之气”多低于体温，通过寒冷刺激减轻疮肿、丹毒部位的炎症反应，类似于物理因子治疗中冷疗法的喷射法。但冷疗法属于外治法，仍需要针对疾病本身对症治疗。

五、《本草纲目·水部》节选

《本草纲目·水部·夏冰》节选

【原文】

释名 凌。

气味 甘、冷、无毒。

主治 去热烦，熨人乳石发热肿藏器。解烦渴，消暑毒吴瑞。伤寒阳毒，热盛昏迷者，以冰一块置于膻中良，亦解烧酒毒时珍。

【按语】

冰有大寒之性，在我国古代早有利用冰雪止血、止痛、消肿的记载。现代冰敷法直接作用于患处或特定部位，不仅常用于高热昏迷病人的急救，而且还用于镇痛、降温、局部麻醉、急性出血止血等。

第六节 磁 疗 法

早期，磁石主要被当作一种天然药石内服。至唐代，磁石逐渐由内服药发展成为外治疗法，这在磁医学上迈进了一大步。古籍中对于磁石的内服外用有较多的论述。

一、《济生方》节选

【原文】

鸣聋散

治耳中如潮声蝉声，或暴聋。一称通耳法，治耳聋无所闻。

磁石一块如豆大　穿山甲①烧存性，为末，一字　上用新绵子裹了，塞于所患耳内，口中衔小生铁，觉耳内如风声即住。

【注释】

①穿山甲：目前，穿山甲属所有种属于国家一级保护野生动物，2020版《中国药典》中，穿山甲未被继续收载，临床已少用。

【按语】

南宋严用和所著《济生方》中治疗肾虚耳聋的鸣聋散，为磁疗的较早应用。

二、《名医别录》节选

【原文】

磁石味咸，无毒。主养肾脏，强骨气，益精，除烦，通关节，消痈肿，鼠瘘，颈核，喉痛，小儿惊痫，练水[①]饮之。亦令人有子。一名处石。生太山及慈山山阴，有铁者则生其阳，采无时。

【注释】

①练水：将磁石粉浸泡水中。

【按语】

《名医别录》原书早佚。其部分内容被南北朝陶弘景辑录于《本草经集注》中。该内容为目前最早关于磁处理水治疗疾病的记载。明代李时珍亦发现经过磁处理的水具有“去疮瘘，长肌肤”、“长饮令人有子，宜入酒”等功效。现代研究表明，磁处理水能治疗尿路结石、胆结石、萎缩性胃炎等疾病。

三、《本草纲目·石部》节选

【原文】

（时珍曰）磁石法水，色黑而入肾，故治肾家诸病而通耳明目。一士子频病目，渐觉昏暗生翳。时珍用东垣羌活胜风汤加减法与服，而以磁朱丸佐之。两月遂如故。盖磁石入肾，镇养真精，使神水不外移；朱砂入心，镇养心血，使邪火不上侵；而佐以神曲，消化滞气，生熟并用，温养脾胃发生之气。

【按语】

磁石味咸，性寒，归心、肝、肾经，故能镇惊安神、平肝潜阳、聪耳明目、纳气平喘。磁石为矿石类的药物，内服会对脾胃的功能造成一定的负担，脾胃虚弱之人不建议长期大量使用磁石。

四、《寿世保元》节选

《寿世保元·中毒》节选

【原文】

一治误吞针，用雄磁石[①]为末，丸如樱桃大，吞下，即服通利之药，打下大便而出。

【注释】

①雄磁石：磁石别名。

【译文】

治疗误吞下针的患者，将磁石磨成粉，做成樱桃大小的药丸，服下，并立即服用通利的药，针就随大便而出了。

【按语】

《吕氏春秋·季秋纪·精通》：“慈石招铁，或引之也。”（“慈”为“磁”）。这是关于“磁石召铁”的记载，是古人运用磁石的物理性能的最早记录。临床上，多利用磁石能产生磁场的物理特性，作用于人体穴位、患处或者全身，影响人体组织器官的新陈代谢，达到调整人体生理功能的目的。

第七节　蜡　疗　法

古代蜡多指黄蜡、白蜡，在《本草纲目》中对黄蜡、白蜡有较为详细的论述。

一、《本草纲目·虫部》节选

（一）《本草纲目·虫部·蜜蜡》节选

【原文】

（时珍曰）蜜成于蜡，而万物之至味，莫甘于蜜，莫淡于蜡，得非厚于此必薄于彼耶？蜜之气味俱厚，属乎阴也，故养脾，蜡之气味俱薄；属乎阳也，故养胃。厚者味甘，而性缓质柔，故润脏腑；薄者味淡，而性啬质坚，故止泄痢。张仲景治痢有调气饮，千金方治痢有胶蜡汤，其效甚捷，盖有见于此欤？

……头风掣疼，湖南押衙颜思退传方：用蜡二斤，盐半斤相和。于鏒罗中熔令相入，捏作一兜鍪，势可合脑大小。守头致额，其痛立止也。

【按语】

黄蜡是蜜蜂窝榨干蜂糖后，用水熬制而成，具有收涩、敛疮、生肌、止痛作用，可用于溃疡不敛，创伤，烧、烫伤等。现代临床蜡疗所用之蜡不同于古代所用黄蜡、白蜡，一般为从石油、页岩油或其他沥青矿物油的某些馏出物中提取出来的白色或淡黄色、半透明固体，无臭、无味，多外用。

（二）《本草纲目·虫部·虫白蜡》节选

【原文】

（机曰）虫白蜡与蜜蜡之白者不同，乃小虫所作也。其虫食冬青树汁，久而化为白脂，粘敷树枝，人谓虫屡着树而然，非也。至秋刮取，以火煮熔，滤置冷水中，则凝聚成块矣。碎之，文理如白石膏而莹彻。人以和油浇烛，大胜蜜蜡也。

（震亨曰）白蜡属金，禀受收敛坚强之气，为外科要药。与合欢皮同入长肌肉膏中，用之神效。但未试其可服否也。

（时珍曰）蜡树叶亦治疮肿，故白蜡为外科要药，正如桑螵蛸与桑木之气相通也。

【按语】

白蜡由昆虫白蜡虫的雄虫所分泌的白色蜡质精制而成，具有生肌、止血、镇痛的作用。

二、《外科大成》节选

【原文】

生肌玉红膏

此膏专治痈疽发背，诸般溃烂棒毒等疮，用在已溃流脓时。先用甘草汤，甚者用猪蹄药汤淋洗患上，软绢挹净，用抿脚挑膏于掌中捺化，遍搽新腐肉上，外以太乙膏盖之。大疮早晚洗换二次，内兼服大补脾胃暖药，其腐肉易脱，新肉即生，疮口自敛，此乃外科收敛药中之神药也。

白芷五钱 甘草一两二钱 归身二两 爪儿血竭 轻粉各四钱 白蜡二两 紫草二钱 麻油一斤

先用当归、甘草、紫草、白芷四味，入油内浸三日，大杓内慢火熬药微枯色，细绢滤清，将油复入杓内煎滚，下血竭化尽，次下白蜡，微火亦化。先用茶钟四枚，预顿水中，将膏分作四处，倾入钟内，候片时，方下研极细轻粉，每钟内投和一钱搅匀，候至一伏时取起，不得加减，致取不效。

【按语】

清代外科专家祁坤的《外科大成》对蜡疗的操作方法和适应证作了较为全面的阐述。此方中所用白蜡，亦为《本草纲目》所述之虫白蜡。

第八节 中药外治法

中药外治疗效独特、作用迅速、历史悠久。《山海经》已有关于中药外治的记载："薰草、佩之可已疠。"《周礼·天官》中的"疡医"说明了外敷药的应用，《黄帝内经》、《伤寒论》等也记载了许多关于中药外治的方法。《诸病源候论》记述了关于儿科不少外治法，如熨法、灸法、浴法、粉法、摩法、涂法、枕法等。孙思邈的《备急千金要方》有1200余首外治方，运用了50多种外治法。《备急千金要方》中记载了外治法在预防方面的作用，如书中的熏烟防疫药方、预防瘟疫的雄黄散都体现了中医康复"未病先防"的康复理论。《备急千金要方》植物类药物尤为丰富，其中如白芷、菖蒲等直到今天还是重要的中药空气消毒药物。王焘的《外台秘要》记述了大量外治方，其中眼疾外治方就达90余首。除药物处方外，还有不少灸治和外治方法，内容丰富。金元四大家之一的张子和也十分重视外治之法，尤其擅长把许多康复疗法应用于临床。清代医学家吴尚先所著的《理瀹骈文》对中医外治法进行了系统的整理和理论探索，被后世誉为"外治之宗"。吴尚先及著作中所谓的外治法，包括敷、洗、熨、熏、浸、罨、擦、坐、嗅、嚏、刮痧、火罐、推拿、按摩等各种治疗方法，大都可归属于康复方法。

一、《山海经》节选

《山海经·五藏山经·西山经·西山一经》节选

【原文】

又西百二十里，曰浮山①，多盼木②，枳③叶而无伤④，木虫⑤居之。有草焉，名曰薰草⑥，麻叶而方茎，赤华而黑实，臭⑦如靡芜⑧，佩之可以已疠。

【注释】

①浮山：山名，在今陕西境内。

②盼木：木名。

③枳：枸橘。

④无伤：这里指叶上无刺。

⑤木虫：树木上长的虫子。

⑥薰草：一种香草，又叫蕙草，俗名佩兰。

⑦臭：气味。

⑧蘼芜：川芎的苗，叶有香。一种香草。

【译文】

再向西一百二十里有座山，名叫浮山，山上长着很多盼木，叶子如枳树的叶子一般，但不长刺，树干里生有蛀虫。山中有一种草，名叫薰草，它长着与麻类植物一样的叶子，方形的茎干，开红色的花，结黑色的果实，发出如蘼芜一般的香味，把它佩戴在身上，能治疗恶疮。

【按语】

《山海经》是最早记述中药外治作用的史籍。《山海经》载有薰草等七种药物，佩戴或焚烧之可以预防相关传染病。芳香疗法是中医传统康复疗法中的一种，是病人通过闻馨香和具有养心安神、疏肝理气、芳香开窍等保健与康复作用的香气，从而促进康复的疗法。本段指出薰草可以祛风寒，辟秽浊，主治伤寒、感冒头痛、胸腹胀满、下利、遗精、鼻塞、牙痛等。佩戴薰草预防及治疗恶疮，为中医康复理论中的“未病先防”的体现。

二、《周礼》节选

《周礼·天官·疡医》节选

【原文】

疡医掌肿疡、溃疡、金疡、折疡之祝药[①]，劀杀[②]之齐。凡疗疡，以五毒攻之，以五气养之，以五药疗之，以五味节之。凡药以酸养骨，以辛养筋，以咸养脉，以苦养气，以甘养肉，以滑养窍。凡有疡者，受其药焉。

【注释】

①祝药：施药物于患处。

②劀杀：刮去恶疮脓血，以药蚀除腐肉。

【译文】

疡医掌管按一定剂量和分寸为肿疡、溃疡、金疡和折疡患者敷药，以及刮去脓血、销蚀腐肉。凡治疗疡疮，用五种药性酷烈的药来敷治，用五谷来调养，用五药来治疗，用五味来调节药效。凡用药，以酸味补养骨骼，以辛味补养筋腱，以咸味养脉，以苦味养气，以甘味养肌肉，以具有润滑作用的药物通利孔窍。患有疡疮的人，都可以接受疡医的药物治疗。

【按语】

中药外治法是指针对患者的具体病情，选择适当的中药，经一定的炮制加工之后，对患者全身或病变局部，进行体外治疗的传统中医康复疗法。《周礼·天官》说明外敷药已经应用于外科疾病。本段中用五谷调养，五药治疗，五味调效，体现了中医康复学“药效与食治并举”的特点。

三、《五十二病方》节选

《五十二病方·巢塞直者方》节选

【原文】

巢塞直①者，杀狗，取其脬，以穿衡②，入直中，炊③之，引出，徐以刀劙其巢。治黄芩而傅之。人州④出不可入者，以膏膏出者，而到县其人⑤，以寒水戈其心腹⑥，入矣。

【注释】

①巢塞直：肿胀的瘘管或怒张的静脉堵塞直肠下端。直，通“胑”，原义为肥肠。《广韵·职韵》云：“胑，肥肠。”在人体指直肠，如《灵枢·淫邪发梦》云：“[厥气]客于胞胑，则梦溲便。”

②穿衡：将竹管穿入（狗的膀胱中）。

③炊：通“吹”。音同形近而通假。《说文通训定声·随部》：“炊，段借为吹。”此处指向竹管内吹气使狗膀胱扩张。

④人州：即人的肛门。

⑤到县其人：将人头下脚上地倒挂起来。到，同“倒”，当为其本字。颠倒。《墨子·经下》：“临鉴而立，景到。”孙诒让《墨子间诂》：“毕云：即今影倒字。”“县”为“悬”的本字，悬挂。

⑥以寒水戈其心腹：用冷水泼在患者的心胸部。戈，通“溅”，音近而省写。《玉篇·水部》：“溅，溅水也。”《集韵·线韵》：“溅，水激也。”心腹，此处泛指以胃脘为中心的胸部和上腹部。

【译文】

如果病人直肠内长了痔疮或瘤子堵住了肠道，就将狗的膀胱套在空心的竹管上，插入病人的肛门中，吹胀后将病人直肠中的患部引出，然后用刀割去溃疡，敷上消炎止痛的黄芩。病人出现直肠脱出而不能自动复位的情况，就用膏油涂在直肠上，使其润滑。如果直肠仍不能够复位，再将他头朝下吊起来，让其复位。如果还是不行，就用一盆凉水对着病人的胸、腹部泼去，病人在突然而至的凉水的刺激下，会不由自主地猛吸一口气，直肠就回复到腹腔里了。

【按语】

《五十二病方》是我国目前发现最早的医学文献，记载了110余首外用方剂，外治法涵盖敷贴法、熏蒸法、熨法、药浴法、涂敷、烟熏等，剂型包括沐浴剂、糊剂、熏蒸剂、熨剂、烟熏剂等，类型丰富。文中记述了两种外治法，第一种是痔疮嵌顿割除复位，第二种是通过改变人体体位，利用地球引力作用及受寒肌肉收缩等物理方法治疗脱肛，是中医康复治疗的基础原则“杂合以治”的体现。

四、《黄帝内经·素问》节选

《黄帝内经》详细论述了多种中药外治的方法和内容，提出“内者内治、外者外治”、“从内之外者调其内，从外之内者治其外”等理论，初步奠定了中医外治法的理论基础。

（一）《素问·阴阳应象大论》节选

【原文】

其有邪者，渍形①以为汗。其在皮者，汗而发之，其慓悍②者，按③而收④之，其实者，散而泻之。

【注释】

①渍形：指用汤液或熏蒸浸渍取汁的治疗方法。适用于表证，用此法以散邪气。

②慓悍：指邪气急猛。

③按：有制止、抑制之意。《尔雅·释诂》："按，止也。"

④收：有收取、抓捕之意。《左传·襄公二十七年》收字注："收，取也。"

【译文】

其邪在外表，可用汤药浸渍以使出汗。邪在皮肤，可用发汗，使其外泄。病势急暴的，可用按得其状，以制伏之。实证，则用散法或泻法。

【按语】

通过汤药浸渍，可以使药之气性达于表，疏发邪气，导邪外出，中药汤剂外敷法是一种实用而有效的康复方法，中医康复学采用的方法都能在日常生活中实施，价格低廉，简便易行，为多数病人的良选。

（二）《素问·至真要大论》节选

【原文】

帝曰：请言其制。岐伯曰：君一臣二，制之小也；君一臣三佐五，制之中也；君一臣三佐九，制之大也。寒者热之，热者寒之，微者逆之，甚者从之，坚者削之，客者除之，劳者温之，结者散之，留者攻之，燥者濡之，急者缓之，散者收之，损者温之，逸者行之，惊者平之。上之下之，摩之浴之，薄之劫之，开之发之，适事为故[1]。

【注释】

①适事为故：适应病情为原则。

【译文】

黄帝道：请你讲讲方剂。岐伯说：君药一味，臣药二味，这是小剂的组成；君药一味，臣药三味，佐药五味，这是中剂的组成；君药一味，臣药三味，佐药九味，这是大剂的组成。病属于寒的，要用热药；病属于热的，要用寒药；病轻的，就逆着病情来治疗；病重的，就顺着病情来治疗；病邪坚实的，就减少它；病邪停留在体内的，就祛除它；病属劳倦所致的，就温养它；病属气血郁结的，就加以疏散；病邪滞留的，就加以攻击；病属枯燥的，就加以滋润；病属急剧的，就加以缓解；病属气血耗散的，就加以收敛；病属虚损的，就加以补益；病属安逸停滞的，要使其畅通；病属惊怯的，要使之平静。或升或降，或用按摩，或用洗浴，或迫邪外出，或截邪发作，或用开泄，或用发散，都以适合病情为佳。

【按语】

"辨证康复观"为中医康复学五大基本观点之一，指全面分析病情，掌握病症的病机要点，辨证与辨病相结合，选择合适的治疗方法。文中病属惊怯的可用按摩或用洗浴法这些简便价廉、疗效好的中医特色传统外治法。

五、《黄帝内经·灵枢》节选

《灵枢·寿夭刚柔》节选

【原文】

黄帝曰：刺寒痹内热奈何？伯高答曰：刺布衣者，以火焠之。刺大人者，以药熨之。

黄帝曰：药熨[①]奈何？伯高答曰：用淳酒二十升，蜀椒一升，干姜一斤，桂心一斤，凡四种，皆嚼咀，渍酒中。用绵絮一斤，细白布四丈，并内酒中。置酒马矢煴中，盖涂封，勿使泄。五日五夜，出绵絮曝干之，干复渍，以尽其汁。每渍必晬其日，乃出干。干，并用滓与绵絮，复布为复巾，长六七尺，为六七巾。则用之生桑炭炙巾，以熨寒痹所刺之处，令热入至于病所，寒复炙巾以熨之，三十遍而止。汗出以巾拭身，亦三十遍而止。起步内中，无见风。每刺必熨，如此病已矣，此所谓内热也。

【注释】

①药熨：中药外治之法，用以治疗冷寒湿痹等症。

【译文】

黄帝问：刺寒痹时怎么使热进入体内呢？伯高回答说：针刺普通人，用火针的办法；针刺士大夫们，用药熨之法。

黄帝问：什么是药熨？伯高回答说：用醇酒二十升，蜀椒一升，干姜一斤，桂心一斤，这四种药都用嘴咬成粗粒，浸入酒中，再用丝绵一斤，细白布四丈，一并放入酒中。把酒器放在燃烧着的马粪上面，酒器要用泥封严，不使漏气。五天五夜之后，取出白布和丝绵晒干，再浸入酒内，直到将酒和药汁吸完。每浸泡一次都要泡够一昼夜，再取出来晒干。酒干了，把里面的残渣、丝绵用双层布一起包起来再折成巾，有六七尺长，可做六七个巾。然后用生桑炭把巾烤热来熨热寒痹要刺的地方，让热进入疾病所在之处，巾冷了就回火复热用来再熨，熨三十次后停止。出汗了就用巾将汗擦掉，也要擦三十次后停止。之后要在室内活动，不要见风。每次针刺都要熨，像这样病就会好，这就是使热进入体内的办法。

【按语】

本文具体介绍了寒痹熨法的方剂组成、制法、用法和功效。

六、《金匮要略》节选

《金匮要略》提出了不少外治法，如吹耳救急法、点药烙法、吹喉法、舌下含药法、坐药法（纳阴道法）、导法（蜜煎导法）等。

《金匮要略·妇人杂病脉证并治》节选

【原文】

蛇床子[①]散方，温阴中坐药[②]，蛇床子仁。上一味，末之，以白粉[③]少许，和令相得，如枣大，绵裹内之，自然温。

【注释】

①蛇床子：辛、苦，温，能温肾助阳，祛风燥湿，杀虫止痒。

②坐药：即阴道栓剂。

③白粉：一作铅粉；一作米粉。

【译文】

蛇床子散，女性阴道栓剂，温阴中。方用蛇床子一味，研细末，用少量铅白粉和丸，做成椭圆形如枣大，用棉包裹放入阴道，自然温。

【按语】

蛇床子散除作为坐药放入阴道中外，亦可用作外洗剂，或煎汤内服。这种直接的坐疗法成为现代妇科常用治疗方法之一。临证以此方为基础，加艾叶、花椒、白矾水煎外洗，治疗寒湿带下。

七、《诸病源候论》节选

《诸病源候论·小儿杂病诸候一·养小儿候》节选

【原文】

儿皆须着帽，项衣取燥，菊花为枕枕之。儿母乳儿，三时摸儿项风池[①]，若壮热者，即须熨[②]，使微汗。微汗不瘥，便灸两风池及背第三椎、第五椎、第七椎、第九椎两边各二壮，与风池凡为十壮。一岁儿七壮，儿大者，以意节度，增壮数可至三十壮，唯风池特令多，七岁以上可百壮。小儿常须慎护风池，谚云：戒养小儿，慎护风池。风池在颈项筋两辕之边，有病乃治之。疾微，慎不欲妄针灸，亦不用辄吐下，所以然者，针灸伤经络，吐下动腑脏故也。但当以除热汤浴之，除热散粉之，除热赤膏摩之，又以脐中膏涂之。

【注释】

①风池：出于《灵枢·热病》，属足少阳胆经，为足少阳、阳维脉之会穴。

②熨：最早见于《五十二病方》，即熨疗法，是将加热后的药物或物体放于人体的某一部位或一定穴位来回慢慢移动滚烫，使药力和热力同时自体表毛窍透入经络、血脉而达到温经通络、散寒止痛、祛瘀消肿的一种外治法。

【译文】

小儿平日须戴帽子，项衣要干燥，使用菊花做成的枕头睡觉。母亲哺乳的时候需不时探及小儿的风池穴，如果感觉到发热可使用熨疗法，让其微微出汗。如果微汗后仍不愈，可以灸其两侧风池穴以及背后第三椎、第五椎、第七椎、第九椎的两边各两壮，与风池共合十壮。一岁的小孩使用七壮，随年龄增长而增加壮数，但需注意节度，不超过三十壮，但是风池壮数可稍多，七岁以上可用至百壮。小儿的养护需常常注意防护风池穴。风池在头后方，小儿之病可使用此穴。如若是小病的话，应当慎用针灸之法，也不用吐下之术，因针灸伤经络，吐下伤脏腑。可以先使用药液洗浴、药粉撒摸、药膏涂摩脐中等方法治疗。

【按语】

《诸病源候论》里提及使用药枕，民间常以菊花、蚕沙、绿豆衣为枕枕之，取其清热解毒疏风之效，沿用至今。此外，使用熨疗法除了可以微微发汗外还能刺激局部经络穴位，还可起到温通经络，行气活血，祛湿散寒的功效。因小儿脏腑娇嫩、稚阴稚阳、发病容易、去病迅速，临床应慎用针药，在辨证辨病的基础上可采用药液洗浴、药粉撒摸、药膏涂摩等方法顺势驱邪。此可谓后世小儿推拿学的开端鼻祖。

八、《外台秘要》节选

（一）《外台秘要·坠损方三首》节选

【原文】

广济[①]疗坠损骨肉，苦疼痛不可忍方。

故马毡两段，其毡欲得[②]故腻者，于铛[③]中以酒五六升，著一抄盐[④]，煮令热，即纳毡于铛中。

【注释】

①广济：指唐代《开元广济方》。

②欲得：须。

③铛：通“裆”。

④一抄盐：一些盐。

【按语】

本段所讲为热熨法。此法是选用温经散寒、行气活血止痛的药物，加热后用布包裹，热熨患处。借助热力作用于局部，起到消瘀祛寒止痛之效。

（二）《外台秘要·骨蒸方一十七首》节选

【原文】

患殗殜[①]，等病必瘦，脊骨自出，以壮大夫手指及中指夹患人脊骨，从大骨向下尽骨极，指腹向上来去十二、三回，然后去中指于两畔处弹之。

【注释】

①殗殜：相当于病重半卧不起之类的疾病，如各种疾病的晚期、虚劳一类的疾病、顽疾等。

【按语】

唐代王焘的《外台秘要·骨蒸方一十七首》治殗殜病是捏脊手法“捏三提一”法的起源（另说为葛洪的《肘后备急方》）。可见手法治疗在当时医疗中是一个重要部分。

（三）《外台秘要·筋骨俱伤方》节选

【原文】

《肘后》疗腕折，四肢骨破碎，及筋伤蹉跌[①]方。烂捣生地黄，熬之，以裹折伤处，以竹简编夹裹之，令遍病上，急缚，勿令转动，一日可十度易，三日即瘥。《千金》、《删繁》、

《备急》、文仲、《古今录验》同。

又方：取生瓜蒌根，捣之，以涂损上，以重布裹之，热除痛止。《备急》同。

又方：捣大豆末，合猪膏和涂之，干即易之。并出第三卷中。

深师：疗折腕伤筋骨，槐子膏方。

槐子中仁　秦艽　白术　续断各一两　桂心六分　巴豆十枚，去皮、心，熬　大附子一枚，炮

上七味㕮咀，以醇苦酒渍槐子等一宿，以成炼猪脂二斤，于微火上煎三上三下，候膏成，绞去滓，温酒服枣子许一枚，日三。并涂敷。忌生葱、猪肉、冷水、芦笋、桃、李、雀肉等。出第二十卷中。

《千金》：疗四肢骨碎，及伤筋蹉跌方。

生地黄多少[②]，熟捣，熬，以裹伤骨处，频易。《古今录验》同。

【注释】

①筋伤蹉跌：泛指跌打损伤导致的筋伤病、骨折病。

②多少：《千金方》卷二十五第三作“不限多少”。

【按语】

《外台秘要》卷第二十九主要记载了骨折、筋伤等疾病治疗及康复原则，文中提到了高处坠落、坠车马等导致的骨折、脱位、筋伤等，可用竹片类固定骨折，提出了固定部位要大、要早、不可转动等康复原则，并对单味中药、复方药物的外敷法、外敷方药的配伍和制作都作了详细阐述，为外治方法在伤科疾病的康复应用奠定了理论和临床基础。

九、《仙授理伤续断秘方》节选

《仙授理伤续断秘方·医治整理补接次第口诀》节选

【原文】

凡平处[①]骨碎皮不破，用药贴，用密夹缚[②]。大概看曲转处，脚凹之类不可夹缚，恐后伸不得。止[③]用黑龙散贴，帛片包缚，庶可[④]曲转屈伸。有数处如指骨断，止用苎麻[⑤]夹缚。腿上用苎麻绳夹缚，绳如钱绳许大[⑥]。

凡贴药，用板子一片，将皮纸或油纸，以水调黑龙散，摊匀在上，然后卷之，贴损处。

凡用杉皮，浸约[⑦]如指大片，疎排[⑧]令周匝用小绳三度紧缚，三日一次。如前淋洗，换涂贴药。

凡曲转[⑨]，如手腕脚凹手指之类，要转动，用药贴，将绢片包之。后时时运动，盖曲则得伸，得伸则不得屈，或屈或伸，时时为之方可。

【注释】

①平处：指不是关节的部位。

②用密夹缚：细密地夹缚。

③止：通“只”。

④庶可：或许可以。

⑤苎麻：荨麻科多年生草本。茎皮可用于骨折夹缚。

⑥绳如钱绳许大：绳子的粗细像串铜钱的绳子一样。许，约。

⑦浸约：大约。

⑧踈排：疏密排列。踈，通“疏”。

⑨曲转：屈伸、转动。

【按语】

本段主要介绍骨折脱位后的固定和练功法。蔺氏从实践中，将骨折固定法同时与练功活动结合起来，从而奠定了骨折治疗动静结合的治疗原则，成为后世骨折治疗原则之准绳。

“凡平处骨碎皮不破，用药贴，用密夹缚。”对闭合性的粉碎性骨折，提出用密集夹板固定法，以保障碎骨片得到牢固的固定。“大概看曲转处，脚凹之类不可夹缚，恐后伸不得。”这就是说使用夹板的时候，要根据伤肢局部的大小，夹缚固定不要超过关节，以免影响关节功能。

“腿上用苎麻绳夹缚，绳如钱绳许大。”认为股骨的固定力要强些，要选韧性较大的苎麻绳作为扎带，以增强其固定的力量。

“凡曲转，如手腕脚凹手指之类，要转动，用药贴，将绢片包之。后时时运动，盖曲则得伸，得伸则不得屈，或屈或伸，时时为之方可。”就是说，骨折固定以后，还要不停地活动关节，进行锻炼，才能保证关节的功能恢复。在固定的时候，应保持关节屈曲的功能位，长期伸直固定，屈曲就困难了。

十、《儒门事亲》节选

《儒门事亲·汗下吐三法该尽治病诠》节选

【原文】

所谓三法可以兼众法者，如引涎、漉涎、嚏气、追泪，凡上行者，皆吐法也；灸、蒸、熏、渫[①]、洗、熨、烙、针刺、砭射[②]、导引、按摩，凡解表者，皆汗法也；催生下乳、磨积逐水、破经泄气，凡下行者，皆下法也。以余之法，所以该众法也。然予亦未尝以此三法，遂弃众法，各相其病之所宜而用之。

【注释】

①渫：读作“xiè”。该字基本字义是除去、淘去污泥，也有泄、疏通之意。

②砭射：放血疗法。

【按语】

张从正为金元时期“攻邪派”的代表人物，其攻邪学说充实和发展了中医辨证论治的理论体系，同时也丰富了中医康复疗法的应用。采用阳光疗法、空气疗法、文娱疗法、泥疗、浴疗、冷疗、热疗、食疗、针灸、导引、按摩、情志疗法等治疗疾病的案例，在其著作中均有记载。

十一、《理瀹骈文》节选

《理瀹骈文·续增略言》节选

【原文】

又寄璘书[①]论针灸按摩法。《经》文《外取》注云："针灸按摩也。今之烧针、灼艾、推拿本此。"然针灸禁忌太多且嫌。《炮烙入门》云："针但能泻实，如虚损、危病、久病俱不宜用，盖无古人以自己精神消息[②]也。艾灸只宜于阴摩证，若伤寒、热病，头面诸阳之会，胸膈二火之地，及阴虚有火者，俱不宜用。推拿多系粗工，殊不可恃[③]。"余谓炒熨、煎抹之法，实足以代三法[④]，而看症用药精切简便，较三法尤善。再体会《经》文"察其阴阳，审其虚实，推而纳之，动而伸之，随而济之，迎而夺之，泄其邪气，养其精气"之意，疾徐轻重，运手法于炒熨煎抹之中[⑤]，以药力到为候，无不效者。唐有按摩生专为一科，今外科亦有热汤淋洗、神火照法[⑥]。不惜工夫，为人治病，何不可仿而行也?

其部位当分十二经，如伤寒邪在太阳膀胱，用羌、防擦背，疟用柴胡擦背。二经各有部位，又募穴在前，俞穴在后，督脉行背，任脉行腹，冲脉起于脐下，带脉横围于腰。均照此推，其余则就患处治之可也。如欲学针灸按摩，宜从吾说。

【注释】

①寄璘书：写信给赵璘书。赵璘书，作者的表弟，二人经常讨论医学问题。

②消息：消，消减。息，增长。指调整气血之意。

③推拿多系粗工，殊不可恃：推拿的人大多是一些知识不多、医术不高的人，是很不可靠的。作者当时所处的时代也许如此，但不可推广为所有推拿医生都如此。恃，依靠，依赖。

④三法：指烧针、灼艾和推拿。

⑤疾徐轻重，运手法于炒熨煎抹之中：再把轻、重、快、慢的不同手法有机地运用到炒熨煎抹等外治法中去。

⑥神火照法：灯火照射法。神火，即灯火。

【按语】

本段比较了多种外治法的优劣，特别提倡药物的炒熨煎抹法，并适当地配以推拿手法，认为这样可以达到"无不效"的境界。药物推拿法等，是作者所擅长的独特的有效治法，值得提倡，其经验亦值得推广，但若因此而贬低其他疗法的效用，则不妥当了。

思维导图

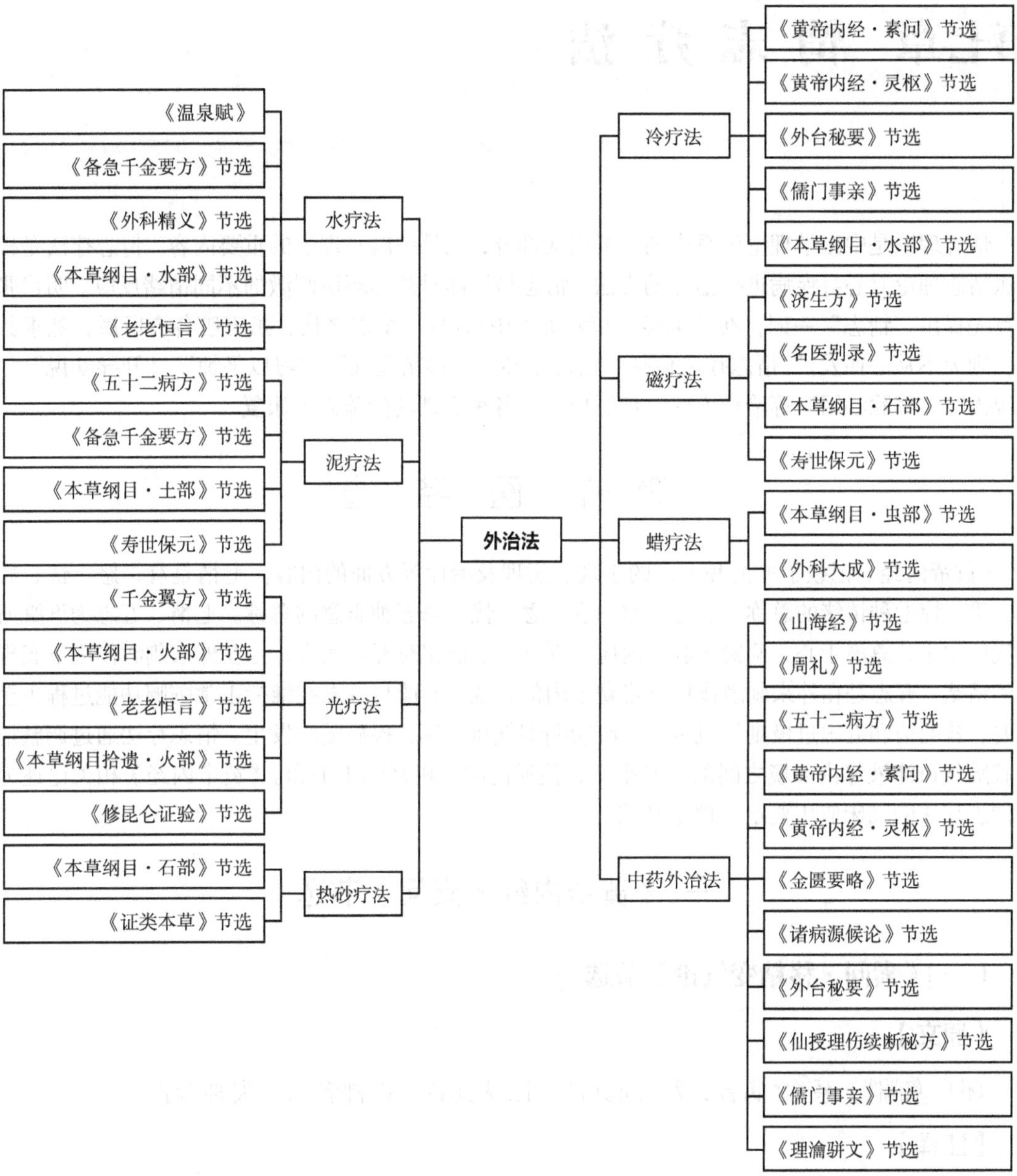

- 外治法
  - 水疗法
    - 《温泉赋》
    - 《备急千金要方》节选
    - 《外科精义》节选
    - 《本草纲目·水部》节选
    - 《老老恒言》节选
  - 泥疗法
    - 《五十二病方》节选
    - 《备急千金要方》节选
    - 《本草纲目·土部》节选
    - 《寿世保元》节选
  - 光疗法
    - 《千金翼方》节选
    - 《本草纲目·火部》节选
    - 《老老恒言》节选
    - 《本草纲目拾遗·火部》节选
    - 《修昆仑证验》节选
  - 热砂疗法
    - 《本草纲目·石部》节选
    - 《证类本草》节选
  - 冷疗法
    - 《黄帝内经·素问》节选
    - 《黄帝内经·灵枢》节选
    - 《外台秘要》节选
    - 《儒门事亲》节选
    - 《本草纲目·水部》节选
  - 磁疗法
    - 《济生方》节选
    - 《名医别录》节选
    - 《本草纲目·石部》节选
    - 《寿世保元》节选
  - 蜡疗法
    - 《本草纲目·虫部》节选
    - 《外科大成》节选
  - 中药外治法
    - 《山海经》节选
    - 《周礼》节选
    - 《五十二病方》节选
    - 《黄帝内经·素问》节选
    - 《黄帝内经·灵枢》节选
    - 《金匮要略》节选
    - 《诸病源候论》节选
    - 《外台秘要》节选
    - 《仙授理伤续断秘方》节选
    - 《儒门事亲》节选
    - 《理瀹骈文》节选

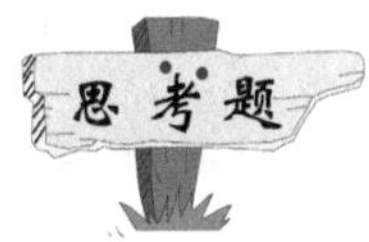

1. 古籍中的外治法包含哪些?
2. 简述《灵枢·寿夭刚柔》寒痹药熨之法。
3. 简述张子和中医外治思想。
4. 简述《黄帝内经》关于“周痹”的认识。

（金亚菊　古琨如　曹明明）

第七章 情志疗法

情志理论是中医学理论体系中的重要组成部分，也是中医心理学的重要内容。情志疗法是根据中医情志理论对心身疾病进行治疗的方法。情志是机体对外界环境刺激的不同情绪反应。明代张介宾首先提出“情志”一词，在《类经·疾病类》中指出：“情志之伤，虽五脏各有所属，然求其所由，则无不从心而发。”情志疗法包括“情志相胜”、“移精变气”、“习以平惊”、“开导劝说”、“占梦祝由”、“移除心因”等治疗方法，广泛应用于各种心理功能障碍的康复。

第一节 医 经 选

《黄帝内经》记载了七情和五志的生理、病理及治疗等方面的内容。七情是喜、怒、忧、思、悲、恐、惊七种情绪的总称。五志是怒、喜、思、忧、恐五种志意的总称。七情、五志为五脏所藏五气所化生，总属于心，调摄于肝，内应于五脏。七情相对五志而言，是在外来刺激作用下表现于外的情绪。五志是在外来刺激作用下隐藏于内的志意。七情与五志在维持正常脏腑功能过程中至关重要，若七情和五志过极则气机紊乱，脏腑阴阳气血失调，疾病随之发生。情志疗法通过调整情志与脏腑气血津液等内环境之间的相对平衡，使逆乱的气机复归于平和。《黄帝内经》相关论述为后世情志疗法的临床应用奠定了理论基础。

一、《黄帝内经·素问》节选

（一）《素问·移精变气论》节选一

【原文】

闭户塞牖[1]，系[2]之病者，数[3]问其情，以从其意，得神者昌，失神者亡。

【注释】

①牖：窗户。

②系：联系。

③数：读作“shuò”，多次。

【按语】

顺从患者意念、情绪，消除其思想顾虑，满足患者的身心要求，使其保持良好的状态，进而促使疾病治愈。

（二）《素问·移精变气论》节选二

【原文】

余闻古之治病，惟其移精变气，可祝由[①]而已。

【注释】

①祝由：祝说发病的缘由，转移患者的注意力，调整患者的气机，使精神内守的治病方法，又称为移精变气法、移情易性法。

【按语】

此方法通过转移患者的注意力，创造有利于患者的精神环境，以达到治病的目的。主要适用于疑神猜鬼、妄识幻想、惊恐迷惑、情志不遂、痴情爱恶所导致的精神、情志疾患。

（三）《素问·阴阳应象大论》节选一

【原文】

人有五脏化五气，以生喜怒悲忧恐。

【按语】

情志活动依赖于脏腑的精、气、血、津液，是五脏功能的反应。当人体受到外界事物的刺激之后，在心神的主宰和支配作用下，内脏精气进行重新调整和分配，不同性质的外界刺激，体内不同脏腑的精气分布状态是有所区别的，并由此产生相应的情感活动。

（四）《素问·阴阳应象大论》节选二

【原文】

怒伤肝，悲胜怒；……喜伤心，恐胜喜；……思伤脾，怒胜思；……忧伤肺，喜胜忧；……恐伤肾，思胜恐。

【按语】

此法是根据“五脏主五志应五行”的理论，以及五行生克制化的规律，以一种情志抑制另一种情志，人为诱导出其“所不胜”的情志变化，以制约和纠正原致病情志变化造成的偏差，从而达到淡化、消除不良情绪，保持良好的精神状态的一种方法。

（五）《素问·调经论》节选

【原文】

帝曰：刺微奈何？岐伯曰：按摩勿释[①]，出针视之，曰我将深之。适人必革[②]，精气自伏，邪气散乱，无所休息[③]，气泄腠理[④]，真气乃相得。

【注释】

①释：松开。

②革：变易。

③休息：（邪气）留止。

④腠理：肌肉的纹理。

【按语】

医生在患者清醒状态下通过语言、针灸等暗示手段，充分调动患者的积极性，改变患者的精神情绪，激发人体自我调控能力，从而促使机体康复。该法要求医生在与患者的沟通交流过程中，掌握语言技巧，充分获得患者的信任，这是实施暗示法的前提，同时应有针对性地对患者因势利导、循循善诱以排除其心理障碍，促进疾病向愈。

（六）《素问·宣明五气》节选

【原文】

精气并[1]于心则喜，并于肺则悲，并于肝则忧，并于脾则畏，并于肾则恐。

【注释】

①并：聚之意，指五脏精气偏盛于一脏。

【译文】

他脏精气在心汇聚合并会出现过喜，在肺汇聚合并出现过悲，在肝汇聚合并出现过忧，在脾汇聚合并出现畏惧，在肾汇聚合并出现恐惧。

【按语】

五脏精气藏于本脏不会发病，如果汇聚合并于一脏会致使邪气充实，而出现精神情志病变。其临床表现可为本脏之志，如“并于心则喜”、“并于肺则悲”、“并于肾由恐”，可为所胜之脏之志，如“并于脾则畏”，也可为不胜之脏之志，如“并于肝则忧”。主要取决于五脏精气当时所处的虚实状况，应根据具体情况加以分析。

二、《黄帝内经·灵枢》节选

（一）《灵枢·师传》节选

【原文】

告之以其败，语之以其善，导之以其所便，开之以其所苦，虽有无道之人，恶有不听者乎？

【译文】

告诉患者不遵守医嘱的危害，说清楚遵从医嘱对恢复健康的好处。同时诱导患者接受适宜他的养生和保健方法，指明任何不适宜疾病恢复的行为都只会带来更大的痛苦，照这样去做的话，即使再不通情理的人也不会不听从吧？

【按语】

劝说开导疗法是针对患者的病情及其心理状态采用语言交谈方式进行疏导，以消除其致病心因，纠正其不良情绪的一种心理疗法。医生应通过与患者相互沟通和配合，说服、开导患者，使其通晓疾病的性质和转归，消除思想顾虑和心理上的痛苦、创伤和压力，使之保持良好心态，正确对待疾病，积极配合治疗。

（二）《灵枢·本神》节选一

【原文】

是故怵惕[1]思虑者则伤神，神伤则恐惧流淫[2]而不止。因悲哀动中者，竭绝而失生。喜乐者，神惮散[3]而不藏。愁忧者，气闭塞而不行。盛怒者，迷惑而不治。恐惧者，神荡惮[4]而不收。

【注释】

①怵惕：怵惧、惊惕。
②流淫：精气流散。
③惮散：消耗涣散。
④荡惮：流荡耗散。

【按语】

五情过极可直接影响五脏神的活动，不同情绪影响五脏神性质各异，尽管五情可应五脏，五脏应五脏神，然五情伤及五脏非简单的对应关系。因不同情绪常杂糅相混，且对五脏神的影响常混而并见，在实际治疗中常多种情志致病共同考虑。

（三）《灵枢·本神》节选二

【原文】

肝藏血，血舍魂，肝气虚则恐，实则怒；脾藏营，营舍意，脾气虚则四肢不用，五脏不安，实则腹胀泾溲不利；心藏脉，脉舍神，心气虚则悲，实则笑不休；肺藏气，气舍魄，肺气虚，则鼻塞不利少气，实则喘喝胸盈仰息；肾藏精，精舍志，肾气虚则厥，实则胀。

【按语】

五脏所藏各异，其虚实病证各异。如肝藏血，血为魂之舍，肝病虚时恐惧不安，肝病实时多怒。心主血脉，脉为神之舍，心病虚时悲伤欲哭，心病实时则喜笑不休。临床实践中常常根据病人所表现的异常情感症状进行脏腑定位诊断。

第二节 医 论 选

《黄帝内经》之后，各家将其有关情志的理论深入分析与应用，记载了情志是致病因素和治疗方法的相关论述，为后世情志学说的发展传承奠定了基础。

一、《三因极一病证方论》节选

（一）《三因极一病证方论·疟病内所因证治》节选

【原文】

病者寒热，颜色苍苍[1]然，善太息，如死状，以蓄怒伤肝，气郁所致，名曰肝疟；病者心烦，欲饮清水，反寒多不甚热，乍来乍去，以喜伤心，心气耗散所致，名曰心疟；病者寒多，腹中热痛，或渴或不渴，不热不泄，肠鸣汗出，以思伤脾，气郁涎结所致，名曰脾疟；病者心寒，寒甚则发热，热间善惊，如有所见，以忧伤肺，肺气凝痰所致，名曰肺疟；病者手足寒，洒然[②]，腰脊痛，发热，大便难，目眴[③]，以失志伤肾，名曰肾疟。

【注释】

①苍苍：深青色。

②洒然：寒冷的样子。

③目眴：目眩。

【按语】

长期心境不佳可以为邪气的入侵大开方便之门，消极情绪又会延长病程，使病情恶化，治疗也达不到应有的效果。可见七情对疾病发生、发展、康复的全过程都有极为重要的影响。研究证实，几乎所有的疾病都与社会心理因素有关，其中就包括情绪因素。因此，每个患者，乃至每个目前处于健康状态的人，都面临着一个如何保持精神卫生的问题。每个医生也必须注重从人的精神世界去发现致病的隐患。

（二）《三因极一病证方论·七气证治》节选

【原文】

喜伤心者，自汗，不可疾行，不可久立；怒伤肝者，上气不可忍，热来荡心[①]，短气欲绝，不得息；忧伤肺者，心系急，上焦闭，荣卫[②]不通，夜卧不安；思伤脾者，气留不行，积聚在中脘，不得饮食，腹胀满，四肢怠惰；悲伤心胞者，善忘，不识人，置物在处，还取不得，筋挛，四肢浮肿；恐伤肾者，上焦气闭不行，下焦回还不散，犹豫不决，呕逆[③]恶心；惊伤胆者，神无所归，虑无所定，说物不竟而迫。

【注释】

①荡心：惑乱心志。

②荣卫：指荣气与卫气。

③呕逆：气逆。

【按语】

这是对情志致病规律进行的探讨，其一说明不良情绪对机体有多方面的损害，悲气所致的善忘、不识人，恐气所致的犹豫不决，惊气所致的神无所归等，属于人的理智和自制力的丧失，是正常行为的破坏；自汗、短气欲绝、夜卧不安、腹胀满、浮肿、筋挛等则是躯体病变和脏腑功能活动的失常。其二说明不同情志对机体的损害不同，如喜主要引起心气的耗散，思主要影响脾胃的升降等，虽然套用了五行模式，与临床实际有不尽相符之处，但问题的提出却给人以启发，金元明清各代医家从不同角度对情志致病机理所作的阐发较之前人又有了长足的进步。

（三）《三因极一病证方论·避忌法》节选

【原文】

一月足厥阴脉养，内属于肝，肝藏血，不可纵怒，及疲极筋力，冒触邪风；亦不可妄针灸其经。二月足少阳脉养，内属于胆，胆合于肝，共荣于血，不可惊动，及针灸其经。

三月手心主脉养，内属右肾，肾主精，不可纵欲，及悲哀，触冒寒冷；亦不得针灸其经。四月手少阳脉养，内属三焦，三焦精府，合肾以养精，不可劳逸。

【按语】

一月“不可纵怒”，怒伤肝；二月“不可惊动”，惊伤胆；三月“不可纵欲，及悲哀”，过则伤心等。可看出《三因极一病证方论》所提出的逐月养胎法十分注重情志的调养。这些情志调养的方法有其独到之处，根据每个月的脏腑涵养特性，确立怀胎十月过程中每个时期所需要注意的情志调养要领。

二、《医方考》节选

《医方考·情志门》节选

【原文】

叙曰：情志过极，非药可愈，须以情胜。故曰：怒伤肝，悲胜怒。喜伤心，恐胜喜。思伤脾，怒胜思。忧伤肺，喜胜忧。恐伤肾，思胜恐。《内经》一言，百代宗之，是无形之药也。

【按语】

中医学认识到精神因素与内脏之间及情志与情志之间，在生理病理上存在着相互影响的辨证关系，有意识地采用某一种情志活动，去战胜、控制因另一种情志刺激而引起的疾病，巧妙地运用“以偏救偏”的原理，创立了“情志相胜”的独特疗法。情志既可致病，又能治病，深化了医学科学关于情志活动对人体影响的认识。因此，情志相胜疗法一直为中医学家所重视。

三、《景岳全书》节选

《景岳全书·杂证谟·郁证》节选

【原文】

凡五气之郁，则诸病皆有，此因病而郁也；至若情志之郁，则总由乎心，此因郁而病也。第自古言郁者，但知解郁顺气，通作实邪论治，不无失矣。兹予辨其三证，庶可无误，盖一曰怒郁，二曰思郁，三曰忧郁。

【按语】

张景岳对《黄帝内经》中的“郁”有不同的认识，提出“五气之郁”和“情志之郁”两个不同的概念。在情志之郁中，他强调恼怒、思虑、悲忧等精神因素，说明三郁之病变有虚实之异，治疗亦有扶正与祛邪的差异，并对治疗郁证的方药又作了比较详细的归纳和补充，列方三十四则。

第三节 医 案 选

一、《意庵医案》节选

《意庵医案》为明代御医王意庵临床医案稿本，治疗疾病辨证精当，立方严谨，不仅善用硝黄之下法，更注重情志的调理，依各人情志特点择法治之，灵活独特，为后世临床实践提供了宝贵经验。

（一）《意庵医案》节选一

【原文】

侄孙兴祥之子，年二周，因忤其意，哭声不转，手足瘛疭[①]，目反。女医掐其印堂、承浆及手足指，愈剧。审之，此儿性急，忤其意则触其怒。肝主怒，瘛疭，目反，皆肝之变也。如掐之愈忤，而愈激其怒也。易曰：无妄之疾，勿药有喜。予令并去旁人，禁止喧哗，闭其窗牖，令其母抱卧，静养一二时而止。

【注释】

①瘛疭：读音为“chìzòng”，意思是惊风，痫病，亦泛指手足痉挛。

【按语】

本例小儿，因逆其所欲，致哭声不转，手足瘛疭而目反。前医刺激其印堂、承浆、手足指，病更加剧。意庵诊时详审，知悉小儿性急，忤其意则触其怒。而肝主怒，瘛疭、目反都是肝病表现。前医掐之愈剧，更加激起怒情，等于火上浇油。故根据“无妄之疾，勿药有喜”，令旁人退去，禁止喧哗，关闭门窗，令其母抱卧，安静调养一两个时辰，其病自止。从本案知意庵不但重视成人情志调理，即便小儿，也同样成功运用情志疗法使其不药而愈。

（二）《意庵医案》节选二

【原文】

谢粟官同邑人，年四十无子，娶一妾大胜关人，携之归。祁妻不能容，复携至板桥，后，妾生一子，逾月而死，哭之过哀，遂不知人事，七日口噤[①]，摇头而已，予以剪挑其齿，以香附末搓舌，少顷则嗳气[②]数口。予欲使之怒，以冲其郁，乃挑嫡妻所言之状，果大怒，复以喜言解之曰：诊之脉，明年必生子，其妾即能言。如期果应，盖偶然耳，乃以为神。

【注释】

①口噤：指牙关紧闭，口不能开的症状。

②嗳气：是胃中气体上出咽喉所发出的声响，其声长而缓，是各种消化道疾病常见的症状之一。

【按语】

本例女，情志不遂，生子满月夭折，悲伤过度，不省人事，七日口噤，摇头而已。意庵以剪撬开其牙齿，用香附末搓其舌，疏肝理气，少顷嗳气数口，使其气机之郁稍解。继之，择嫡妻所言使其怒，怒则气上。至此时，复以喜言宣解，诊其脉，告以明年必能生子，其人即能开口言语。纵览诊治过程，病发于悲伤过度，意庵首发其郁，继使之怒，终令其喜，所采取方法即“喜胜悲”之以情治情法。仿佛每到一步，皆在掌握之中。随访结果，如期果应。意庵坦言：“盖偶然耳，乃以为神。”

二、《古今医案按》节选

《古今医案按》为清代俞震所著，选辑历代名医医案逾千例，详析各家得失，明辨证治，情志疗法部分不拘泥情志相胜一法，但使病家欢笑忘我、转移注意，不药得瘥，于情志疗法的临床实践具有重要的指导意义。

（一）《古今医案按》节选一

【原文】

项关令之妻，病怒，不欲食，常好叫呼怒骂，欲杀左右，恶言不辍①。众医处药，半载无功。戴人视之曰，此难以药治，乃使二娼，各涂丹粉，作伶人状，其妇大笑。次日又令作角抵②，又大笑。复于其旁，常以两个能食之妇，夸其食美，此妇亦索其食一尝之，不数日，怒减食增，不药而瘥③。

【注释】

①不辍：不停止，连续不断。

②角抵：是一种类似现在摔跤、相扑一类的两两较力的活动。

③瘥：病愈。

【按语】

"五志所发，皆从心造。"此处应用以喜胜怒法，用使人欢愉喜乐的方法治疗郁怒病变。如项关令的妻子，因大怒所伤而不欲饮食，狂躁之证，郁怒不解，服用很多药也不起效果。让患者看戏、看角斗，使患者置身于欢笑忘我之境，开怀大笑，郁怒得以疏泄，喜则气和志达；又用暗示疗法使能食之妇诱导患者进食，怒减食增，诸病皆除，故不药而愈。这是转移注意力、暗示诱导之具体实践。

（二）《古今医案按》节选二

【原文】

一富家妇，伤思虑过甚，二年不寐①，无药可疗。其夫求戴人诊之，曰，两手脉俱缓，此脾受之也，脾主思故也。乃与其夫以怒激之，多取其财，饮酒数日，不处一方而去。其妇大怒，汗出，是夜困眠。如此八九日不寤②，自是食进，脉得其平。

【注释】

①不寐：睡眠时经常不易入眠，或睡眠短浅易醒，甚至整夜不能入眠。

②不寤：不醒，不醒悟。

【按语】

此处应用以怒胜思法。用使人愤怒的方法，治疗思虑过度带来的疾患。患者因思虑太过而致不寐，依五行木克脾土之意，通过激怒以制思，思解则能安寐。

三、《临证指南医案》节选

《临证指南医案》详细记录了温病名医叶天士的临床经验，总结出"七情之郁，其原总由于心"、"肝为起病之源，胃为传病之所"，从肝胆、心、脾胃论治情志病症，在治疗上注重移情易性，愉悦开怀，可为情志疗法的辨证论治提供借鉴。

【原文】

屡屡堕胎，下元①气怯，而寒热久嗽，气塞填胸，涌吐涎沫，乃郁勃②嗔怒肝胆内寄之相火风木，内震不息，犯胃则呕逆吞酸，乘胸侵咽，必胀闷喉痹，渐渐昏迷欲厥③，久延不已，为郁劳之，此治嗽清肺，重镇消痰，越医越凶，考《内经》肝病主治三法，无非治用治体，又曰治肝不应，当取阳明，盖阳明胃土，独当木火之侵侮，所以制其冲逆之威也，是病原治法大略。

【注释】

①下元：古代医学称肾部为下元。

②郁勃：郁结壅塞。

③厥：昏迷，晕倒。

【按语】

在治疗情志致病时尤其注意肝病传脾胃，治法以泻木培土为主，“凡醒胃必先制肝”，“肝用宜泄，胃腑宜通”，叶天士泻肝喜用川楝子、钩藤、枳实、延胡索等；肝体阴而用阳，除疏泄外，可用白芍、乌梅、木瓜加以柔肝，如此刚柔并济；安胃和胃多用半夏、干姜、煨姜；若兼有脾阳虚，则加益智仁等药；中焦虚弱则用人参，随证治之。

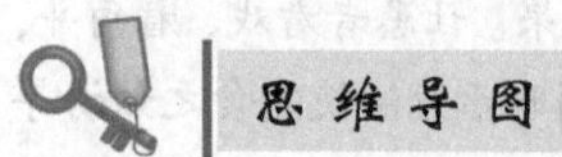

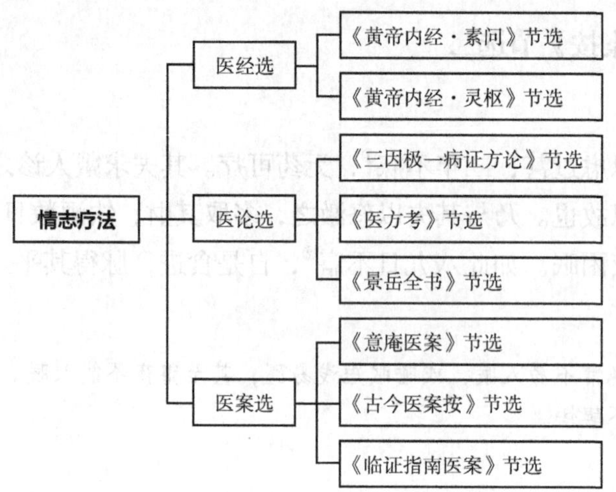

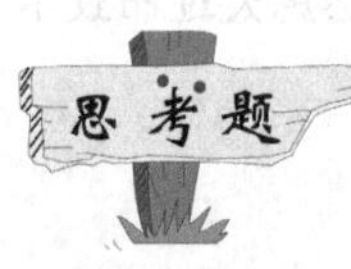

1. 简述七情和五志的概念及其关系。
2. 简述常用的情志疗法有哪些。
3. 简述《素问·阴阳应象大论》的五志胜复关系。
4. 简述《灵枢·本神》中五脏五志的关系。
5. 试述张景岳对情志之郁的看法。

（蔡建伟　于少泓）

第八章 其他疗法

中医传统康复方法十分丰富，除人们熟知的针灸、推拿、传统体育、调摄情志等方法外，在古代医学名著中还大量记载了诸如饮食、气功、砭术、音乐、拔罐、刮痧等康复方法，它们各具特色，在防病保健、康复治疗中发挥重要作用。

第一节 医 经 选

成书于战国至秦汉时期的《黄帝内经》，不仅奠定了中医学发展的理论基础，还总结出了“杂合以治，各得其所宜”的康复治疗原则。书中对饮食、砭术、音乐、气功等康复方法有明确记载，为此类康复方法的运用和发展奠定了理论基础。

一、《黄帝内经·素问》节选

（一）《素问·脏气法时论》节选一

【原文】

毒药[①]攻邪，五谷[②]为养，五果[③]为助，五畜[④]为益，五菜[⑤]为充，气味合而服之，以补精益气。此五者，有辛酸甘苦咸，各有所利，或酸，或收，或缓，或急，或坚，或软，四时五脏，病随五味所宜也。

【注释】

①毒药：药物的统称。因其能攻邪，故称毒药。
②五谷：王冰注：“粳米、小豆、麦、大豆、黄黍也。”
③五果：王冰注：“桃、李、杏、栗、枣也。”
④五畜：王冰注：“牛、羊、豕、犬、鸡也。”
⑤五菜：王冰注：“葵、藿、薤、葱、韭也。”

【按语】

本节选强调各类食物其气味、功效等各有不同，应互相调配，全面摄取，使之与机体的需要保持平衡，才能有益健康。其中“气味合而服之，以补精益气”的理念与现代营养学食物多样和平衡膳食的观点不谋而合，可谓历史上最早的膳食指南。“病随五味所宜”实质上已认识到食物疗法是疾病治疗和康复的重要方法之一。其中谷、肉、果、菜俱曰五，乃受当时五行概五脏观点的影响。实际上，对人体有补益或对疾病有康复治疗作用的食物并不仅限此五谷、五果、五畜、五菜，对此重在理解其精神实质，不可拘泥。

（二）《素问·脏气法时论》节选二

【原文】

肝色青，宜食甘，粳米牛肉枣葵皆甘。心色赤，宜食酸，小豆犬肉李韭皆酸。肺色白，宜食苦，麦羊肉杏薤皆苦。脾色黄，宜食咸，大豆豕肉栗藿皆咸。肾色黑，宜食辛，黄黍鸡肉桃葱皆辛。辛散酸收甘缓苦坚咸软。

【按语】

本段论述五脏与五色、五味、五谷、五果、五畜、五菜的关系，实乃提出五脏病的食疗原则，即根据五脏病性特点，选择相宜食物进行康复治疗。

（三）《素问·疏五过论》节选

【原文】

故曰：圣人之治病也，必知天地阴阳，四时经纪，五脏六腑，雌雄表里，刺灸砭石、毒药所主，从容人事，以明经道。

【按语】

本段指出，医生治病必须要了解自然界的变化规律及其与人体的关系，同时要熟练掌握针刺、艾灸、砭石、药物等不同的治疗技术以及这些方法的主要适应证。此处砭石疗法与针、灸、草药等并列，是古代重要的一种康复治疗措施。类似内容在《素问·示从容论》、《素问·异法方宜论》、《素问·宝命全形论》等篇章中也有论述。足见砭石疗法在中医诸多治疗方法中占有重要地位。

二、《黄帝内经·灵枢》节选

《灵枢·经别》节选

【原文】

黄帝问于岐伯曰：余闻人之合于天道也，内有五脏，以应五音①、五色、五时、五味、五位也；外有六腑，以应六律②，六律建阴阳诸经而合之十二月、十二辰、十二节、十二经水、十二时、十二经脉者，此五脏六腑之所以应天道。

【注释】

①五音：中国古人把音乐按声的高低分为五等，形成五声音阶，即“宫、商、角、徵、羽”。相当于现代的首调唱名：1、2、3、5、6。后加上变宫、变徵（4和7）便形成了和现代音乐相同的七声音阶。明末之前，五音一直是中国音乐的基本音。

②六律：“律”是测量声音高低所用的方法，是用来调节、规范声音高低的。古代用竹管作为标准声音，后来竹管的数目和长度也有了一定的比例，于是形成了十二律。六律，通常是就阴阳各六的十二律而言。

【按语】

本段蕴含了远古时代的音乐治疗思想。音乐作为一种治疗疾病的手段，在《黄帝内经》中对其就已有明确的认识。古代用“宫、商、角、徵、羽”对调式加以概括，形成了中国古典音乐的五种基本音阶，称之为五音。《黄帝内经》把五音引入医学领域，依据五行学说，以五音应五脏为核心，把五音音阶中宫、商、角、徵、羽与人的五脏一一对应起来：角为木音通于肝，徵为火音通于心，宫为土音通于脾，商为金音通于肺，羽为水音通于肾，五音通过调节气机运行，侧重影响与之对应的脏腑，实现调理脏腑、防病治病的功能。从中医理论看，“五音”、“五声”和“五行”有相同的属性，而“五行”又与“五脏”相对应，所以“五音”、“五声”也和“五脏”有着对应的关系，音乐可以通过共同的属性直接作用于人体的五脏系统。《灵枢·五音五味》、《灵枢·阴阳二十五人》等篇章都详细记载了“五音”（宫、商、角、徵、羽）和五脏的对应关系。

第二节 医论选

医论主要是指《黄帝内经》、《难经》之后的综合性医籍及相关专著，记载了诸如食疗、拔罐、刮痧、砭术、音乐、气功、药膳等康复治疗方法，是后世医家对医经中所述康复方法的理论和临床实践的丰富和发展。

一、《备急千金要方》、《千金翼方》节选

（一）《备急千金要方·食治序论》节选一

【原文】

安身之本，必资于食；救疾之速，必凭于药。不知食宜者，不足以存生也；不明药忌者，不能以除病也。斯之二事，有灵[①]之所要也，若忽而不学，诚可悲夫。是故食能排邪而安脏腑，悦神爽志，以资血气。若能用食平疴[②]，释情[③]遣疾者，可谓良工[④]。

【注释】

①有灵：释家用语，有灵性者，也称“有情”。孙思邈在此用来代指生命，尤其是人类。

②疴：疾病。

③释情：消除不良的情绪。

④良工：水平较好的医生。

【按语】

孙思邈在《备急千金要方》中专设“食治”篇，十分重视饮食疗法在养生防病及疾病治疗中的重要作用，在强调饮食乃生命之本，药物乃疗疾之用的同时，提出了一个重要观点，即食物不仅是生存的物质基础，也可以用于疾病的防治。运用食物以疗疾，既有益于人体，也可祛病延年，后世对擅长食治这种治疗方法的医生孙思邈给予了“良工”的高度评价。

（二）《备急千金要方·食治序论》节选二

【原文】

夫为医者，当须先洞晓病源，知其所犯[①]，以食治之；食疗不愈，然后命[②]药。

【注释】

①犯：抵触，违背。

②命：使用。

【按语】

孙思邈提倡医生治疗疾病，应以食治为先，食疗不愈然后再用药物治疗，把食疗的作用提到了新的高度。因为食物有“悦神爽志，以资血气，排邪而安脏腑”的作用，对后世食疗的发展起到了积极的推动作用。

（三）《千金翼方·择地》节选

【原文】

山林深远，固是佳境，独往则多阻，数人则喧杂。必在人野相近，心远地偏，背山临水，气候高爽，土地良沃，泉水清美，如此得十亩平坦处便可构居。若有人功可至二十亩，更不得广。广则营为关心，或似产业，尤为烦也。若得左右映带岗阜形胜最为上地。地势好，亦居者安，非他望也。

【按语】

本段着重突出了居处环境对于康养来说具有重要意义。孙氏强调居处选择，不仅要考虑自然因素，还应把社会因素考虑在内，不可脱离社会环境。同时，孙氏强调的居处环境和当前开展的森林医院、疗养院等要求是相近的。在这样的环境中，空气清新，再加上做些力所能及的栽药、种菜、植花等劳动，一则使身体处于小劳状态，可保证中等强度的有氧运动；二则有作业活动可行，包含了生活作业、娱乐作业等内容。同时，居住的选择还涉及了康复相关的环境改造问题。

二、《圣济总录》节选

（一）《圣济总录·神仙服气上》节选

【原文】

凡初行气之时，先安身和体，若气未调，身不安者且止。和乃行之，气至则形安，形安则鼻息调和，鼻息调和则清气来至，清气来至则自觉形热，形热则频汗出，且勿便起，安徐养气，务欲其久。

诸行气，无令意中有忿怒愁忧，忿怒愁忧则气乱，气乱则逆。惟精思则正气来至，正气来至则口中甘香，口中甘香则津液自生，而鼻息微长，鼻息微长则五脏安，五脏安则气各顺理，如法为之，则长生久视也。

【按语】

本段出自《圣济总录》卷二百神仙服饵门，对气功练习时形、意、息的基本要求作了精辟论述，同时描写了练功时可能出现的自我感觉，便于初学者有所体悟。特别突出的是该节选中对气功练习时的注意事项进行了论述，以免因不当的练习而反致气乱。无论对强身健体还是疾病康复，这样的宁心调息调气方法都值得借鉴。尤其是现代社会，竞争激烈，人们普遍压力较大，心神易动，这样的气功练习将有助于人们平抑浮躁的心绪，使体内元真畅通，则五脏安和，不但疾病易除，且有益于延年益寿。

（二）《圣济总录·砭石》节选

【原文】

破坚决肉，砭射肿热者，则决之以砭石。良由邪气暴戾则微针不能及，况又病有气血盛实，逆于肉理，蓄结痈肿之类，非砭石则不能射之。此所谓血实宜决之。

【按语】

本段来自《圣济总录》卷四治法篇。篇中将砭石与刺、灸、导引、按摩、祝由、汤醴等治疗方法并提，足见砭石是有别于针刺的一种治疗技术，书中写道："以至疔肿、痈疡、丹毒、瘭疽、代指、痛病、气痛、流肿之类，皆须出血者，急以石砭之。大抵砭石之用，其法必泻。"寥寥数语，点明了砭石疗法适应证的病机特点，其与针刺疗法是有所不同的。

三、《寿亲养老新书》节选

（一）《寿亲养老新书·性气好嗜》节选

【原文】

常令人随侍左右，不可令孤坐独寝。缘老人孤僻，易于伤感，才觉孤寂，便生郁闷。养老之法，凡人平生为性，各有好嗜之事，见即喜之。有好书画者，有好琴棋者，有好赌扑者，有好珍奇者，有好药饵者，有好禽鸟者，有好古物者，有好佛事者，有好丹灶者。人之僻好，不能备举。但以其平生偏嗜之物，时为寻求，择其精绝者，布于左右，使其喜爱玩悦不已，老人衰倦，无所用心。若只令守家孤坐，自成滞闷。今见所好之物，自然用心于物上，日日看承戏玩，自以为乐；虽有劳倦咨煎，性气自然减可。

【按语】

本段首先提出了老年人群康养问题，尤其康复护理的重要性，同时注重老年人群的情志因素。从康复角度出发，本段着重论述老年人群的娱乐、活动参与等情况，突出了老年人群的生活质量与社会功能需求，可见当时老年康复医疗思想的进步性。

（二）《寿亲养老新书·宴处起居》节选

【原文】

凡人衰晚之年，心力倦怠，精神耗短，百事懒于施为，盖气血筋力之使然也。全藉子孙孝养，竭力将护，以免非横之虞。凡行住坐卧，宴处起居，皆须巧立制度，以助娱乐。栖息之室，必常洁雅。夏则虚敞，冬则温密。其寝寐床榻，不须高广，比常之制三分减一，低则易于升降，狭则不容漫风。裀褥厚藉，务在软平；三面设屏，以防风冷。其枕宜用夹熟色帛为之，实以菊花，制在低长，低则寝无罅风；长则转不落枕。其所坐椅，宜作矮禅床样，坐可垂足履地，易于兴居。左右置栏，面前设几，缘老人多困，坐则成眠，有所栏围，免闪侧之伤。

【按语】

本段主要论述针对老年人群功能障碍的特点，进行相应的老年康复护理、日常生活活动能力训练以及环境改造等。

四、《普济方》节选

《普济方》，大型方书，426卷，由明代朱橚、滕硕、刘醇等编撰。本书博引历代各家方书，兼采笔记杂说及道藏佛书等，汇辑古今医方，是我国现存最大的方书，保存了极为丰富和珍贵的医方资料。

（一）《普济方·折伤门》节选一

【原文】

缺盆骨[①]损折法

令病者正坐，提起患人胳膊，用手揣捏骨平正。用乳香消毒散数贴。以软绢掩如拳大，兜于腋下。上用一薄板子，长寸阔过半软纸包裹按定。止用膺爪长带子拴缚定。七日换药。内服乌金散定痛，疼肿消后，次伸舒手指，以后骨可如旧。

【注释】

①缺盆骨：锁骨。

【按语】

本段介绍锁骨骨折的复位固定方法。其固定法与现代临床所用的固定法相类似。“伸舒手指”是强调复位固定后的练功活动。

（二）《普济方·折伤门》节选二

【原文】

肩胛骨脱落法

令患人服乌头散麻之，仰卧地上，左肩脱落者，用左脚登定。右肩落者，右脚登。用软绢如拳大，抵于腋窝内，用人脚登定。拿病人手腕近肋，用力倒身扯拽。可再用手按其肩上，用力往下推之。如骨入臼，用软绢卷如拳大，垫于腋下，用消毒散贴。内服降圣丹，痛者黄芪散，三日一换药。定痛肿消，换膏药贴之。常以伸舒演习如旧。

【按语】

本段介绍采用“手牵足蹬法”整复肩关节脱位。此法疗效可靠、方法简便，是当今临床常用之法。同时强调了运动康复的介入。

（三）《普济方·折伤门》节选三

【原文】

膝骨脱落法

令病人服乌头散麻之。仰卧倒比，两脚膝盖高者，蹉在下也。一手拿定脚腕，若蹉在下，往上动摇送之。若蹉在上，往下伸舒扯拽。如骨入臼，再用比双脚根齐。用走马散贴。内服降圣丹，没药乳香散。如痛定肿消，用膏药贴之。后次演习行步。

【按语】

“膝骨脱落”即膝关节脱位，可分为前脱位和后脱位两类。本节介绍了这两种脱位的整复方法，对前者，采用将胫骨上段往上摇转，松解后往上送的复位法；对后者，则采用伸直位对抗牵引的方法。强调了在治疗前后用比双脚跟齐、仰卧倒比的诊断法，这些观点都有一定的科学价值。同时强调了运动康复的介入。

五、《本草纲目拾遗·火罐气》节选

【原文】

火罐：江右及闽中皆有之。系窑户烧售，小如人大指，腹大，两头微狭。使促口以受火气，凡患一切风寒，皆用此罐。以小纸烧见焰，投入罐中，即将罐合于患处。或头痛则合在太阳脑户或巅顶，腹痛合在脐上，罐得火气合于肉，即牢不可脱，须待其自落。患者但觉有一股暖气从毛孔透入，少倾火力尽则自落，肉上起红晕，罐中有气水出。风寒尽出。不必服药。治风寒头痛，及眩晕风痹腹痛等症。

【按语】

本段对火罐的操作方法作了细致描述。当时的人们不仅在生病难受时愿意通过火罐来治疗，且相当多的人已经掌握了拔罐的操作方法，能自行在家操作。实为社区康复、家庭康复带来了便利。

六、《石室秘录》节选

《石室秘录·动治法》节选

【原文】

天师曰：动治者，因其不动而故动之也。如双脚麻木，不能履地，两手不能执物者是也。法当用竹筒一大个，去其中间之节，以圆木一根穿入之，以圆木两头缚在桌脚下，病患脚心先踏竹筒而圆转之如踏车者，一日不计其数而踏之，然后以汤药与之。

【按语】

清代陈士铎所著的《石室秘录》是中医古籍中唯一一部以治法为主要内容和标目的著作，其在动治法中强调了运动康复的治疗作用。

第三节 医 案 选

一、《外台秘要》节选

《外台秘要·蝎螫方二十七首》节选

【原文】

又甄立言以此蝎毒阴蛇，即非蜂、蜈蚣之辈，自有小小可忍者，有经一日一夜不可忍者，京师偏饶此虫，遍用诸药涂傅不能应时有效，遂依角法。以意用竹依作小角，留一节长三四寸，孔径四五分。若指上，可取细竹作之。才令搭得螫处，指用大角。角之气漏不嘲，故角不厌大，大即嘲急瘥。速作五四枚，铛内熟煮，取以角螫处，冷即换。初被螫，先以针刺螫处出血，然后角之，热畏伤肉，以冷水暂浸角口二三分，以角之，此神验。

【按语】

本案选自《外台秘要·蝎螫方二十七首》。"角"指角法，而非牛角。这里指根据不同的部位应采取不同大小的竹罐。如果患处在手指上，就要用细小的竹子来制作竹罐，否则罐口大于体表就会漏气，无法吸附。唐代太医署记载的医学分科中，角法受到了空前的重视，被纳入了正规的医学教育体系中，与针灸、按摩等传统疗法受到同等对待，成为一门独立的学科而存在。

此段文献介绍用角法治疗蛇蝎咬伤，之前人们多用药物外敷或砭石来治疗此病，如果是像蜜蜂、蜈蚣这类毒性不太剧烈的虫类咬伤，病情不太严重，用药物外敷的方法忍一两天就可痊愈，但如果是毒性剧烈的蛇蝎咬伤，药物外敷久久不愈，砭石切开也很难完全排尽其毒，这期间会使病人遭受相当大的痛苦，而甄立言经过长时间的临床观察和探索，发现应用角法可以治疗此病。蛇蝎咬伤这种情况多发生于肌肉浅薄的四肢末端，兽角往往直径过大不能吸拔住，竹罐在直径上则不受限制，还可以同时制作多枚，在使用时方便更换。且竹罐就地取材即可制作，不失为一种方便快捷的救急工具，疗效确切，且见效快速。以竹罐代替兽角在历史发展过程中有着里程碑式的意义，直到今日，临床中竹罐仍然作为一种罐疗工具而存在，并且应用广泛。

二、《医说》节选

《医说·搓擦舒筋》节选

【原文】

道人詹志永，信州人，初应募为卒，隶镇江马军。二十二岁，因习骁骑坠马，右胫折为三，困顿且绝，军帅命舁[①]归营医救，凿出败骨数寸，半年稍愈，扶杖缓行，骨空处皆再生，独脚筋挛缩不能伸。既落军籍，沦于乞丐。经三年，遇朱道人亦旧在辕门，问曰：汝伤未复，初何不求医？对曰：穷无一文，岂堪办此。朱曰：正不费一文，但得大竹管，长尺许，钻一窍，系以绳，挂于腰间，每坐则置地上，举足搓擦之，勿计工程[②]，久当有效。詹用其说，两日便觉骨髓宽畅，试猛伸足，与常日差远。不两月，病筋悉舒，与未坠时等。予顷见丁子章以病足，故作转轴踏脚用之，其理正同，不若之，为简便，无力者立可办也。

【注释】

①舁：读作“yú”，共举、手爪并用。指用力抬。

②工程：工作的期限、进度。

【按语】

“凿出败骨数寸”是运用切开、去除死骨的方法治疗骨折的记录，说明当时骨外科的手术治疗已具备较高的水平。文中关于脚踏转轴、搓揆竹管以促进骨折术后膝、踝等关节功能恢复的记载，是我国采用物理康复方法治疗创伤后遗症较早、较为详尽的记录。“汝伤未复，初何不求医”也体现了中医康复的功能观。同时，文中也反映了职业康复、社会康复亦是不容忽视的重要内容。

三、《寿亲养老新书》节选

《寿亲养老新书·置琴》节选

【原文】

欧阳公云：“予尝有幽忧之疾，退而间居，不能治也。既而学琴于友人孙道滋，受宫声数引[①]，久而乐之，不知疾之在其体也。”夫疾生乎忧者也。药之毒者，能攻其疾之聚，而不若声之至者，能和其心之所不平，心而平，不和者和，则疾之忘也，宜哉。奉亲者能琴，时为亲庭鼓一二操，亦足以娱悦其意，和平其心。

【注释】

①受宫声数引：宫，五声之一；引，琴曲也。唐代徐坚《初学记》：“古琴曲有《九引》。”

【按语】

本案选自《寿亲养老新书·置琴》，该则医案来自欧阳修的《送杨置序》，记载了其通过抚琴操缦治疗自己的“幽忧之疾”。古人认为古琴能使人耳目聪明，血气平和，静而消忧，在音乐中尤其追求中正平和之音、清微淡远之境。抚琴发挥着“修身养性”、调节情志的作用。

四、《奇效良方》节选

【原文】

治溺水死，以酒坛一个，纸钱一把，烧放坛中，急以坛口覆溺水人脐上，冷则再烧纸钱，放于坛内，覆脐去水即活。

【按语】

这里的溺水后昏迷不省人事，面色苍白，肢冰凉，甚或呼吸暂停等表现，在中医中即属于“厥证”的范畴，溺水后水入肺内，导致肺的功能异常，气机逆乱，阴阳离决而发厥阴证，治疗则当以醒神回厥为主，在脐部用罐法给予温热刺激，可以温通阳气，回阳救逆，同时排出了扰乱气机的水邪，使气机畅达，从而恢复正常。这一病例中还有两点与众不同：一是采用的点火方法，将纸片点燃扔进坛中来排出空气，后世的投火法即由此演变而来；二是所用罐具为陶制的酒坛。但陶罐并非此时才开始用于拔罐疗法，考古学者曾发现汉代的陶罐有烧灼的痕迹，只是到了明代才出现了相应的文献记载。

五、《景岳全书》节选

《景岳全书·杂证谟·心腹痛》节选

【原文】

向予荆人，年及四旬，于八月终初寒之时，偶因暴雨后中阴寒沙毒之气，忽于二鼓时，上为呕恶，下为胸腹搅痛，势不可当。时值暮夜，药饵不及，因以盐汤探吐之，痛不为减，遂连吐数次，其气愈升，则其痛愈剧，因而上塞喉嗌，甚至声不能出，水药毫不可入，然在顷刻间矣。余忽忆先年曾得秘传刮沙法，乃择一光滑细口磁碗，别用热汤一盅，入香油一二匙，却将碗口蘸油汤内，令其暖而且滑，乃两手覆执其碗，于病者背心轻轻向下刮之，以渐加重，碗干而寒，则再浸再刮，良久，觉胸中胀滞渐有下行之意，稍见宽舒，始能出声。顷之，忽腹中大响，遂大泻如倾，其痛遂减，幸而得活。泻后得睡，一饭顷，复通身搔痒之极，随发出疙瘩风饼如钱大者，不计其数，至四鼓而退。愈后细究其义，盖以五脏之系，咸附于背，故向下刮之，邪气亦随而降。凡毒气上行则逆，下行则顺，改逆为顺，所以得愈。虽近在两臂刮沙之法，亦能治痛，然毒深病急者，非治背不可也。至若风饼疙瘩之由，正以寒毒之气充塞表里，经脏俱闭，故致危剧。今其脏毒既解，然后经气得行，而表里俱散也。

【按语】

本案选自《景岳全书·杂证谟·心腹痛》，内容主要论述了刮痧疗法的作用机理及部位。刮痧疗法形成的具体时间已不可考，但刮痧疗法与砭石、针灸、推拿、拔罐、放血等方法源流紧密联系，长期以来流传于民间，薪火相传，沿用不废。宋元时期，民间已比较广泛地流传用汤匙、铜钱蘸水或油刮背部，以治疗腹痛等的方法和经验。除张景岳的《景岳全书》对刮痧有记载外，《张氏医通》、《理瀹骈文》、《痧胀玉衡》等医籍中均有明确记载。刮痧疗法发展至今，已由原来粗浅、直观、单一的经验疗法，上升到有系统中医理论指导、有完整手法和工具、适应病种广泛的自然疗法之一。它已不仅仅是流行于民间的特色疗法，也是当今医疗机构针对骨关节疼痛性疾病的常用康复治疗方法，作为非药物外治法的刮痧疗法，源于古代，盛于明清，如今正以崭新的面貌为大众健康服务。

六、《审视瑶函》节选

《审视瑶函·前贤医案》节选

【原文】

《云麓漫钞》[①]云：淮南杨吉老，儒医也。有富翁子忽病目，视正物皆以为斜，几案书席之类，排设整齐，必更移令斜，自以为正，以至书写尺牍，莫不皆然，父母甚忧之，更历数医，皆不谙其疾。或以吉老告，遂以子往求治，既诊脉后，令其父先归，留其子，设乐开宴酬劝无算，至醉乃罢，扶病者坐轿中，使人舁之，高下其手，常令倾倒，展转久之，方令登榻而卧，达旦酒醒，遣之归家，前日斜视之物，皆理正之。父母跃然而喜，且询治之之方。吉老云：令嗣无他疾，醉中尝卧，闪倒肝之一叶，搭于肺上不能下，故视正物为斜，今复饮之醉，则肺胀，展转之间，肝亦垂下矣，药安能治之哉？富翁浓为之酬。

【注释】

①云麓漫钞：《云麓漫钞》为笔记集，南宋赵彦卫撰。本医案另载于明代王肯堂《证治准绳》和清代俞震《古今医案按》。

【按语】

本医案突出了康复的手法治疗，类似于如今良性位置性眩晕（耳石症）的手法复位。同时，文中的治疗方法与前庭康复训练有相似之处。

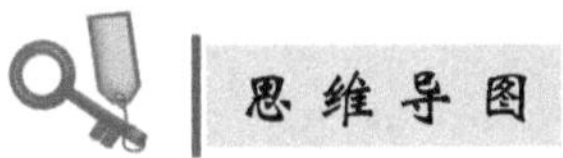

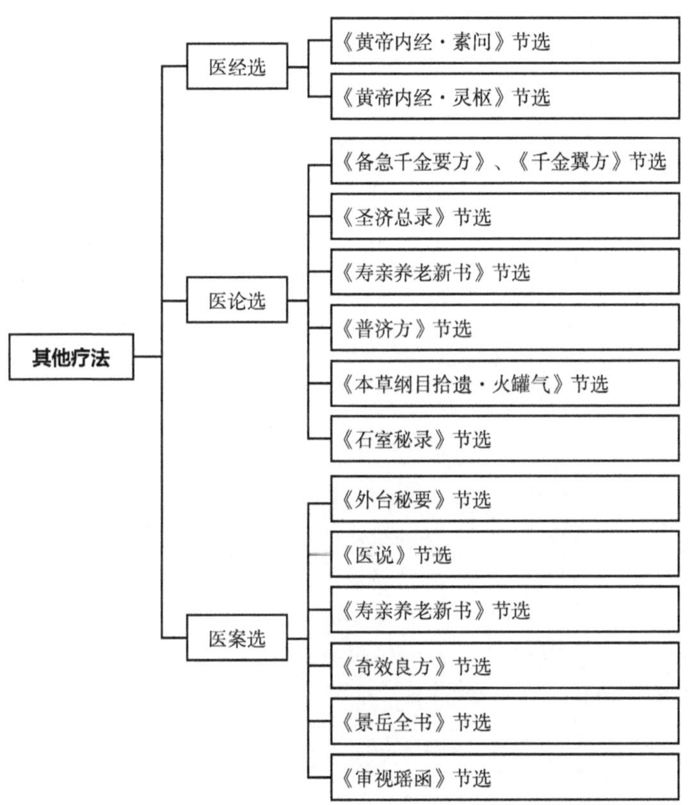

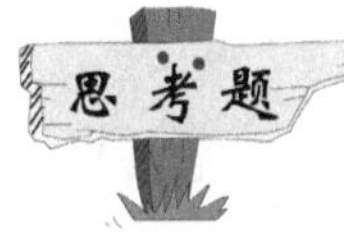

1. 结合《黄帝内经》文献，简述饮食康复的主要原则。
2. 结合《圣济总录》有关文献，简述进行气功疗法时的注意事项。
3. 简述五音与五脏关系。

（蔡建伟　于少泓）

第三篇

歌赋、歌诀、节选篇

第九章　歌　赋　选

第一节　针灸歌赋选

一、《标幽赋》节选

（一）《标幽赋》节选一

【原文】

观夫九针之法，毫针最微；七星上应，众穴主持[①]。本形金也[②]，有蠲[③]邪扶正之道；短长水也[④]，有决凝开滞之机[⑤]；定刺象木[⑥]，或斜或正；口藏比火，进阳补羸[⑦]。循机扪塞以象土[⑧]，实应五行而可知。然是一寸六分，包含妙理；虽细桢[⑨]于毫发，同贯多歧[⑩]。可平五脏之寒热，能调六腑之实虚。拘挛闭塞，遣八邪而去矣：寒热痛痹，开四关而已之。

【注释】

①七星上应，众穴主持：指毫针上应七星。天有七星，九针之中，毫针排第七，故上应于七星。《灵枢·九针论》："九针者，天地之大数，始于一而终于九……七以法星。"《灵枢·九针十二原》："七曰毫针，长三寸六分。"毫针是九针中用途最广的针具，可以用于任何腧穴，故称众穴主持。

②本形金也：本形，指针的本质。金，金属。言针用金、银、铜、铁等金属制成，像五行的金。

③蠲：去除、排出。

④短长水也：针体短长不一，犹如坎卦，如江河的水流，长短宽狭不同，供气血运行，像五行中的水。

⑤有决凝开滞之机：毫针有使气血瘀滞的经络恢复畅通的作用。

⑥定刺象木：针刺的角度，有直刺、斜刺、横刺等，像树木的枝干有斜有正，应五行之木。

⑦口藏比火，进阳补羸：进针前用口将针含热，相当于用火温热，有增添阳气，补益虚弱的作用，应五行之火。此法现已不用。

⑧循机扪塞以象土：循机，进针前的循经切按以宣散气血。扪，按揉，出针时按压针孔，像用土填塞河堤缺口一样，应五行之土。

⑨桢：古代筑土墙时两端竖立的木柱，在此比喻针体。

⑩同贯多歧：歧，分歧，歧道，歧路，这里指支脉。毫针虽小如毫发，却可以沟通诸多经络的支脉。

【按语】

本段是《标幽赋》的节选，以五行作比喻，阐述毫针的作用。窦汉卿认为毫针用途广，具有蠲邪扶正、决凝开滞、补虚泻实的作用。直至今天，毫针仍为针灸治疗的主要针具。本段内容将毫针及其操作过程，分别比类五行，是古人对针法的一种认识方式。中风后肌张力过高影响功能恢复，针刺八邪，可疏通经络、缓解痉挛，改善运动功能。

（二）《标幽赋》节选二

【原文】

天地人三才也，涌泉同璇玑、百会；上中下三部也，大包与天枢、地机。阳跷、阳维并督带，主肩背腰腿在表之病；阴跷、阴维、任、冲脉，去心腹胁肋在里之疑。二陵、二跷、二交①，似续而交五大②；两间、两商、两井③，相依而别两支。

【注释】

①二陵、二跷、二交：二陵，即脾经的阴陵泉、胆经的阳陵泉。二跷，即阳跷脉的申脉、阴跷脉的照海。二交，即胆经的阳交、脾经的三阴交。

②似续而交五大：似续，承续，连续。交，交接，交通。五大，指两手、两足及头部。

③两间、两商、两井：两间，即大肠经的二间、三间。两商，即肺经的少商、大肠经的商阳。两井，即三焦经的天井、胆经的肩井。

【按语】

本段是《标幽赋》的节选。阐述腧穴有节段、表里、交叉的不同治疗作用。针刺阳跷、阳维并督带可促进肩背腰腿局部血液循环，缓解肌群的紧张和痉挛、减轻疼痛。

（三）《标幽赋》节选三

【原文】

明标与本，论刺深刺浅之经；住痛移疼，取相交相贯之径①。岂不闻脏腑病，而求门、海、俞、募②之微；经络滞，而求原、别、交、会③之道。更穷四根、三结④，依标本而刺无不痊；但用八法五门⑤，分主客⑥而针无不效。八脉始终连八会，本是纪纲；十二经络十二原，是为枢要。

【注释】

①相交相贯之径：相交，指数经相交。相贯，指经脉贯通交会。径，同“经”，指取多经相交会的腧穴。

②门、海、俞、募：门，指以“门”命名的腧穴，如章门、期门、神门、幽门等共22穴。海，指以“海”命名的腧穴，如气海、照海、血海、少海、小海共5穴。俞，指背俞穴，如肝俞、肾俞等。募，指胸腹部的募穴，如中府、中脘等。门海俞募是治疗脏腑疾病的重要经穴。

③原、别、交、会：原，指十二原穴。别，指十五络穴。交，指数经相交的腧穴，如三阴交等。会，指八会穴。原别交会等腧穴贯通数经，故能治疗数经病证。

④四根、三结：指十二经脉根结部位的腧穴。四根，指四肢末端阴阳之气相互交结的部位。三结，指头、胸、腹经气归结的处所。《灵枢·根结》：“太阳根于至阴，结于命门，命门者，目也。阳明根于厉兑，结于颡大，颡大者，钳耳也。”

⑤八法五门：八法，指窦氏的“八法流注”之说。五门，指五门十变之五门，意指流注针法。

⑥主客：指用八脉交会穴治病时，要分主和客，主客相应。《针灸大成》："主客者，公孙主，内关客之类是也。"

【按语】

本段是《标幽赋》的节选。阐述各类腧穴的治疗作用。在腧穴中，某些有特殊治疗作用的腧穴已被列为特定穴，但还有很多其他腧穴仍有重要治疗作用，如本段提出的以"门""海"命名的腧穴治脏腑病，交会穴治疗疼痛，根结、标本部的腧穴也有很好的疗效，都值得重视。

（四）《标幽赋》节选四

【原文】

必准者，取照海治喉中之闭塞①；端的处，用大钟治心内之呆痴。

【注释】

①取照海治喉中之闭塞：照海，肾经腧穴，八脉交会穴，阴跷脉气所发。肾经循喉咙挟舌本，肾阴不足，虚火循经上炎，可致喉痹。补之可滋水降火，清利咽喉。对喉痹、声哑咽痛、咳唾有血者刺之有效。

【按语】

本段是《标幽赋》的节选，取照海穴可治喉中之闭塞。构音障碍及认知障碍是中风后常见的功能障碍，针刺治疗有效，可减轻功能障碍，促进患者康复。

（五）《标幽赋》节选五

【原文】

头风头痛，刺申脉与金门①；眼痒眼疼，泻光明与地五。

【注释】

①头风头痛，刺申脉与金门：头风与头痛有别，头风时作时止，发作有时；头痛包括一切急、慢性头痛。金门是膀胱经之郄穴；申脉属膀胱经，阳跷脉之交会穴。膀胱经与阳跷脉，皆循行于头部，两穴相配可治头痛。

【按语】

本段是《标幽赋》的节选。阳跷脉调节六阳经经气。郄穴是十二经脉和奇经八脉的阴跷、阳跷、阴维、阳维之经气深聚的部位。阳经郄穴多治急性疼痛。

（六）《标幽赋》节选六

【原文】

中风环跳而宜刺，虚损天枢而可取①。

【注释】

①虚损天枢而可取：天枢，胃经腧穴，大肠募穴。胃为水谷之海，气血生化之源。天枢在脐旁，为治中、下焦脏腑病要穴，很多疾病引起的虚损都可取天枢配合治疗。

【按语】

本段是《标幽赋》的节选。环跳穴，《铜人腧穴针灸图经》记载："治冷风温痹，风疹，偏风半身不遂，腰胯痛不得转侧。"《针灸大成》亦记载："主冷风湿痹，不仁，风疹遍身，半身不遂，腰胯痛，蹇膝，不得转侧伸缩。"中风后肢体运动功能障碍可取环跳穴针刺，虚损宜补脾胃之阳，故可取胃经的天枢穴治疗。

（七）《标幽赋》节选七

【原文】

抑又闻高皇抱疾未瘥，李氏刺巨阙[①]而后苏；太子暴死为厥，越人针维会而复醒。肩井、曲池，甄权[②]刺臂痛而复射；悬钟、环跳，华佗刺躄足而立行。秋夫[③]针腰俞而鬼免沉疴，王纂[④]针交俞而妖精立出。取肝俞与命门，使瞽士视秋毫之末；刺少阳与交别，俾聋夫听夏蚋之声[⑤]。

【注释】

①李氏刺巨阙：吴昆《针方六集》："高皇，金之高皇。李氏，今不能考。巨阙，心之募也，主五脏气相干，卒心痛、尸厥，此巨刺也。"

②甄权：隋唐名医，撰有《针方》、《明堂人形图》等书。曾治鲁州刺史库狄嵚患风痹，手不能挽弓射箭，甄权针肩井、曲池，立能援弓引射。

③秋夫：徐秋夫，南北朝医家，做射阳县令，善于用针治病。传说他夜闻鬼求治腰痛，便针草人，下针即愈。见《南史・张融传》。

④王纂：南北朝医家，习览经方，尤工针石，远近知其名，所疗多效。此典出自《异苑》。

⑤刺少阳与交别，俾聋夫听夏蚋之声：少阳，指听会穴。交别，指阳池穴。蚋，读"ruì"，指蚊子一类的昆虫。

【按语】

本段是《标幽赋》的节选，选取针灸治疗医案，"肩井、曲池，甄权刺臂痛而复射"，甄权针刺肩井、曲池治疗臂痛；"悬钟、环跳，华佗刺躄足而立行"，华佗针刺悬钟治疗瘫痪。

二、《玉龙赋》节选

（一）《玉龙赋》节选一

【原文】

原夫卒暴中风，顶门、百会；脚气连延，里、绝、三交[①]。头风、鼻渊，上星可用；耳聋、腮肿，听会偏高。攒竹、头维，治目疼头痛；乳根、俞府，疗气嗽痰哮。风市、阴市，驱腿脚之乏力；阴陵、阳陵，除膝肿之难熬。

【注释】

①脚气连延，里、绝、三交：脚气，这里指中风后遗症的下肢痿废病症。里，即足三里穴。绝，

绝骨穴。三交，三阴交穴。三穴配合，有健脾祛湿、强壮筋骨的作用。

【按语】

本段是《玉龙赋》(聚英)篇的节选，内容阐述中风、头痛、鼻渊、耳聋、咳嗽痰多、膝肿等病证取穴。体现了中风后功能障碍中医康复的具体取穴原则。

(二)《玉龙赋》节选二

【原文】

尺泽理筋急之不用，腕骨疗手腕之难移。肩脊痛兮，五枢兼于背缝[①]；肘挛疼兮，尺泽合于曲池。风湿搏于两肩，肩髃可疗；壅热盛乎三焦，关冲最宜。手臂红肿，中渚、液门要辨；脾虚黄疸，腕骨、中脘何疑。伤寒无汗，攻复溜宜泻；伤寒有汗，取合谷当随。

【注释】

①背缝：经外奇穴，位于肩胛部，腋后纹头直上，与第四胸椎棘突相平处。

【按语】

本段是《玉龙赋》(聚英)篇的节选，内容阐述腕、臂、肘、肩痛和伤寒无汗、有汗等病证的治疗用穴。由过度运动或不当运动方式导致的运动损伤在临床上屡见不鲜，本段原文重点列举了腕、肘、肩等上肢部分疾病的辨证取穴和局部取穴、配伍应用等。

(三)《玉龙赋》节选三

【原文】

欲调饱满之气逆，三里可胜；要起六脉之沉匿，复溜称神[①]。照海、支沟，通大便之秘；内庭、临泣，理小腹之䐜。天突、膻中医喘嗽，地仓、颊车疗口㖞。迎香攻鼻窒为最；肩井除臂痛如拏。

【注释】

①要起六脉之沉匿，复溜称神：六脉：指左右寸、关、尺三部脉。沉匿：指脉沉伏难以触及，为阳气不舒，气血瘀滞的征象。复溜穴为足少阴肾经穴，属金，为本经母穴，补复溜能振奋肾阳，温行气血。

【按语】

本段是《玉龙赋》(聚英)篇的节选，述气逆、脉伏、小腹胀、便秘、口㖞、鼻塞、臂痛等病证的取穴。针刺是治疗中风后面瘫的主要处方，本段列举了其临床常用特效穴地仓、颊车。

(四)《玉龙赋》节选四

【原文】

印堂治其惊搐，神庭理乎头风。大陵、人中频泻，口气全除[①]；带脉、关元多灸，肾败[②]堪攻。腿脚重疼，针髋骨[③]、膝关、膝眼；行步艰楚，刺三里、中封、太冲。取内关于照海，医腹疾之块[④]；搐迎香于鼻内[⑤]，消眼热之红。

【注释】

①大陵、人中频泻，口气全除：口气，指口臭，多为心脾之火上逆，熏蒸于口舌所致。大陵穴为手厥阴心包经穴，人中穴为督脉、手阳明大肠经、足阳明胃经交会穴。两穴同用泻法，可以清热泻火，除口气臭秽。

②肾败：指肾气亏损。

③髋骨：经外奇穴，位于梁丘穴外1.5寸处，可治腿膝痹痛。

④取内关于照海，医腹疾之块：内关穴为八脉交会穴之一，通于阴维脉；照海穴为足少阴肾经穴，通于阴跷脉。两穴同用能宣散气血，疏通经络，促进腹中痞块消散。

⑤搐迎香于鼻内：搐，牵动，这里指针刺。迎香于鼻内，指内迎香穴，为经外奇穴，位于鼻腔内，与大肠经迎香穴隔鼻翼相对，故名内迎香，主治晕厥、目赤肿痛、中暑等病证。

【按语】

本段是《玉龙赋》(聚英)篇的节选，阐述中风后肢体运动功能障碍的主要取穴。

(五)《玉龙赋》节选五

【原文】

咳嗽风痰，太渊、列缺宜刺；尪羸喘促，璇玑、气海当知[①]。期门、大敦，能治坚痃[②]疝气；劳宫、大陵，可疗心闷、疮痍[③]。

【注释】

①尪羸喘促，璇玑、气海当知：尪羸，瘦弱。璇玑穴为任脉腧穴，位于胸部，能疏利局部经气。气海穴为任脉腧穴，有补益真气、固摄元气的功效。两穴配合，治疗体弱短气喘促等病证。

②坚痃：痃，亦称痃气，指脐旁气块，泛指生于腹腔内弦索状的痞块，亦有以两胁弦急、心肋胀痛为痃气者。

③劳宫、大陵，可疗心闷、疮痍：疮痍，创伤。劳宫穴为手厥阴心包经荥穴，荥主身热。大陵穴为心包经的输穴，属土，心包经的子穴，实则泻其子。两穴同用，能清心泻火，凉血解毒，治疗疮疡。

【按语】

本段是《玉龙赋》(聚英)篇的节选。针刺太渊、列缺用于风痰咳嗽，针刺璇玑、气海用于短气喘促。

三、《金针赋》节选

(一)《金针赋》节选一

【原文】

补者一退三飞[①]，真气自归；泻者一飞三退[②]，邪气自避。补则补其不足，泻则泻其有余。有余者为肿为痛，曰实；不足者为痒为麻，曰虚。气速效速，气迟效迟。死生贵贱，针下皆知。贱者硬而贵者脆，生者涩而死者虚[③]，候之不至，必死无疑。

【注释】

①一退三飞：意指分三个阶段缓慢进针，出针时一次提出。

②一飞三退：意指进针时一次插入，而分三个阶段缓慢出针。

③生者涩而死者虚：气至时，行针者觉针下沉涩紧滞，是得气的标志，提示患者预后较佳；如果始终不能得气，医者感觉针下空虚，提示患者预后不良。

【按语】

本段论述了补泻的要领。

（二）《金针赋》节选二

【原文】

考夫治病，其法有八，一曰烧山火[①]，治顽麻冷痹，先浅后深，用九阳而三进三出，慢提紧按，热至，紧闭插针，除寒之有准。

【注释】

①烧山火：用针之时，先浅后深。先进针至腧穴应刺深度的上1/3（天部），得气后，行紧按慢提补法9次；再将针进入至中1/3（人部），得气后，行紧按慢提补法9次；最后将针进至下1/3（地部），得气后，行紧按慢提补法9次。如此反复数遍，直至患者感觉局部或全身出现热感，出针紧按针孔，此方法对祛寒有效。

【按语】

本段论述了烧山火的要领。

（三）《金针赋》节选三

【原文】

二曰透天凉[①]，治肌热骨蒸，先深后浅，用六阴而三出三入，紧提慢按，寒至，徐徐举针，退热之可凭。皆细细搓之，去病准绳。

【注释】

①透天凉：用针之时，先深后浅。先进针至腧穴应刺深度的下1/3（地部），得气后，行紧提慢按泻法6次；再将针外出至中1/3（人部），得气后，行紧提慢按泻法6次；最后将针进至上1/3（天部），得气后，行紧提慢按泻法6次。如此反复数遍，直至患者感觉局部或全身出现凉感，缓慢出针，不按针孔，此方法对退热有效。

【按语】

本段论述了透天凉的要领。

（四）《金针赋》节选四

【原文】

五曰子午捣臼[①]，水蛊膈气[②]，落穴之后，调气均匀，针行上下，九入六出，左右转之，千遭自平。

【注释】

①子午捣臼：复式手法之一，子午意指左右捻转，捣臼意指上下提插。指进针得气后，配合左右捻转，先行紧按慢提9次，再行紧提慢按6次，然后出针。此法具有导引阴阳气的作用，补泻兼施，又有消肿利水的作用，可用于治疗水肿、气胀等病证。

②水蛊膈气：水蛊，病名，即鼓胀，指腹部膨胀如鼓的病证。《灵枢·水胀》："鼓胀者，腹胀，身皆大，大与肤胀等也；色苍黄，腹筋起，此其候也。"膈气，病名，一名鬲气，即噎膈，《圣济总录》卷六十："人之胸膈，升降出入，无所滞碍，命曰平人。若寒温失节，忧恚不时，饮食乖宜，思虑不已，则阴阳拒隔，胸脘痞塞，故名膈气。"

【按语】

本段论述了复式手法的要领。

(五)《金针赋》节选五

【原文】

六曰进气之诀[①]，腰背肘膝痛，浑身走注疼，刺九分，行九补，卧针五七吸，待气上行，亦可龙虎交战[②]，左捻九而右捻六，是亦住痛之针。

【注释】

①进气之诀：复式手法之一，先刺入深层（9分），得气后行补法，如紧按慢提9次，然后将针卧倒，针尖向心，同时可以配合调匀呼吸，会产生上行针感，可用于治疗腰背肘膝部痛、浑身游走痛。

②龙虎交战：复式手法之一，龙，指左转，虎，指右转。指进针得气后，先以左转为主，捻转9次，再以右转为主，捻转6次，如此反复施行多次，达到止痛的目的。

【按语】

本段论述了复式手法的要领。

(六)《金针赋》节选六

【原文】

八曰抽添之诀[①]，瘫痪疮癞，取其要穴，使九阳得气，提按搜寻，大要运气周遍，扶针直插，复向下纳，回阳倒阴，指下玄微，胸中活法，一有未应，反复再施。

【注释】

①抽添之诀：复式手法之一。抽，指上提；添，指按纳。意指进针后，先行提插或者捻转九阳数以促使得气，再向周围做多向提插，然后再向深部直刺按纳，可用于瘫痪、疮癞等的治疗。

【按语】

本段论述了复式手法的要领。

（七）《金针赋》节选七

【原文】

若夫过关过节催运气，以飞经走气[①]，其法有四：一曰青龙摆尾[②]，如扶船舵，不进不退，一左一右，慢慢拨动。二曰白虎摇头[③]，似手摇铃，退方进圆，兼之左右，摇而振之。三曰苍龟探穴[④]，如入土之象，一退三进，钻剔四方。四曰赤凤迎源[⑤]，展翅之仪，入针至地，提针至天，候针自摇，复进其原，上下左右，四围飞旋，病在上吸而退之，病在下呼而进之。

【注释】

①飞经走气：包括青龙摆尾、白虎摇头、苍龟探穴、赤凤迎源四法，简称龙虎龟凤，均为催气手法，以促使针感通经过关节而达病所，能治疗经络郁闭、气血不通之证，有催运气血、通关过节的作用。

②青龙摆尾：针尖朝向病所刺入，得气后将针提至浅层，再将针柄缓缓摆动，如同动船舵一样，可以推动经气运行。

③白虎摇头；将针直刺捻入至深层，得气后用手指拨动针体使之左右摇动，如同摇铃一样，边摇边提针，可以推动经气运行。

④苍龟探穴：将针刺入得气后，先退至浅层，然后更换针方向，向前后、左右多向透刺，并由浅、中、深层逐渐加深，如同龟入土四方钻探一样，可以推动经气运行。

⑤赤凤迎源：将针刺入深层，得气后再上提至浅层，候针自摇，再插入中层，然后用提插捻转，结合一捻一转，如同赤凤展翅一样，可以推动经气运行。

【按语】

本段论述了复式手法的要领。

（八）《金针赋》节选八

【原文】

至夫久患偏枯，通经接气之法，已有定息寸数。手足三阳，上九而下十四，过经四寸[①]；手足三阴，上七而下十二，过经五寸[②]。在乎摇动出纳，呼吸同法，驱运气血，顷刻周流，上下通接，可使寒者暖而热者凉，痛者止而胀者消。若开渠之决水，立时见功，何倾危之不起哉？虽然，病有三因，皆从气血，针分八法，不离阴阳。盖经脉昼夜之循环，呼吸往来之不息，和则身体康健，否则疾病而生。

【注释】

①手足三阳，上九而下十四，过经四寸：手三阳经从手至头各长五尺，足三阳经从头至足各长八尺，一息经气在脉中行六寸，用针时手三阳经呼吸九息，九息即行五尺四寸，足三阳经呼吸十四息，十四息即行八尺四寸，都过于他经四寸。

②手足三阴，上七而下十二，过经五寸：手三阴经从胸至手各长三尺五寸，足三阴经从足至胸腹各长六尺五寸，一息经气在脉中行六寸，用针时手三阴经呼吸七息，七息即行四尺二寸，足三阴

经呼吸十二息，十二息即行七尺二寸，都过于他经七寸，故据《针灸问对》应改为“七寸”。

【按语】

本段论述了复式手法结合应用的要领。

第二节 推拿歌赋选

一、十二手法主病赋（《小儿推拿方脉活婴秘旨全书》）

【原文】

黄蜂入洞治冷痰，阴症第一；水底捞明月主化痰，潮热无双。凤凰单展翅同乌龙双摆尾之功，老翁绞罾①合猿猴摘果之用。打马过天河止呕，兼乎泄痢；按弦走搓磨动气，最化痰涎。赤凤摇头治木麻，乌龙摆尾开闭结。二龙戏珠利结止搐之猛将，猿猴摘果祛痰截疟之先锋。飞筋走气专传送之，天门入虎口之能。

【注释】

①老翁绞罾：即老汉扳罾。罾，读作“zēng”，一种用木棍或竹竿作支架的渔网。

二、保婴赋（《幼科推拿秘书》）

【原文】

人禀天地，全而最灵，原无夭札，善养则存。始生为幼，三四为小，七龆八龀，九童十稚。惊痫疳癖，伤食中寒，汤剂为难，推拿较易。以其手足，联络脏腑，内应外通，察识详备。男左女右，为主看之，先辨形色，次观虚实。认定标本，手法祛之，寒热温凉，取效指掌。四十余穴，有阴有阳，十三手法，至微至妙。审症欲明，认穴欲确，百治百灵，万不失一。

【按语】

本段强调了小儿推拿应用原则。

三、《按摩经》节选

【原文】

古人留下按摩经，一般手法人不明。
人身经络有十二，三百六十五络通。
周流一日零一夜，气滞血凝病即生。
肿痛有余古来理，酸麻之间气血行。
不用汤药来导引，按摩顺得手法平。
手法深浅按住病，重按轻抬要少停。

余今按摩已多载，酿作歌诀传后生。
学者如能明此诀，疗病犹如火化冰。
庸医多不明此理，莫把按摩术看轻。
头痛左右太阳穴，风池风府一样攻。
连捏带按十余次，须臾头上即觉轻。
双目昏暗视不明，按觅睛明运目框。
鼻塞无闻香与臭，通利鼻窍按迎香。
耳聋浑沌不闻声，耳旁各穴均能听。
口眼㖞斜而不正，面部诸穴皆可用。
肩臂痿痹不能举，肩髃按之效无疑。
两肘挛痛动艰难，按罢曲池将肘牵。
头面手足诸般症，合谷一按可收功。
按定人迎有动脉，二七呼吸臂上通。
锁骨窝内按缺盆，呼吸二七臂上行。
云门肩头巨骨下，按定动脉在内生。
此乃要摧肺中气，二十一度气要行。
极泉腋窝心脉始，按定此穴心窍清。
乳旁期门是肝脉，重按腹内亦有声。
大包穴在乳筋内，此是脾经脉络通。
斜按能调五脏气，心胸之病往下冲。
两手齐拢胸膈骨，大指深按巨阙中。
指下气动即是病，随手重切向下攻。
上中下脘俱按到，呼吸二七把手松。
两腿宛如火来烤，热气走到两脚中。
左右有动石关穴，此是积聚在内横。
一样按法往下送，淤气下降病觉轻。
肓俞穴动肾气走，抬手热气散如风。
一样按摩三五次，腹中轻快病无踪。
是寒是火随气降，七疝原来是肾经。
盘脐有块聚是气，按住犹如石块形。
重按轻揉在指下，朝夕按摩要费功。
按来按去气血散，脏腑调和病不生。
脐下二指名气海，按之有动气脉横。
丹田不通生百病，体衰身懈气力空。

小腹不宜按摩法，曲骨动脉明气冲。
一连按动数十次，小腹淤气往下行。
阴股动脉通五里，伸手摩脉抓大筋。
能调五脏阴阳气，疼痛难忍方为真。
阴陵穴在麦辅骨，手指振动筋有声。
正面按摩通到底，肚腹之中气自通。
胸腹按摩手法尽，再从背后一程行。
君若试探劳心记，胸腹疾病定扫清。
平肩大筋真气聚，捏此开通气血行。
脊骨旁边一寸五，此是太阳膀胱经。
两条大筋伸手捏，上下抓著筋有声。
内连五脏与六腑，风寒暑湿尽皆通。
伸手抓到肾俞穴，按之大痛穴为真。
此穴善治下寒病，腰痛之病立见功。
若要不痛拿至痛，此乃仙术定非轻。
肾旁左右名带脉，大筋揪起痛更憎。
能降胁下阴阳气，六脉调和甚分明。
胞肓脊骨第十九，去脊三寸在两旁。
伸手连揉数十次，背气相通到腿上。
承扶闭结用脚踩，此穴阴股绾中央。
腿上酸麻气血降，患者不觉细参详。
阳陵泉在膝外侧，振动小筋痛难当。
承山能治五脏病，伸手摸捏痛非常。
踝上大筋著力起，疼痛难言不要忙。
此穴能调周身气，寒火腹痛立消亡。
按摩能调阴阳气，总使气血归位乡。
运妙手功胜良药，著手成春变安康。
救灾济世行方便，存仁施德寿延长。

【按语】

《按摩经》是清代的一本推拿类著作，作者未留下姓名。

四、《推拿代药赋》节选（《幼科铁镜》）

【原文】

寒热温平药之四性。推拿揉掐性与药同，用推即是用药，不明何可乱推。推上三关[①]，代却麻黄肉桂；退下六腑，替来滑石羚羊……天河引水，还同芩柏连翘。大指脾面旋推，味似人参白术，泻之则为灶土石膏；大肠侧推虎口，何殊诃子炮姜？反之则为大黄枳实。涌泉右转不揉，朴硝何异？一推一揉右转，参术无差。环指[②]泻肺，功并桑皮桔梗；旋推止嗽，效争五味冬花。精威拿紧，岂羡牛黄贝母？肺俞重揉，漫夸半夏南星。黄蜂入洞，超出防风羌活；捧耳摇头，远过生地木香。五指节上轮揉，乃祛风之苍术；足拿大敦鞋带，实定掣之钩苊。后溪推上，不减猪苓泽泻。小指补肾，焉差杜仲地黄。涌泉左揉，类夫砂仁藿叶。重揉手背，同乎白芍川芎。脐风灯火十三，恩符再造；定惊元宵十五，不啻[③]仙丹。病知表里虚实，摇合重症能生，不谙推拿揉掐，乱用便添一死。代药五十八言，自古无人道及，虽无格致之功，却亦透宗之赋。

【注释】

①推上三关：三关，前臂桡侧腕横纹至肘横纹之连线，为线状穴。由腕推向肘叫推上三关，性大热，能补气行气。

②环指：食指。

③不啻：不只、不异于。

【按语】

本段记载推拿手法和药物，确有某些类同的治疗作用，强调了推拿疗法的卓著功效。

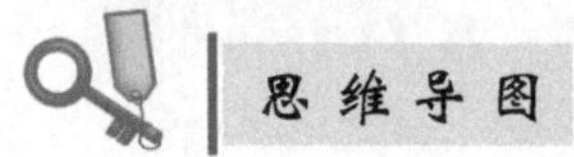

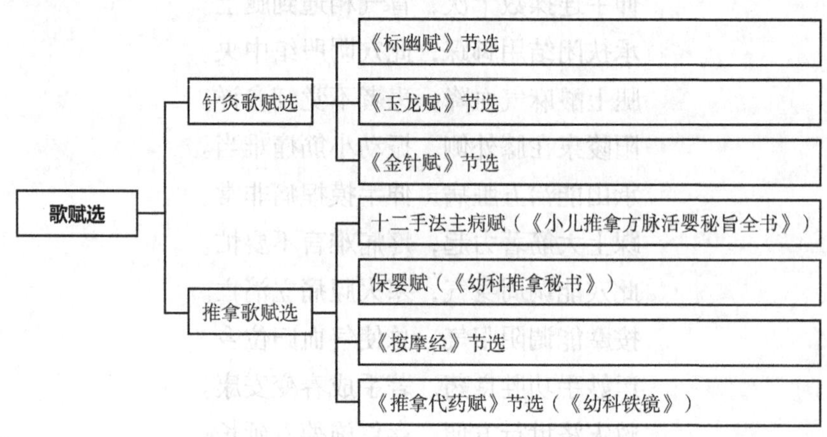

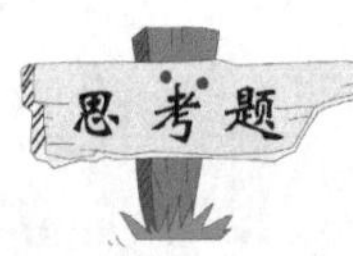

1. 《标幽赋》对特定穴是如何论述的？
2. 《玉龙赋》中是如何针对卒中及下肢运动功能障碍选穴的？
3. 简述《金针赋》对烧山火、透天凉的认识。

（边　静　侯惠玲）

第十章　歌　诀　选

第一节　针灸歌诀选

一、经络腧穴歌诀选

（一）八脉交会八穴歌（《医经小学》）

【原文】

公孙冲脉胃心胸，内关阴维下总同，
临泣胆经连带脉，阳维目锐外关逢。
后溪督脉内眦颈，申脉阳跷络亦通，
列缺任脉行肺系，阴跷照海膈喉咙。

（二）四总穴歌（《针灸大全》）

【原文】

肚腹三里留，腰背委中求，
头项寻列缺，面口合谷收。

（三）回阳九针歌（《针灸聚英》）

【原文】

哑门劳宫三阴交，涌泉太溪中脘接，
环跳三里合谷并，此是回阳九针穴。

（四）八会穴歌（《针灸聚英》）

【原文】

腑会中脘脏章门，筋会阳陵髓绝骨，
骨会大杼血膈俞，气会膻中脉太渊。

（五）井荥输原经合歌（《针灸大成》）

【原文】

少商鱼际与太渊，经渠尺泽肺相连，

商阳二三间合谷，阳溪曲池大肠牵。
隐白大都太白脾，商丘阴陵泉要知，
厉兑内庭陷谷胃，冲阳解溪三里随。
少冲少府属于心，神门灵道少海寻，
少泽前谷后溪腕，阳谷小海小肠经。
涌泉然谷与太溪，复溜阴谷肾所宜，
至阴通谷束京骨，昆仑委中膀胱知。
中冲劳宫心包络，大陵间使传曲泽，
关冲液门中渚焦，阳池支沟天井索。
大敦行间太冲看，中封曲泉属于肝，
窍阴侠溪临泣胆，丘墟阳辅阳陵泉。

（六）十五络穴歌（《医经小学》）

【原文】

人身络脉一十五，我今逐一从头举，
手太阴络为列缺，手少阴络即通里，
手厥阴络为内关，手太阳络支正是，
手阳明络偏厉当，手少阳络外关住，
足太阳络号飞扬，足阳明络丰隆记，
足少阳络为光明，足太阴络公孙寄，
足少阴络名大钟，足厥阴络蠡沟配，
阳督之络号长强，阴任之络号尾翳，
脾之大络为大包，十五络脉君须记。

二、十二经气血多少歌（《针灸大成》）

【原文】

多气多血经须记，大肠手经足经胃。
少血多气有六经，三焦胆肾心脾肺。
多血少气心包络，膀胱小肠肝所异。

【按语】

手阳明大肠经、足阳明胃经多气多血；手少阳三焦经、足少阳胆经、足少阴肾经、手少阴心经、足太阴脾经、手太阴肺经少血多气；手厥阴心包经、足太阳膀胱经、手太阳小肠经、足厥阴肝经多血少气。

三、针法歌（《针灸大成》）

【原文】

先说平针法，含针口内温，
按揉令气散，掐穴故教深。
持针安穴上，令他嗽一声，
随嗽归天部，停针再至人。
再停归地部，待气候针沉，
气若不来至，指甲切其经。
次提针向病，针退天地人，
补必随经刺，令他吹气频。
随吹随左转，逐归天地人，
待气停针久，三弹更熨温。
出针口吸气，急急闭其门，
泻欲迎经取，吸则内其针。
吸时须右转，依次进天人，
转针仍复吸，依法要停针。
出针吹口气，摇动大其门。

【按语】

本段记载了进针、行针、补泻等方法。

第二节　推拿歌诀选

一、掌上诸穴拿法歌（《小儿推拿方脉活婴秘旨全书》）

【原文】

三关出汗行经络，发汗行气是为先，
大肠侧推到虎口，止泻止痢断根源。
脾土曲补直为清，饮食不进此为魁，
泄痢羸瘦并水泻，心胸痞满也能开。
掐心经络节与离，推离往乾中要轻，
胃风咳嗽并吐逆，此经推效抵千金。
肾水一纹是后溪，推上为补下为清，
小便闭塞清之妙，肾经虚便补为奇。
六腑专治脏腑热，遍身潮热大便结，

人事昏沉总可推，去病犹如汤泼雪。
总筋天河水除热，口中热气并括舌，
心经积热火眼攻，推之即好真秘诀。
四横纹和上下气，吼气肚痛皆可止，
五经能通脏腑热，八卦开胸化痰逆。
胸膈痞满最为先，不是知音莫可传，
水火能除寒与热，二便不通并水湿。
人事昏沉痢疾攻，疾忙须救要口诀，
天门虎口须当竭，斗肘生血顺是妙。
一指五指节与推，惊风被唬要须知，
小天心能生肾水，肾水虚少须用意。
板门专治气发攻，扇门发汗热宜通，
一窝风能治肚痛，阳池专一治头疼。
二人上马清补肾，威灵卒死可回生，
外劳宫治泻用之，拿此又可止头疼。
精灵穴能医吼气，小肠诸气快如风。

【按语】

本段强调了小儿推拿手法的治疗作用。

二、推拿小儿总诀歌（《幼科推拿秘书》）

【原文】

推拿小儿如何说，只在三关用手诀。
掐在心经与劳宫，热汗立至何愁雪。
不然重掐二扇门，大汗如雨便休歇。
若治痢疾并水泻，重推大肠经一节。
侧推虎口见工夫，再推阴阳分寒热。
若问男女咳嗽诀，多推肺经是法则。
八卦离起到乾宫，中间宜手轻些些。
凡运八卦开胸膈，四横纹掐和气血。
五脏六腑气候闭，运动五经开其塞。
饮食不进儿着吓，推展脾土就吃得。
饮食若进人事瘦，曲指补脾何须歇。
直指推之便为清，曲指推之为补诀。
小儿若着风火吓，多推五指指之节。

大便闭塞久不通，盖因六腑有积热。
小横肚角要施工，更掐肾水下一节。
口出臭气心经热，只要天河水清澈。
上入洪池下入掌，万病之中都去得。
若是遍身不退热，外劳宫上多揉些。
不问大热与小炎，更有水底捞明月。
天门虎口斛肘诀，重揉顺气又生血。
黄蜂入洞医阴病，冷气冷痰俱治得。
阳池穴掐止头痛，一窝风掐肚痛绝。
威灵总心救暴亡，精宁穴治打逆噎。
男女眼若往上翻，重推小天心一穴。
二人上马补肾经，治得下来就醒些。
男左女右三关推，上热退下冷如铁。
寒者温之热者清，虚者补之实者泄。
仙人留下救儿诀，后学殷勤谨慎些。

【按语】

本赋是一篇推拿临床经验歌诀，较具体地论述了风寒感冒、痢疾、厌食、便秘、口臭、惊风和头痛等疾病的推拿取穴及手法操作，同时介绍了某些手法的寒热补泻之功效，皆切于临床实用。本段还告诫医者必须殷勤谨慎地学习。

三、各穴用法总歌（《幼科推拿秘书》）

【原文】

心经一掐外劳宫，三关之上慢从容。
汗若不来揉二扇，黄蜂入洞有奇功。
肝经有病人多痹，推补脾土病即除。
八卦大肠应有用，飞金走气亦相随。
咳嗽痰涎呕吐时，一经清肺次掐离。
离宫推至乾宫止，两头重实中轻虚。
饮食不进补脾土，人事瘦弱可为之。
屈为补兮直为泄，妙中之妙有玄机。
小水赤黄亦可清，但推肾水掐横纹。
短少之时宜用补，赤热清之得安宁。
大肠有病泄泻多，侧推大肠久按摩。
分理阴阳皆顺息，补脾方得远沉疴。

小肠有病气来攻，横纹板门推可通。
用心记取精灵穴，管教却病快如风。
命门有病元气亏，脾土大肠八卦为。
侧推三关真火足，天门斗肘免灾危。
三焦有病生寒热，天河六腑神仙诀。
能知取水解炎蒸，分别阴阳掐指节。
膀胱有病作淋痾，补水八卦运天河。
胆经有病口作苦，重推脾土莫蹉跎。
肾经有病小便涩，推动肾水即清澈。
肾脉经传小指尖，依方推掐无差忒。
胃经有病食不消，脾土大肠八卦调。
胃口凉时心作哕，板门温热始为高。
心经有热发迷痴，天河水过作洪池。
心若有病补上膈，三关离火莫延迟。
肝经有病人闭目，推动脾土效即速。
脾若热时食不进，再加六腑病除速。

【按语】

本歌诀介绍了泄泻、食不进、食不消、咳嗽痰涎、口苦、痴迷神昏、小水赤黄及短少、元气亏损等数种病证的推拿治疗方法，内容丰富，言简意明。

第三节　功法歌诀选

一、延年六字诀（《修龄要旨》）

【原文】

肝若嘘时目瞪睛，肺知呬气手双擎。
心呵顶上连叉手，肾吹抱取膝头平。
脾病呼时须撮口，三焦客热卧嘻宁。

【按语】

此法将六字诀与脏腑相应。

二、四季却病歌（《修龄要旨》）

【原文】

春嘘明目木扶肝，夏至呵心火自闲。

秋呬定收金肺润，肾吹惟要坎中安。
三焦嘻却除烦热，四季长呼脾化餐。
切忌出声闻口耳，其功尤胜保神丹。

【按语】

此法将六字诀与四季相应。

三、却病延年一十六句之术（《红炉点雪》）

【原文】

水潮除后患，起火得长安。
梦失封金柜，形衰守玉关。
鼓呵消积滞，兜礼治伤寒。
叩齿牙无疾，观升鬓不斑。
运睛除眼害，掩耳去头旋。
托踏应无病，搓涂自驻颜。
闭摩通滞气，凝抱固丹田。
淡食能多补，无心得大还。

【按语】

《却病延年一十六句之术》又名《逍遥子导引法》，与《延年却病笺·导引却病歌诀》内容大致相同，可相互参考。《导引却病歌诀》的内容在《遵生八笺》、《修龄要旨》、《类修要诀》、《红炉点雪》等著作中均有记载。

四、长生引导歌（《类修要诀》）

【原文】

子午披衣暖室中，凝神端坐面朝东。
澄心闭目鸣天鼓，三十六局声亦同。
两手向腮匀赤泽，七回摩掌熨双瞳。
须知吐纳二十四，舌搅华池三咽终。

【按语】

本歌诀载于明代《类修要诀》，概括地讲述了一种导引功法。该功法是将静坐、吐纳和自我按摩结合在一起，是一种意、气、体结合的习练方法。

五、十三势行功歌

【原文】

十三总势莫轻识，命意源头在腰隙；
变转虚实须留意，气偏身躯不少滞。

静中触动动犹静，因敌变化示神奇；
势势存心揆用意，得来不觉费工夫。
刻刻留心在腰间，腹内松静气腾然；
尾闾中正神贯顶，满身轻利顶头悬。
仔细留心向推求，屈伸开合听自由；
入门引路须口授，功用无息法自修。
若言体用何为准？意气君来骨肉臣；
详推用意终何在，益寿延年不老春。
歌兮歌兮百四十，字字真切义无疑；
若不向此推求去，枉费工夫贻叹息。

【按语】

《十三势行功歌》，原名《十三势歌》，是王宗岳所著。《十三势歌》是太极拳走架练功和推手练功的经典指南和圭臬。

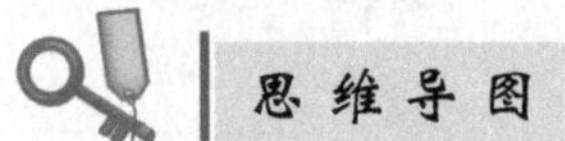

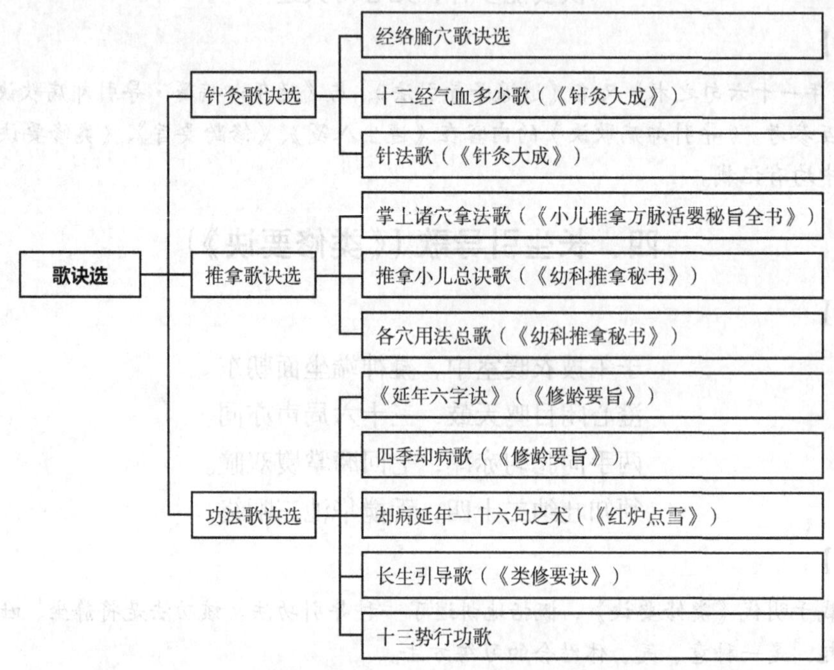

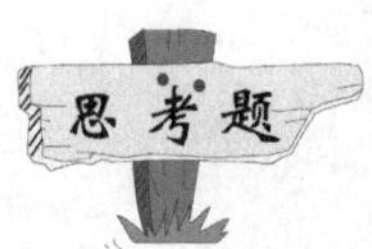

1. 简述《针灸大成》如何认识十二经气血的多少。
2. 简述《幼科推拿秘书》对手法补泻的认识。
3. 简述《四季却病歌》中的六字诀与脏腑的对应关系。

（边　静　侯惠玲）

第十一章　古代典籍康复内容节选

第一节　康复理法方术补遗

一、先 秦 典 籍

五福：一曰寿，二曰富，三曰康宁，四曰攸好德，五曰考终命。

——《尚书·洪范》

行气，深则蓄，蓄则伸，伸则下，下则定，定则固，固则萌，萌则长，长则退，退则天。天几舂在上；地几舂在下。顺则生；逆则死。

——《行气玉佩铭》

致虚极，守静笃，万物并作，吾以观其复。夫物芸芸，各复归其根，归根曰静。

——《道德经》

心以体全，亦以体伤。

——《礼记》

二、诸 子 百 家

少之时，血气未定，戒之在色；及其壮也，血气方刚，戒之在斗；及其老也，血气既衰，戒之在得。

——《论语》

夫寝处不时，饮食不节，逸劳过度者，疾共杀之。

——《论语》

吹呴呼吸，吐故纳新，熊经鸟申，为寿而已矣。此导引之士，养形之人，彭祖寿考者之所好也。

——《庄子》

必静必清，无劳女形，无摇女精，乃可以长生。

——《庄子》

流水不腐，户枢不蠹，动也。形气亦然，形不动则精不流，精不流则气郁。

——《吕氏春秋》

室大则多阴，台高则多阳；多阴则蹶，多阳则痿。此阴阳不适之患也。是故先王不处大室，不为高台，味不众珍，衣不燀热。燀热则理塞，理塞则气不达；味众珍则胃充，胃充则中大鞔，中大鞔而气不达，以此长生可得乎？昔先圣王之为苑囿园池也，足以观望劳形而已矣；其为宫室台榭也，足以辟燥备湿而已矣；其为舆马衣裘也，足以逸身暖骸而已矣；其为饮食酏醴也，足以适味充虚而已矣；其为声色音乐也，足以安性自娱而已矣。此五者，圣王之所以养性也，非好俭而恶费也，节乎性也。

——《吕氏春秋》

昔阴康氏之始，阴多滞伏而湛积，水道壅塞，不行其原，民气郁阏而滞着，筋骨瑟缩不达，故作为舞而宣导之。

——《吕氏春秋》

三、后世典籍

凡人所生者，神也，所托者形也。神大用则竭，形大劳则敝，形神离则死。……神者生之本也，形者生之具也。

——（汉）司马迁·《史记》

广陵吴普、彭城樊阿皆从佗学。普依准佗治，多所全济。佗语普曰："人体欲得劳动，但不当使极尔。动摇则谷气得消，血脉流通，病不得生，譬犹户枢不朽是也。是以古之仙者为导引之事，熊经鸱顾，引挽腰体，动诸关节，以求难老。吾有一术，名五禽之戏，一曰虎，二曰鹿，三曰熊，四曰猿，五曰鸟，亦以除疾，并利蹄足，以当导引。体中不快，起作一禽之戏，沾濡汗出，因上著粉，身体轻便，腹中欲食。"普施行之，年九十余，耳目聪明，齿牙完坚。

——（晋）陈寿·《三国志》

大凡治疗，要合其宜，脉状病候，少陈于后。凡脉不紧数，则勿发其汗。脉不疾数，不可以下。心胸不闭，尺脉微弱，不可以吐。关节不急，荣卫不壅，不可以针。阴气不盛，阳气不衰，勿灸。内无客邪，勿引导。外无淫气，勿按摩。皮肤不痹，勿蒸熨。肌肉不寒，勿暖洗。神不凝迷，勿悦愉。气不奔急，勿和缓。顺此者生，逆此者死耳。

——（汉）华佗·《中藏经》

凡言伤者，亦不便觉也，谓久则寿损耳。是以善摄生者，卧起有四时之早晚，兴居有至和之常制；调利筋骨，有偃仰之方；杜疾闲邪，有吞吐之术；流行荣卫，有补泻之法；节宣劳逸，有与夺之要。忍怒以全阴气，抑喜以养阳气。

——（晋）葛洪·《抱朴子》

针灸攻其外，汤药攻其内，则病无所逃矣。

——（唐）孙思邈·《备急千金要方》

非但老人须知服食将息节度，极须知调身按摩，摇动肢节，导引行气。行气之道，礼拜一日勿住，不得安于其处以致壅滞。故流水不腐，户枢不蠹，义在斯矣。

——（唐）孙思邈·《千金翼方》

令二人，从七品下；丞二人，医监四人，并从八品下；医正八人，从九品下。令掌医疗之法，其属有四：一曰医师，二曰针师，三曰按摩师，四曰咒禁师。皆教以博士，考试登用如国子监。

——（宋）《新唐书·百官志》

凡药，辨其所出，择其良者进焉。有府二人，史四人，主药八人，药童二十四人，药园师二人，药园生八人，掌固四人，医师二十人，医工百人，医生四十人，典药一人，针工二十人，针生二十人，按摩工五十六人，按摩生十五人，咒禁师二人，咒禁工八人，咒禁生十人。医博士一人，正八品上；助教一人，从九品上。掌教授诸生以《本草》、《甲乙》、《脉经》，分而为业：一曰体疗，二曰疮肿，三曰少小，四曰耳目口齿，五曰角法。针博士一人，从八品上；助教一人，针师十人，并从九品下。掌教针生以经脉、孔穴，教如医生。按摩博士一人，按摩师四人，并从九品下。掌教导引之法以除疾，损伤折跌者，正之。咒禁博士一人，从九品下。掌教咒禁祓除为厉者，斋戒以受焉。

——（宋）《新唐书·百官志》

昨因患两手中指拘挛，医者言唯数运动以导其气之滞者，谓唯弹琴为可。

——（宋）欧阳修·《欧阳修集》

抑尝论之，邪气为病，各有其候；治之之法，各有其要。亦岂止于一端而已。其在皮者，汗而发之；其入里者，下而夺之；其在高者，因而越之，谓可吐也；其慓悍者，按而收之，谓按摩也；脏寒虚夺者，治以灸焫；脉病挛痹者，治以针刺；血实蓄结肿热者，治以砭石；气滞、痿厥、寒热者，治以导引；经络不通，病生于不仁者，治以醪醴；血气凝泣，病生于筋脉者，治以熨药。始焉求其受病之本，终焉蠲其为病之邪者，无出于此也。

——（元）朱丹溪·《丹溪心法》

面宜多擦，发宜多梳，目宜常运，耳宜常凝，齿宜常叩，口宜常闭，津宜常咽，气宜常提，心宜常静，神宜常存，背宜常暖，腹宜常摩，胸宜常护，囊宜常裹，言语宜常简默，皮肤宜常干沐。

——（明）冷谦·《修龄要旨》

导引法：侧身曲卧，戌亥之间，一手兜外肾，一手搓脐下，八十一次，然后换手，每手各九次，兜搓九日见效，八十一日成功。

——（明）徐春甫·《古今医统大全》

高子曰：人身流畅，皆一气之所周通，气流则形和，气塞则形病。故《元道经》曰：元气难积而易散，关节易闭而难开。人身欲得摇动，则谷气易消，血脉疏利，仙家按摩导引之术，所以行血气，利关节，辟邪外干，使恶气不得入吾身中耳。《传》曰：户枢不蠹，流水不腐。人之形体，亦犹是也。延年却病，以按摩导引为先。

——（明）高濂·《遵生八笺》

凡欲修养，须净室焚香，顺温凉之宜，明燥湿之异。每夜半后生气时，五更睡觉，先呵出腹内浊气，或一九止，或五六止。定心闭目，叩齿三十六通，以集心神。然后以大拇指背拭目，大小九过，兼按鼻左右七过，以两手摩令极热，闭口鼻气，然后摩面不以遍数。为真人起居法。次以舌抵上腭，漱口中内外津液满口，分作三咽，庶得深溉五脏，光泽面目，极有益，不可轻忽。

——（明）周履靖·《赤凤髓》

七情之病也，看花解闷，听曲消愁，有胜于服药者矣。人无日不在外治调摄之中，特习焉而不察耳。

——（清）吴尚先·《理瀹骈文》

《杂志》曰：流水之声，可以养耳；青禾绿草，可以养目；观书绎理，可以养心；弹琴学字，可以养指；逍遥杖履，可以养足；静坐调息，可以养筋骸。

——（清）林春溥·《闲居杂录》

此系心经有热，推三关五十，推天河水二百，退六腑一百，运八卦一百，运五经、水底捞月五十。如因荤腥热炙脾胃，头乱舞，因风受热。推三关一百，推肺经一百，运八卦五十，推脾土一百，运五经七十，推天河水二百，水底捞月、飞经走气二十，天心穴掐之。

——（清）汪启贤、汪启圣·《动功按摩秘诀》

劳伤骨蒸者，可于膏肓穴掐五、七十度，搓五、七十度，兼静功。设有虚热盗汗、衄血、五劳七伤等症，可于百带穴掐五、七十度，搓五、七十度，兼行静功。（百带穴乃肾经脉，在背大椎骨上，平肩取之，穴自见也。）设有吐红痰症，可于俞府穴掐五、七十度，搓五、七十度，兼行静功。设有下元虚者，可于气海穴掐五、七十度，擦五、七十度，兼行静功。设有遗精疾症，可于关元穴掐五、七十度，擦五、七十度，兼行静功。设有心虚、胆怯及遗精盗汗者，可于心俞穴掐五、七十度，擦五、七十度，兼行静功。设有虚火旺者，于三里穴掐五、七十度，擦五、七十度，兼行静功。

设有童劳，于长强穴掐五、七十度，擦五、七十度，兼行静功。

——（清）汪启贤、汪启圣·《动功按摩秘诀》

骨节作酸，有按摩之具曰太平车，或玉石，或檀木，琢为珠。大径寸而匾，如算盘珠式，可五可六。钻小孔，贯以铁条，折条两头合之。连以短柄，使手可执。酸痛处，令人执柄挼捺。珠动如车轮，故曰太平车。闻喇嘛治病，有推拿法，此亦其具也。

——（清）曹庭栋·《老老恒言》

坐久则络脉滞，居常无所事，即于室内时时缓步，盘旋数十匝，使筋骸活动，络脉乃得流通。习之既久，步可渐至千百，兼增足力。步主筋，步则筋舒而四肢健；懒步则筋挛，筋挛日益加懒。偶展数武，便苦气管，难免久坐伤肉之弊。欲步先起立，振衣定息，以立功诸法，徐徐行一度。然后从容展步，则精神足力，倍加爽健。《荀子》曰："安燕而气血不惰，此之谓也。"

——（清）曹庭栋·《老老恒言》

身若安和气不必运，宜当守静定息，节饮除欲，则百病不生。若身稍有丝毫不快，宜速行运动，免气久滞，积成大病。故设调养之功，用之须得其宜。然运法如风车样，不疾不徐，皮里膜外，挨次运去，可大可小，任意收而放，放而复收，男左女右，阴阳之分，一动一静，天之行也。

——（清）沈金鳌·《杂病源流犀烛》

热痛迅厉，拒人手按，多在脐上，属实痛也；寒痛迂缓，热手按摩少减，多在脐下，属虚痛也。

——（清）郑玉坛·《大方脉》

其十二经游行之部位，凡调治立方，必加引经之药，佐以外治之法，如针灸、砭刺，或敷贴、熨洗，或按摩、导引，则易奏功。

——（清）程杏轩·《医述》

若素无头痛之患，而忽然暴发，痛兼表证，及按摩缚束而痛不定者，乃外感之头痛。若素有头痛之患，而忽然暴发，痛无表证，及按摩缚束而痛稍缓者，乃内伤之头痛。

——（清）程杏轩·《医述》

但行住坐卧运定之法，惟各擅长，其用法，得力不一。如十二大劲，专求运力；韦驮劲十二势，专求易筋；立八段锦，专求运动血脉；坐十二段锦，专求洗髓；未知能分清浊、利阴阳、转辘轳、运河车否；按摩揉腹一法，由外运内，又难于见效；此六家功夫，虽兼有内功，仍用呼吸存想，何若十二图之运定法全。然此数家，各有专门名家，久久精习，永无间断，亦能壮力强体，却病延年，永保长生。

——（清）周述官·《增演易筋洗髓内功图说》

第二节　临床康复补遗

一、中　风

心脾俱中风，则舌强不能言也。肝肾俱中风，则手足不遂也。

——（汉）华佗·《中藏经》

中风者，风气中于人也。风是四时之气，分布八方，主长养万物。从其乡来者，人中少死病；不从其乡来者，人中多死病。其为病者，藏于皮肤之间，内不得通，外不得泄。其入经脉，行于五脏者，各随脏腑而生病焉。

心中风，但得偃卧，不得倾侧，汗出，若唇赤汗流者可治，急灸心俞百壮；若唇或青或黑，或白或黄，此是心坏为水。面目亭亭，时悚动者，皆不可复治，五六日而死。

肝中风，但踞坐，不得低头，若绕两目连额上，色微有青，唇青面黄者可治，急灸肝俞百壮；若大青黑，面一黄一白者，是肝已伤，不可复治，数日而死。

脾中风，踞而腹满，身通黄，吐咸汁出者可治，急灸脾俞百壮；若手足青者，不可复治。

肾中风，踞而腰痛，视胁左右，未有黄色如饼粢大者可治，急灸肾俞百壮；若齿黄赤，鬓发直，面土色者，不可复治。

肺中风，偃卧而胸满短气，冒闷汗出，视目下鼻上下两旁下行至口，色白者可治，急灸肺俞百壮；若色黄者，为肺已伤，化为血，不可复治。其人当妄，掇空指地，或自拈衣寻缝，如此数日而死。

诊其脉，虚弱者，亦风也；缓大者，亦风也；浮虚者，亦风也；滑散者，亦风也。

——（隋）巢元方·《诸病源候论》

治疗之法，当推其所自。若内因七情而得之者，法当调气，不当治风。外因六淫而得之者，亦先当调气，然后依所感六气随证治之，此良法也。

——（宋）严用和·《济生方》

治丈夫妇人中风气痹，其疾作之初，切不可以治风瞑眩之药与服。若大段有涎，即略与不损气者下涎药才定，如手足缓弱不遂，即便与此药服。

南木香好者一大分，洗锉，焙干，为细末

上先取好瓜蒌一个，取子及穰，去皮，将子与穰各研极细，用无灰酒一大盏投之，搅匀，用生绢绞取汁，如此研绞三两次，酒醲无味乃止，于银石器内煎三两，沸调木香末，带热服，令人按摩病处良久，就病处卧，移时自能举动矣。

——（宋）吴彦夔·《传信适用方》

此病皆因房事，六欲、七情所伤。真气虚，为风邪所乘，客于五脏之俞，则为中风偏枯等证。若中脾胃之俞，则右手足不用；中心肝之俞，则左手足不用。大抵能任用，但少力麻痹者为轻，能举而不能用者稍轻，全不能举动者最重。邪气入脏则废九窍，甚者卒中而死。入腑则坏四肢，或有可愈者。

治法：先灸关元五百壮，五日便安。次服保元丹一二斤，以壮元气；再服八仙丹、八风汤则终身不发。若不灸脐下，不服丹药，虽愈不过三五年，再作必死。然此证最忌汗、吐、下，损其元气必死。大凡风脉，浮而迟缓者生，急疾者重，一息八九至者死。

治验：一人病半身不遂，先灸关元五百壮，一日二服八仙丹，五日一服换骨丹，其夜觉患处汗出，来日病减四分，一月痊愈。再服延寿丹半斤，保元丹一斤，五十年病不作。千金等方，不灸关元，不服丹药，惟以寻常药治之，虽愈难久。

——（宋）窦材·《扁鹊心书》

五脏虽皆有风，而犯肝经为多。盖肝主筋属木，风易入之，各从其类。肝受风则筋缓不荣，或缓或急，所以有㖞斜、瘫缓、不遂、舌强、语涩等证。

——（明）戴元礼·《证治要诀》

人之一身，经络贯串谓之脉。脉者，血之隧道也。血随气行，周流不停；筋者，周布四肢百节，联络而束缚之，此属肝木，得血以养之，则柔和而不拘急。脉皆起于手足指端，故十二经皆以手足而名，筋则无处无之。皮毛者，属肺主外，而易于感冒。人身之血，内行于脉络，而外充于皮毛，渗透肌肉，滋养筋骨，故百体平和，运动无碍。若气滞则血滞，气逆则血逆，得热则瘀浊，得寒则凝泣，衰耗则顺行不周，渗透不遍，而外邪易侵矣。津液者，血之余，行乎脉外，流通一身，如天之清露。若血浊气滞，则凝聚而为痰，痰乃津液之变，遍身上下，无处不到，津液生于脾胃，水谷所成，浊则为痰，故痰生于脾土也。是以古人论中风、偏枯、麻木等证，以血虚、瘀血、痰饮为言，是论其致病之源。至其得病，则必有所感触，或因风，或因寒，或因湿，或因酒，或因七情，或劳役、房劳、汗出，因感风寒湿气，遂成此病。此血病、痰病为本，而外邪为标。其邪中于皮毛肌肉，则不知痛痒、麻木不仁，如有物重贴于其上，或如虫游行，或洒洒寒栗，遇热则或痒，遇阴雨则沉重酸疼，其邪入于血脉经络，则手足指掌肩背腰膝重硬不遂，难于屈伸举动，或走注疼痛。此上诸症，皆外自皮毛，以至筋骨之病。凡脉所经所络，筋所会所结，血气津液所行之处，皆邪气郁滞，正气不得流通而致。然治者当以养血除风，顺气化痰为主，不必强度某病属某经某脏而杂治之也。

——（明）孙一奎·《赤水玄珠》

若以脏腑言之，则又各有形症焉。中脏者多滞九窍，故有唇缓失音，鼻塞耳聋，目瞀便秘之症。中腑者多着四肢，故有半身不遂，手足不随，左瘫右痪之形。又有中血脉者，则外无六经之形症，内无便溺之阻涩，惟口眼㖞斜，或左或右而已，而手足动静，起居食息，故无恙也。其或股不能举，口不能言，更无别症，乃中经也。比中脏腑则为轻，比之中血脉犹为重耳。然因其病而药之，则中脏者宜下，中腑者宜汗，中经者宜补血以养筋，中血脉者宜养血以通气，此皆可治之证也。而又有难易于其间，中脏为难，而中腑次之，中经又次之。其或初中于血脉，药之而愈，苟不守禁忌必复中，而中必在于脏，中一次则虚一次，虚一次则重一次。故中腑虽可治也，由先中血脉与经，而后及于腑，则难治矣。中脏本难治也，由先中腑而后及于脏，则不治矣。

——（明）孙文胤·《丹台玉案》

而其为病则有脏腑经络浅深之异。口眼㖞斜，络病也，其邪浅而易治。手足不遂，身体重痛，经病也，邪差深矣，故多从倒仆后见之。卒中昏厥，语言错乱，腑病也。其邪为尤深矣。大抵倒仆之候，经腑皆能有之，其倒后神清识人者在经，神昏不识人者在腑耳。至于唇缓失音、耳聋目瞀、遗尿声鼾等症，则为中脏，病之最深者也。然其间经病兼腑者有之，脏病连经者有之，腑脏经络齐病者有之，要在临病详察也。

——（清）尤怡·《金匮翼》

惟《金匮》书中分为四证：曰络、曰经、曰腑、曰脏，其说最为的当，可为后世法。盖口眼㖞斜，肌肤不仁，邪在络也；左右不遂，筋骨不用，邪在经也；昏不识人，便溺阻隔，邪在腑也；神昏不语，唇缓涎出，邪在脏也。学者细阅诸家之论，自知不谬云尔。

——（清）吴谦·《医宗金鉴》

设有中风不省人事者，于患人印堂穴并人中穴，用指先掐人中穴五、七十度，方用两掌擦极热，摩印堂穴五、七十度。按摩毕，方令患人如前行静功调摄。

——（清）汪启贤、汪启圣·《动功按摩秘诀》

设有中风口眼斜者，可于承浆穴掐五、七十度及摩五、七十度，兼用静功。

——（清）汪启贤、汪启圣·《动功按摩秘诀》

二、痿证

禹问于师癸曰："明耳目之智，以治天下，上均湛地，下因江水，至会稽之山，处水十年矣。今四肢不用，家大乱，治之奈何？"师癸答曰："凡治政之纪，必自身始。血气宜行而不行，此谓款殃，六极之宗也。此气血之续也，筋脉之族也，不可废忘也。于脑也施，于味也移，导之以志，动之以事。非味也，无以充其中而长其节；非志也，无以知其中虚与实；非事也，无以动其四肢而移去其疾。

——马王堆汉墓医书《十问》

帝曰：如夫子言可矣，《论》言治痿者独取阳明，何也？岐伯曰：阳明者，五脏六腑之海，主润宗筋，宗筋主束骨而利机关也。冲脉者，经脉之海也，主渗灌溪谷，与阳明合于宗筋，阴阳抱宗筋之会，会于气街，而阳明为之长，皆属于带脉，而络于督脉。故阳明虚，则宗筋纵，带脉不引，故足痿不用也。帝曰：治之奈何？岐伯曰：各补其荥而通其输，调其虚实，和其逆顺，筋脉骨肉，各以其时受月，则病已矣。帝曰：善。

——《素问·痿论》

三、痹　　证

一手长舒，令掌仰，一手捉颏，挽之向外，一时极势二七。左右亦然。手不动，两向侧极势，急挽之，二七。去颈骨急强，头风脑旋，喉痹，髆内冷注，偏风。

——（隋）巢元方·《诸病源候论》

风湿痹病之状，或皮肤顽厚，或肌肉酸痛。风寒湿三气杂至，合而成痹。其风湿气多而寒气少者，为风湿痹也。由血气虚，则受风湿，而成此病。久不瘥，入于经络，搏于阳经，亦变令身体手足不随。其汤熨针石，别有正方，补养宣导，今附于后。《养生方·导引法》云：任臂，不息十二通。愈足湿痹不任行，腰脊痹痛。又，正卧，叠两手著背下，伸两脚，不息十二通，愈足湿痹不任行，腰脊痛痹。有偏患者，患左压右足，患右压左足。久行，手亦如足，用行满十方止。又云：向阳明仰卧，以手摩腹，从足至头；正卧，踡臂导引，以手持引足，住；任臂，闭气不息十二通，以治痹湿不可任，腰脊痛。

——（隋）巢元方·《诸病源候论》

风寒湿三气所以杂至，合而为痹，浅则客于肌肤，深则留于骨髓，阳多者，行流散徙而靡常；阴多者，凝涩滞碍而有著。虽异状殊态，然即三气以求之，则所谓痹者可得而察矣。且痹害于身，其为疾也，初若无足治，致其蔓而难图，则偏废弗举，四体不随，皆自诒伊戚者也，可不慎哉。

——（宋）·《圣济总录》

凡病痹之人，其脉沉涩。今人论方者，见诸痹证，遽作脚气治之，岂知《内经》中本无脚气之说云云。奈何治此者，不问经络，不分脏腑，不辨表里，便作寒湿脚气，乌之附之，乳之没之，种种燥热攻之，中脘灸之，脐下烧之，三里火之，蒸之熨之，汤之炕之，以至便旋涩滞，前后俱闭，虚燥转甚，肌肤日削，食饮不入，邪气外侵，虽遇扁华，亦难措手。若此者何哉？胸膈间有寒痰之故也。痹病本不死，死者医之误也。虽亦用蒸之法，必先涌去其寒痰，然后诸法皆效。

——（金）张从正·《儒门事亲》

凡治痹证，不明其理，以风门诸通套药施之者，医之罪也。痹证非不有风，然风入在阴分，与寒湿互结，扰乱其血脉，致身中之阳不通于阴，故致痹也。古方多有用麻黄、白芷者，以麻黄能通阳气，白芷能行荣卫，然已入在四物、四君子等药之内，非专发表明矣。至于攻里之法，则从无有用之者，以攻里之药皆属苦寒，用之则阳愈不通，其痹转入诸腑，而成死症者多矣，可无明辨而深戒欤。

——（清）喻昌·《医门法律》

四、消渴

帝曰：有病口甘者，病名为何？何以得之？岐伯曰：此五气之溢也，名曰脾瘅。夫五味入口，藏于胃，脾为之行其精气，津液在脾，故令人口甘也。此肥美之所发也，此人必数食甘美而多肥也，肥者令人内热，甘者令人中满，故其气上溢，转为消渴。治之以兰，除陈气也。

——《素问·奇病论》

消渴之疾，三焦受病也，有上消中消肾消。上消者，上焦受病，又谓之膈消病也，多饮水而少食，大便如常，或小便清利，知其燥在上焦也。治宜流气润燥。中消者，胃也，渴而饮食多，小便黄。经曰：热能消谷。知热在中，法云宜下之，至不欲饮食则愈。肾消者，病在下焦，初发为膏淋，下如膏油之状，至病成而面色黧黑，形瘦而耳焦，小便浊而有脂。治法宜养血以肃清，分其清浊而自愈也。法曰：燥上而渴，辛甘而祛，用润肺，故可用蜜煎生姜汤，大器顿之，时时呷之。法云：心肺之病，莫厌频而少饮。

——（金）刘完素·《素问病机气宜保命集·消渴论》

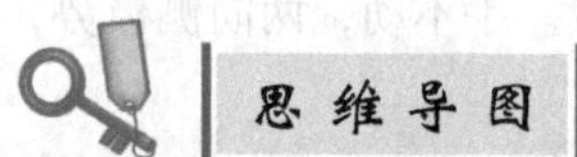

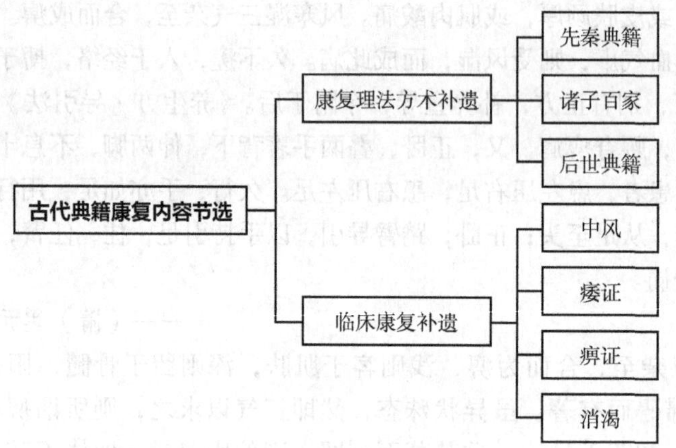

1. 先秦典籍《尚书》对于"五福"的认识是什么？
2. 儒家典籍《论语》对不同年龄阶段养慎的认识是什么？
3. 简述《诸病源候论》针对"颈骨急强，头风脑旋，喉痹，髆内冷注，偏风"的运动方法。

（侯惠玲）

全书 PPT 二维码

全书思考题答案二维码

参考文献

曹廷栋，2021. 老老恒言[M]. 黄作阵，祝世峰，杨煊，评注. 北京：中华书局.
常小荣，2016. 针灸医籍选读[M]. 北京：中国中医药出版社.
陈士铎，2019. 石室秘录[M]. 北京：中国医药科技出版社.
陈言，2018. 三因极一病证方论[M]. 北京：中国中医药出版社.
丁光迪，2010. 诸病源候论养生方导引法研究[M]. 北京：人民卫生出版社.
董宿，方贤，2003.《奇效良方》[M]. 田代华，张晓杰，何永，点校. 天津：天津科学技术出版社.
傅仁宇，2018. 审视瑶函[M]. 北京：中国医药科技出版社.
高希言，2018. 针灸医籍选[M]. 上海：上海科学技术出版社.
龚廷贤，2014. 寿世保元[M]. 鲁兆麟，主校. 北京：人民卫生出版社.
郭霭春，2021. 黄帝内经素问校注语译[M]. 北京：中国中医药出版社.
郭子光，张子游，1986. 中医康复学[M]. 成都：四川科学技术出版社.
何清湖，1999. 中华传世医典[M]. 长春：吉林人民出版社.
何欣委，2013. 古少林真本易筋洗髓经内功诠真[M]. 北京：人民体育出版社.
胡幼平，2008. 中医康复学[M]. 上海：上海科学技术出版社.
蒋力生，王平，2021.中医养生文献学[M]. 北京：中国中医药出版社.
冷谦，2016. 修龄要指[M]. 北京：中国中医药出版社.
李景荣，2014. 备急千金要方校释[M]. 北京：人民卫生出版社.
李时珍，2013. 本草纲目[M]. 王庆国，主校. 北京：中国中医药出版社.
刘天君，章文春，2019. 中医气功学[M]. 北京：中国中医药出版社.
刘完素，2007. 素问病机气宜保命集[M]. 北京：中国中医药出版社.
柳少逸，2018.《扁鹊心书》灸法讲解[M]. 北京：中国中医药出版社.
罗才贵，刘明军，王道全，2011. 推拿医籍选[M]. 北京：科学出版社.
马继兴，1992. 马王堆古医书考释[M]. 长沙：湖南科学技术出版社.
孟春景，王新华，2011. 黄帝内经灵枢译释[M]. 上海：上海科学技术出版社.
阙再忠，孙承禄，2001. 中医骨伤科古医籍选[M]. 2 版. 北京：人民卫生出版社.
孙思邈，2008. 千金翼方[M]. 上海：第二军医大学出版社.
唐强，2008. 中医康复学[M]. 北京：中国中医药出版社.
唐强，王玲姝，2018. 中医康复辨治思路与方法[M]. 北京：科学出版社.
王焘，2013. 外台秘要方[M]. 太原：山西科学技术出版社.
王旭东，2004. 中医养生康复学[M]. 北京：中国中医药出版社.
王意庵，1986. 意庵医案校注[M]. 张金鼎，曹鸿云，校注. 南京：江苏科学技术出版社.
吴昆，2020. 医方考[M]. 北京：中国中医药出版社.
严用和，2012. 严氏济生方[M]. 北京：中国医药科技出版社.

叶天士，2018. 临证指南医案[M]. 北京：中国中医药出版社.
佚名，2011. 山海经[M]. 方韬，译注. 北京：中华书局.
佚名，2016. 黄帝内经[M]. 姚春鹏，译注. 北京：中华书局.
俞震，2018. 古今医案按[M]. 达美君，等注. 北京：中国中医药出版社.
张家山汉简整理组，1990. 张家山汉简《引书》释文[J]. 文物，(10)：82-86.
张介宾，2021. 景岳全书[M]. 北京：中医古籍出版社.
张其成，2021. 张其成全解黄帝内经・灵枢[M]. 北京：华夏出版社.
张其成，2021. 张其成全解黄帝内经・素问[M]. 北京：华夏出版社.
张其成，臧守虎，2021.中医文化学[M]. 北京：中国中医药出版社.
张锡纯，2016. 医学衷中参西录[M]. 北京：中医古籍出版社.
张子和，2009. 儒门事亲[M]. 太原：山西科学技术出版社.
张子和，2017. 儒门事亲[M]. 邓铁涛，赖畴，吴伟，整理. 北京：人民卫生出版社.
赵佶，2013.《圣济总录》校点本[M]. 郑金生，汪惟刚，校点. 北京：人民卫生出版社.
中国中医科学院中国医史文献研究所，成都文物考古研究院，荆州文物保护中心，等，2017. 四川成都天回汉墓医简整理简报[J]. 文物，(12)：48-57.
周德生，2012. 五十二病方释义[M]. 太原：山西科学技术出版社.
周仲瑛，于文明，2014. 中医古籍珍本集成：气功养生卷[M]. 长沙：湖南科学技术出版社.